国医大师临床研究

张琪肾病学术经验传承

李淑菊
金春花 主编

科学出版社
北京

内 容 简 介

本书总结国医大师张琪教授治疗肾脏疾病的学术思想及临床经验，以进行传承，内容包括临床运用和经验方的临床研究。从脾肾论治辨其本、大方复法治疑难、活血化瘀用灵活、清利湿热必重视等七个方面总结出张琪教授治疗慢性肾脏病的学术思想。将临床十三种常见肾脏疾病，如急性感染后肾小球肾炎、慢性肾炎、肾病综合征、尿路感染及慢性肾衰竭等，从张琪教授临证经验、个人临证感悟、病案举例等方面进行论述。本书是对名老中医经验的总结与传承，实用性较强。

本书可供广大中医药工作者、中医肾病医生及肾病爱好者阅读，具有一定的临床参考价值。

图书在版编目（CIP）数据

张琪肾病学术经验传承 / 李淑菊，金春花主编. -- 北京：科学出版社，2025.6. -- ISBN 978-7-03-082292-5

Ⅰ. R256.5

中国国家版本馆 CIP 数据核字第 2025P8H232 号

责任编辑：郭海燕　王立红 / 责任校对：刘　芳
责任印制：徐晓晨 / 封面设计：陈　敬

科学出版社 出版
北京东黄城根北街 16 号
邮政编码：100717
http://www.sciencep.com
固安县铭成印刷有限公司印刷
科学出版社发行　各地新华书店经销
*
2025 年 6 月第 一 版　开本：787×1092　1/16
2025 年 6 月第一次印刷　印张：11 1/2
字数：280 000
定价：138.00 元
（如有印装质量问题，我社负责调换）

前　言

张琪教授，首届"国医大师"，著名中医理论家、临床家、教育家，白求恩奖章、全国中医药杰出贡献奖获得者，黑龙江省名老中医，首届龙江名医。首批享受国务院政府特殊津贴专家。张琪教授临证擅治肾病及多种疑难重症，如心系疾病、肺系疾病、神经系疾病、肝病、风湿病等，均有其独到的治疗专长，在肾病的治疗研究方面尤具特色，先后总结出一整套独具特色、行之有效的理法方药。我2001年有幸能攻读张琪教授博士研究生，毕业后留黑龙江省中医医院工作。工作期间参与国家"十五"攻关计划、"十一五"科技支撑计划"名老中医学术思想、经验传承研究"项目的研究，不断总结其学术思想及临证经验。2012年6月被确定为第五批全国老中医药专家张琪学术经验继承人，跟师张琪教授学习，系统整理张琪教授经验。2017年12月考取第四批全国优秀中医临床人才研修项目，再次拜师学习，挖掘张琪教授学术思想及临床经验。跟随张琪教授学习工作18年，通过学习，我不仅领悟到了中医药治病救人的学术精髓，还有老师的行医之道与为人之道，更使我受益终身。2022年在张琪教授百年诞辰之际，于《中国中医药报》发表一文——《国医大师张琪：我学医道路上的"指明灯"》以纪念恩师。在工作中不断总结张琪教授的学术思想和临床经验并进行传承，把在临床中运用张琪教授学术思想和临床经验治疗肾脏疾病的有效案例进行汇总，编著《张琪肾病学术经验传承》一书，以供同道参考。

本书分四章，第一章肾脏疾病概述，包括中医肾的生理功能、西医肾脏的基本生理功能、肾脏疾病的种类和肾脏疾病常见症状的中医认识。第二章张琪教授治疗慢性肾脏病的学术思想及临证经验，从脾肾论治辨其本、大方复法治疑难、活血化瘀用灵活、清利湿热必重视、顾护脾胃重后天、病证结合增疗效、擅抓主证顾次证七个方面进行论述。第三章张琪诊治肾脏疾病的经验传承，将临床十三种常见肾脏疾病从临床表现、实验室检查、诊断依据、治疗、张琪教授临证经验、本人临证感悟和病案举例等方面进行介绍。第四章临床研究篇，对根据张琪教授诊治经验研发的院内制剂肾衰胶囊进行临床观察；对张琪教授辨证治疗慢性肾衰竭的临床经验进行疗效评价；对张琪教授临床常用有效的经验方甘露饮化裁方、参芪地黄加减方进行回顾性分析，总结其疗效。

本书为张琪教授学术思想和临床经验的总结、传承与应用，由于本人水平有限，加之时间紧，书中有不当之处，敬请广大读者给予批评指正。

李淑菊

2025年1月于哈尔滨

目　　录

第一章

肾脏疾病概述

第一节　中医肾的生理功能

肾是中医藏象学说中的重要一脏，为先天之本。中医学中的五脏、六腑及五官、九窍，是在解剖学观察的基础上形成的。藏象学说中首次提出了"肾"。

《素问·脉要精微论》云："腰者，肾之府。"明确了肾的位置。关于肾的具体形态，《类经图翼》有较详细的描述："肾有两枚，形如豇豆，相并而曲，附于脊之两旁，相去各一寸五分，外有黄脂包裹，各有带两条。"与现代解剖学之肾脏相同。中医对肾和西医对肾脏的认识，实质上是一致的。

中医认为，肾在五行属水，为阴中之阴，通于冬气；在体合骨，开窍于耳与二阴，其华在发，在液为唾；肾舍志，在情志为恐。其经脉为足少阴肾经，与足太阳膀胱经相互络属，互为表里。

肾为水火之宅，主一身之阴阳。肾阴，又称元阴、真阴，为人体阴液的根本，对机体各脏腑组织起着滋养、濡润的作用。肾阳，又称元阳、真阳，为人体阳气的根本，对机体各脏腑组织起着推动、温煦作用。肾阴和肾阳，二者之间，相互制约、相互依存、相互为用，维持着人体生理上的动态平衡。从阴阳属性来说，精属阴，气属阳，所以有时也称肾精为"肾阴"，肾气为"肾阳"。这里的"阴"和"阳"，是指物质和功能的属性而言。肾为五脏六腑之本，为水火之宅，寓真阴（即命门之水）而涵真阳（命门之火），五脏六腑之阴，非肾阴不能滋助；五脏六腑之阳，非肾阳不能温养，故肾阴肾阳为脏腑阴阳之本。明代张景岳《类经图翼·类经附翼·求正录》认为："肾两者，坎外之偶也；命门一者，坎中之奇也。以一统两，两以包一。是命门总主乎两肾，而两肾皆属于命门。故命门者，为水火之府，为阴阳之宅，为精气之海，为死生之窦。"命门一词，始见于《黄帝内经》，《灵枢·根结》中记载"命门者，目也"。自《难经》始，命门被赋予"生命之门"的含义，它是先天之气蕴藏之所在，人体生化的来源，生命的根本。故《类经图翼·类经附翼·求正录》曰："此命门之水火，即十二脏之化源。故心赖之，则君主以明；肺赖之，则治节以行；脾胃赖之，济仓廪之富；肝胆赖之，资谋虑之本；膀胱赖之，则三焦气化；大小肠赖之，则传导自分。"《景岳全书·传忠录·命门余义》云："然命门为元气之根，为水火之宅。五脏之阴气，非此不能滋；五脏之阳气，非此不能发。"肾阴充则全身诸脏之阴亦充，肾阳旺则全身诸脏之阳亦旺盛。所以说，肾阴为全身诸阴之本，肾阳为全身诸阳之根。

肾的主要生理功能为藏精、主水和主纳气。《素问·六节藏象论》云："肾者主蛰，封藏之本，精之处也。"已确立了肾主藏精之功能。由于肾藏"先天之精"，为脏腑阴阳之本，生命之源，故称肾为"先天之本"。《素问·逆调论》云："肾者水脏，主津液。"肾主纳气的理论渊源于《黄帝内经》有关肾与喘关系的诊疗实践总结，虽然《难经·四难》以呼吸与脉象关系为依据，提出了"呼出心与肺，吸入肝与肾"的诊察内脏病证的诊脉方法，但却为后世医家倡立肾主纳气的理论提供了可能的思路。南宋杨士瀛《仁斋直指方论》明确提出："肺出气也，肾纳气也；肺为气之主，肾为气之藏。"其后，历代医家进一步发展完善了肾主纳气的理论。

1. 肾主藏精

肾主藏精，是指肾具有摄纳、储存、封藏先后天之精的作用。肾对先后天之精的闭藏使精藏之于肾，促进肾精的不断充盈，防止其从体内无故流失，为精在体内充分发挥生理效应创造了必要的条件。精，是构成人体和维持人体生命活动的有形精微物质，是生命之源。《素问·金匮真言论》云："夫精者，身之本也。"人体之精，可分为广义之精和狭义之精。广义之精，泛指维持生命活动的所有有形物质，既包括禀受于父母的生命物质，又包括从食物中吸收的水谷精微及其化生的血、津液等。如清代周学海在《读医随笔》中云："精有四：云精也，血也，津也，液也。"狭义之精，是指生殖之精，包括禀受于父母的生殖之精，即构成人体胚胎的原始物质，也包括机体发育成熟后自身形成的生殖之精。如《素问·上古天真论》所云："二八，肾气盛，天癸至，精气溢泻，阴阳和，故能有子。"文中的"精气"，即指此而言。就精的来源而言，可分为先天之精与后天之精。先天之精，指来源于父母的生殖之精，是禀受于父母的生命遗传物质，内含父母双方的遗传信息。《灵枢·决气》云："两神相搏，合而成形，常先身生，是谓精。"《灵枢·本神》谓："生之来，谓之精。"因其与生俱来，故称为先天之精。后天之精，是指人出生之后机体从食物中摄取的营养成分和脏腑生理活动过程中化生的精微物质。《素问·上古天真论》云："肾者主水，受五脏六腑之精而藏之，故五脏盛，乃能泻。"肾中所藏之精，包括了先天之精和后天之精。先、后天之精二者相互依存，相互资生。先天之精需要后天之精的不断培育和充养，才能充分发挥其生理作用；后天之精有赖于先天之精化生元气的资助，才能不断摄入和化生。二者在肾中融为一体，以维持机体的生命活动和生殖能力。故何梦瑶在《医碥》中谓："精者，一身之至宝，原于先天而成于后天者也，五脏俱有而属于肾。"

肾精、肾气促进机体生长发育与生殖机能成熟。《素问·上古天真论》记述了肾气由稚嫩到充盛，由充盛到衰少，继而耗竭的演变过程，描述为："女子七岁，肾气盛，齿更发长；二七而天癸至，任脉通，太冲脉盛，月事以时下，故有子；三七，肾气平均，故真牙生而长极；四七，筋骨坚，发长极，身体盛壮；五七，阳明脉衰，面始焦，发始堕；六七，三阳脉衰于上，面皆焦，发始白；七七，任脉虚，太冲脉衰少，天癸竭，地道不通，故形坏而无子也。丈夫八岁，肾气实，发长齿更；二八，肾气盛，天癸至，精气溢泻，阴阳和，故能有子；三八，肾气平均，筋骨劲强，故真牙生而长极；四八，筋骨隆盛，肌肉满壮；五八，肾气衰，发堕齿槁；六八，阳气衰竭于上，面焦，发鬓颁白；七八，肝气衰，筋不能动；八八，天癸竭，精少，肾藏衰，形体皆极，则齿发去。"

肾藏精是肾的最基本机能，而肾主生长发育和生殖、主水及主纳气等，都是肾藏精机能的延伸。

2. 肾主水

肾主水的功能是靠肾阳对水液的气化来实现的。肾脏主持和调节水液代谢的作用，称作肾的"气化"作用。人体的水液代谢包括两个方面：一是将水谷精微中具有濡养滋润脏腑组织作用的津液输布周身；二是将各脏腑组织代谢利用后的浊液排出体外。这两方面，均赖肾的气化作用才能完成。

水饮入胃，由脾的运化和转输而上输于肺，由肺的宣发和肃降而通调水道，使清者以三焦为通道而输送到全身，发挥其生理作用；浊者则化为汗液、尿液和气等分别从皮肤汗孔、呼吸道、尿道排出体外，从而维持体内水液代谢的相对平衡。在这一代谢过程中，肾的蒸腾气化使肺、脾、膀胱等脏腑在水液代谢中发挥各自的生理作用。被脏腑组织利用后的水液从三焦下行而归于肾，经肾的气化作用分为清浊两部分。清者，再通过三焦上升，归于肺而布散于周身；浊者变成尿液，下输膀胱，从尿道排出体外，如此循环往复，以维持人体水液代谢的平衡。即《素问·经脉别论》所云："饮入于胃，游溢精气，上输于脾；脾气散精，上归于肺；通调水道，下输膀胱；水精四布，五经并行，合于四时五脏阴阳，揆度以为常也。"

肾的开阖作用对人体水液代谢的平衡有一定的影响。"开"就是输出和排出，"阖"，就是关闭，以保持体液相对稳定的储存量。在正常生理状态下，由于人的肾阴、肾阳是相对平衡的，肾的开阖作用也是协调的，因而尿液排泄也就正常。《素问·水热穴论》云："肾者，胃之关也，关闭不利，故聚水而从其类也。上下溢于皮肤，故为胕肿。胕肿者，聚水而生病也。"

人体的水液代谢与肺、脾胃、小肠、大肠、膀胱、三焦等脏腑有密切关系，而肺的宣肃，脾的运化和转输，肾的气化则是调节水液代谢平衡的中心环节。肾的气化作用贯穿于水液代谢的始终，居于重要的地位，所以有"肾者主水""肾为水脏"之说。

3. 肾主纳气

肾主纳气，指肾气摄纳肺所吸入的自然界清气，保持吸气的深度，防止呼吸表浅的机能。肺司呼吸，呼气赖肺气宣发，吸气赖肺气肃降。但吸气维持一定的深度，除肺气肃降作用外，还有赖于肾气的摄纳潜藏。故《难经·四难》云："呼出心与肺，吸入肾与肝。"《类证治裁·喘症论》云："肺为气之主，肾为气之根。"

肾的纳气功能是肾气的封藏作用在呼吸运动中的具体体现。肾气充沛，摄纳有权，则呼吸均匀和调，气息深长。若肾气衰弱，摄纳无力，肺吸入之清气不能下纳于肾，则会出现呼吸表浅，或呼多吸少，动则气喘等病理表现，称为肾不纳气。

第二节　西医肾脏的基本生理功能

肾脏的基本生理功能包括排泄废物、调节体液以及酸碱平衡、分泌激素。其结果是维持机体的内环境稳定，使新陈代谢正常进行。

1. 肾对代谢废物的排泄

机体在代谢过程中产生多种废物，其中除少量蛋白质代谢产生的含氮物质可从胃肠道排泄外，绝大部分代谢产物均由肾脏排出。尿素、肌酸、肌酐为主要的含氮代谢产物，这些物质可被肾小球滤出。肌酐不被重吸收，但当血浓度增高时，少部分可经肾小管分泌。尿素则有相当一部分可被重吸收，特别是在肾血流下降时，尿素的重吸收分数增加，使血中尿素水平上升，该现象称为肾前性氮质血症。

代谢中还可产生一些有机离子，某些药物也属有机阴离子或阳离子，这些有机离子也主要经肾脏排泄，肾小管的分泌作用对这些物质的排泄起重要作用。当肾功能不全时，可引起代谢产物的潴留，这与尿毒症症状的产生有一定关系。

2. 肾在维持机体体液平衡、酸碱平衡中的作用

内环境（包括渗透压、电解质、酸碱度等）的稳定是机体细胞与组织进行正常代谢，完成正常功能的前提。肾脏在维持内环境的稳定中则起重要作用。

3. 肾的内分泌功能

（1）分泌激素：如肾素、前列腺素、激肽、活性维生素D、促红细胞生成素等。肾可通过产生与分泌这些激素影响全身或肾本身的代谢与功能。

（2）为机体部分内分泌激素的降解场所：如胰岛素，许多胃肠道激素中的很大部分是在肾脏降解的。当肾功能不全时，这些激素的生物半衰期明显延长，从而引起代谢紊乱。

（3）作为肾外激素的靶器官：如 ADH、甲状旁腺素（PTH）、降钙素、胰高血糖素等，可影响与调节肾脏功能。

第三节 肾脏疾病的种类

肾脏疾病包括急性肾损伤，慢性肾衰竭，原发性肾小球疾病，肾小管疾病，肾间质疾病，肾脏血管的血栓，栓塞性疾病，自身免疫病及结缔组织病肾损害，代谢性疾病肾损害，泌尿系统感染、结石、囊肿，感染性疾病导致的肾损害，肿瘤相关的肾损害，遗传性肾脏疾病等。

原发性肾小球疾病包括急性感染后肾小球肾炎、IgA 肾病、膜性肾病、肾病综合征等。

肾小管疾病包括肾小管酸中毒、肾性尿崩症等。

肾间质疾病包括急性间质性肾炎、慢性间质性肾炎、药物性肾损害等。

自身免疫病及结缔组织病肾损害包括原发性小血管炎肾损害、狼疮性肾炎、过敏性紫癜性肾炎、风湿性疾病肾损害等。

代谢性疾病肾损害包括糖尿病肾脏病和高尿酸血症肾损害。

感染性疾病导致的肾损害包括乙型病毒性肝炎肾损害、丙型病毒性肝炎肾损害、感染性心内膜炎肾损害等。

遗传性肾脏疾病包括奥尔波特（Alport）综合征、法布里（Fabry）病、薄基底膜肾病、多囊肾、遗传性肾病综合征等。

第四节 肾脏疾病常见症状的中医认识

肾脏疾病临床常见症状有水肿、血尿、蛋白尿（尿浊）、腰痛、高血压（眩晕）、小便不利、肾性贫血（血劳）、恶心呕吐等。

1. 水肿

水肿是肾脏疾病最常见的临床症状。中医对人体津液代谢过程的认识源于《黄帝内经》。《素问·经脉别论》云："饮入于胃，游溢精气，上输于脾，脾气散精，上归于肺，通调水道，下输膀胱，水精四布，五经并行。"《素问·灵兰秘典论》云："三焦者，决渎之官，水道出焉。"强调津液生成与敷布，赖于脾之转输，肺之宣发肃降，三焦气机之疏泄决渎。

《素问·水热穴论》曰："黄帝问曰：少阴何以主肾？肾何以主水？岐伯对曰：肾者至阴也，至阴者盛水也，肺者，太阴也，少阴者，冬脉也，故其本在肾，其末在肺，皆积水也。帝曰：肾何以能聚水而生病？岐伯曰：肾者，胃之关也，关闭不利，故聚水而从其类也。上下溢于皮肤，故为胕肿。胕肿者，聚水而生病也。"肾为至阴，居五脏之下，为阴中之阴，故云至阴。按水属阴，为肾脏所主。肾者主水，内寓元阳，为水液代谢的动力。肾阳充足，则水液蒸腾于上为汗，膀胱气化于下则为溺。若肾阳不足，关门不利，聚水而从其类，形成水肿病，指明水肿为肾阳虚所致。

《素问·汤液醪醴论》提出："其有不从毫毛而生，五脏阳以竭也，津液充郭，其魄独居。"《黄帝内经太素·卷十九》曰"五脏伤竭"，五脏阳气不足，气化无权，津液不布，导致水肿，说明五脏阳气遏阻，津液不化是水肿产生的病机之一。

《素问·至真要大论》曰："诸湿肿满，皆属于脾。"《素问·平人气象论》曰："面肿曰风，足胫肿曰水。"《景岳全书》曰："盖水为至阴，故其本在肾；水化于气，故其标在肺；水唯畏土，故其制在脾。"水津代谢与肺脾肾三焦气化相关，津液正常生成与代谢和脾、肾、肺、三焦密切相关，说明水肿的病位主要在肺、脾、肾。

《丹溪心法》曰："若遍身肿，烦渴，小便赤涩，大便闭，此属阳水……若遍身肿，不烦渴，大便溏，小便少，不涩赤，此属阴水。"朱丹溪执简驭繁，把水肿概括为阳水和阴水。

《素问·评热病论》云："有病肾风者，面胕庞然壅，害于言。"《素问·脏气法时论》云："肾病者，腹大胫肿，喘咳身重，寝汗出，憎风。"《灵枢·水胀》云："水与肤胀鼓胀……何以别之？岐伯曰：水始起也，目窠上微肿，如新卧起之状，其颈脉动，时咳，阴股间寒，足胫肿，腹乃大，其水已成矣；以手按其腹，随手而起，如裹水之状，此其候也。"论述了水肿的特点，可出现眼睑浮肿、腿肿、腹部水肿，肿甚则喘促等症状。

《素问·生气通天论》云："因于气，为肿，四维相代，阳气乃竭。"说明气与水的关系较为密切，气行则水行。《金匮要略·水气病脉证并治》曰："血不利则为水。"说明水肿与瘀血有关系。

水肿的治法有多种。如《素问·汤液醪醴论》云："平治于权衡，去宛陈莝，微动四极，温衣，缪刺其处，以复其形。开鬼门，洁净府，精以时服，五阳已布，疏涤五脏，故精自生，形自盛，骨肉相保，巨气乃平。"《金匮要略·水气病脉证并治》曰："腰以下肿，当利小便。腰以上肿，当发汗乃愈。"《医宗金鉴》曰："上肿多风宜乎汗，下肿多湿利水泉。"《温病条辨》曰："善治水者，不治水而治气也。"

《备急千金要方·消渴淋闭方·水肿第四》曰："水有十种，不可治者有五。第一唇黑伤肝。第二缺盆平伤心。第三脐出伤脾。第四背平伤肺。第五足下平满伤肾。此五伤必不可治。凡水病忌腹上出水，出水者，一月死，大忌之。"总结出水肿的五种危候。《医宗金鉴·水肿门》曰："腹胀身热及失血，四末清脱泻数行，肿起四肢后入腹，利旋满肿腹筋青，唇黑脐突阴囊腐，缺盆脊背足心平，脉大时绝或虚涩，肿胀逢之却可惊。"

2. 尿血

尿血是指小便中混有血液，甚至血块的一种病证，属中医"血证"范畴。《黄帝内经》称为溲血、溺血。

最早提出"尿血"二字的是张仲景，《金匮要略·五脏风寒积聚病脉证并治》最早提出尿血，其曰："热在下焦者，则尿血，亦令淋秘不通。"张仲景认为，尿血的病机主要因于热，其病位在下焦。

《伤寒论·辨不可下病脉证并治》云："脉数、发热、狂走见鬼，心下为痞，小便淋沥，小腹甚硬，小便尿血也。"

《素问·气厥论》曰："胞移热于膀胱，则癃，溺血。"尿血是因膀胱有热所致。

《素问·痿论》曰："悲哀太甚则胞络绝，胞络绝则阳气内动，发则心下崩，数溲血也。"

《素问·四时刺逆从论》曰："少阴……涩则病积，溲血。"

《伤寒论·辨少阴病脉证并治》曰："少阴病，八九日，一身手足尽热者，以热在膀胱，必便血也。"

《诸病源候论·小便血候》云"心主于血，与小肠合，若心家有热，结于小肠，故小便血也""下部脉急而弦者，风邪入于少阴，则尿血。尺脉微而芤，亦尿血"。巢元方认为尿血是因心移热于小肠所致。

《丹溪手镜·溺血》云"溺血，热也。"《丹溪心法·溺血》云："大抵小便出血……痛者谓之淋，不痛者谓之溺血。"

明代李梴在《医学入门·血类·溺血》中云："溺血纯血全不痛……暴热实热利之宜……虚损房劳兼日久，滋阴补肾更无疑。"李梴认为，尿血也有虚证引起者。

清代李用粹在《证治汇补·溺血》中曰"或肺气有伤，妄行之血，随气化而下降胞中，或脾经湿热内陷之邪，乘所胜而下传水府。或肝伤血枯，或肾虚火动，或思虑劳心，或劳力伤脾，或小肠结热或心胞伏暑，俱使热乘下焦，血随火溢""是溺血未有不本于热者，但有各脏虚实之不同耳"。李用粹指出，尿血需要辨虚实，不能仅着眼于因热而溺血。

《三因极一病证方论》云："病者小便出血，多因心肾气结所致，或因忧劳房室过度，此乃得之虚寒。故《养生》云，不可专以血得热为淖溢为说，二者皆致尿血。与淋不同，以其不痛，故属尿血，痛则当在血淋门。"宋代陈无择阐述两个问题，一则尿血可因虚寒而得，非独血热妄行所致；二则血淋与尿血的鉴别点在于前者为痛，后者不痛。

《丹溪心法·溺血》云："其人素病于色者，此属虚。"朱丹溪指出尿血因房劳所致者，其病机属虚。房劳伤肾，肾失封藏，故现尿血。因而节制房事，对预防尿血十分必要。

3. 蛋白尿

蛋白尿（尿浊）是指小便浑浊，白如泔浆，而尿时无尿道疼痛为特征的疾病。多因湿热下注，或脾肾亏虚引起。

临床上根据小便浑浊的颜色区别分为两类：色白者，为白浊；色赤者，为赤浊。亦有把白浊和赤浊合在一起统称为赤白浊者。古人称之"溺白""漩浊""便浊""溺浊"。

西医的乳糜尿、磷酸盐尿，以及泌尿系统的炎症、结核、肿瘤等，表现以小便浑浊，白如泔浆为主者；以及肾脏疾病引起的蛋白尿出现泡沫尿者，也属于肾性尿浊。

《素问·至真要大论》云："诸转反戾，水液浑浊，皆属于热。""热"是尿浊病因之一。《诸病源候论·虚劳小便白浊候》云："胞冷肾损，故小便白而浊也。"脏气亏虚也可致尿浊。《备急千金要方》中有治浊的方药记载。宋代《太平圣惠方》中搜集的治浊方剂有十六首。《世医得效方·漩浊》有心浊、脾浊、肾浊的记载。《证治要诀·白浊》云："精者血之所化，有浊去太多，精化不及，赤未变白，故成赤浊，此虚之甚也。"又云："若溺不赤，无他热证，纵虽赤浊，不可以赤为热，只宜以治白浊施之。"说明赤浊不一定都属热，较《丹溪心法》更为全面。《医学心悟·赤白浊》总结历代治浊经验，确定了立法遣方的原则。补肾，菟丝子丸；导湿，萆薢分清饮，认识都较汉唐有所发展。总结出现尿浊的病因病机为湿热内蕴、脾虚气陷、肾元亏虚。

过食肥甘，中焦酿湿生热，下渗膀胱；或病后湿热未清，蕴结下焦，清浊不分，而成尿浊。若湿热灼络，络损血溢，则尿浊夹血。

饮食不节，或劳倦思虑太过，损伤脾气，脾虚中气下陷，谷气下流，亦可成尿浊。如脾不统血，也可形成尿浊夹血。

劳欲过度，或年老、久病体弱，可导致肾元亏虚，肾虚固摄无权，脂液下流，而成尿浊。若肾阴亏损，虚火灼络，也可形成尿浊夹血。

4. 腰痛

《素问·脉要精微论》云："腰者，肾之府，转摇不能，肾将惫矣。"《素问·六元正纪大论》云："感于寒，则病人关节禁固，腰睢痛。"《素问·五常政大论》云："湿气下临，肾气上从……当其时反腰脽痛。"《黄帝内经》中关于腰痛病因的论述归纳主要有虚、寒、湿三因。

汉代张仲景在《金匮要略·血痹虚劳病脉证并治》中首次记载了"虚劳腰痛",并提出治疗方剂肾气丸,补充了《黄帝内经》无治疗腰痛方剂的不足。

隋代巢元方在《诸病源候论·腰背病诸候》中认为:"凡腰痛有五,一曰少阴,少阴申也,七月万物阳气伤,是以腰痛。二曰风痹,风寒着腰,是以痛。三曰肾虚,役用伤肾,是以痛。四曰腰,坠堕伤腰,是以痛。五曰寝卧湿地,是以痛。"在病因上强调风邪导致腰痛,并补充了外伤和劳伤可以导致腰痛。但总括腰痛的发病为"肾经虚损,风冷乘之":"劳损于肾,动伤经络,又为风冷所侵,血气击搏,故腰痛也"。认为肾虚是发病之本,其余风痹、劳役、闪坠寝卧湿地则是直接致病因素,而"肾经虚损,风冷乘之"为总的病机。

唐代孙思邈《备急千金要方》认为:"夫腰背痛者,皆由肾气虚弱,卧冷湿地当风得之。"

宋代陈言在《三因极一病证方论·腰痛叙论》中云:"夫腰痛,虽属肾虚,亦涉三因所致。在外则脏腑经络受邪,在内则忧思恐怒,以至房劳坠堕,皆能致之。"从病因病机方面,将腰痛分为外感腰痛和内伤腰痛。

元代朱丹溪在《丹溪心法·腰痛》中云:"腰痛主湿热、肾虚、瘀血、挫闪、有痰积。"在《丹溪心法·腰痛附录》中云:"肾气虚,凡冲寒、受湿、伤冷、蓄热、血涩、气滞、水积、堕伤、与失志、作劳,种种腰疼叠见而层出矣。"朱丹溪把腰痛的病因归纳为"湿热、肾虚、瘀血、挫闪、痰积"五个方面,而以肾虚为本。

明代张景岳在《景岳全书》中论述腰痛云"虚证十居八九""凡悠悠戚戚,屡发不已者,肾之虚也;遇阴雨或久坐痛而重者湿也;遇诸寒而痛,或喜暖而恶寒者寒;遇诸热而痛及喜寒而恶热者热也;郁怒而痛者,气之滞也;忧愁思虑而痛者,气之虚也;劳动即痛者,肝肾之衰也。当辨其因而治之"。王肯堂在《证治准绳·腰痛》中云:腰痛"有风、有湿、有寒、有热、有挫闪、有瘀血、有滞气、有痰积,皆标也,肾虚其本也"。

总之,腰痛以肾虚为本,风、湿、寒、热、挫闪、瘀血、滞气、痰积为标。

5. 高血压

高血压(眩晕)是肾脏疾病最常见的症状之一,有部分患者以高血压为首发症状。中医并无高血压一词,但高血压的主症为眩晕。眩晕分虚实两大类,《素问·调经论》云:"百病之生,皆有虚实。"

头为"诸阳之会",靠清阳以充;"脑为髓之海",靠肾精以养,若阳气虚或肾精亏,不能上达于头而充养,则眩晕,此为虚;若邪阻而清阳、肾精不得上达而眩晕者,此为实。

《灵枢·卫气》曰:"上虚则眩"。《灵枢·口问》曰:"故上气不足,脑为之不满,耳为之苦鸣,头为之苦倾,目为之眩。"《灵枢·海论》曰:"髓海不足,则脑转耳鸣,胫酸眩冒,目无所见,懈怠安卧。"《灵枢·经脉》曰:"五阴气俱绝,则目系转,转则目运。"《伤寒论》82条曰:"太阳病,发汗,汗出不解,其人仍发热,心下悸,头眩,身眴动,振振欲擗地者,真武汤主之。"《伤寒论》297条曰:"少阴病,下利止而头眩,时时自冒者,死。"《金匮要略·黄疸病脉证并治》曰:"阳明病,脉迟,食难用饱,饱则发烦头眩,小便必难,此欲作谷疸,虽下之腹满如故,所以然者,脉迟故也。"《金匮要略·百合狐惑阴阳毒病脉证治》曰:"百合病者……若溺快然,但头眩者,二十日愈。"以上诸条因虚而致眩晕。虚可分为阴阳气血之虚,阳气不充,阴血不养,皆可晕眩。

《素问·至真要大论》云:"诸风掉眩,皆属于肝。"《素问·六元正纪大论》云:"木郁之发……甚则耳鸣眩转，目不识人，善暴僵仆。"《素问·玉机真脏论》云："春脉……太过则令人善忘，忽忽眩冒而颠疾。"《素问·气交变大论》云："岁木太过，风气流行……民病……甚则忽忽善怒，眩冒颠疾。"《素问·至真要大论》云："厥阴之胜，耳鸣头眩，愦愦欲吐。"《伤寒论》198条云："阳明病，但头眩，不恶寒，故能食而咳，其人咽必痛。"《伤寒论》242条云："病人小便不利，大便乍难乍易，时有微热喘冒不能卧者，有燥屎也，宜大承气汤。"《伤寒论》263条云："少阳之为病，口苦，咽干，目眩也。"《伤寒论》171条云："太阳少阳并病，心下鞕，颈项强而眩者，当刺大椎、肺俞、肝俞，慎勿下之。"《金匮要略·黄疸病脉证并治》云"风寒相抟，食谷即眩，谷气不消，胃中苦浊，浊气下流，小便不通，阴被其寒，热流膀胱，身体尽黄，名曰谷疸""谷疸之为病，寒热不食，食即头眩，心胸不安，久久发黄为谷疸。茵陈汤主之"。《金匮要略·中风历节病脉证并治》曰："诸肢节疼痛，身体尪羸，脚肿如脱，头眩短气，温温欲吐，桂枝芍药知母汤主之。"以上条文为实证眩晕，有肝病，肝风上扰清窍而眩晕；邪入少阳，循经上扰空窍；阳明里热盛，热邪不得下泄，郁蒸于上；痰饮内阻致眩。

6. 小便不利

小便不利是病症名，《中医大辞典》云："小便不利泛指小便量减少、排尿困难及小便完全闭塞不通。"《伤寒杂病论字词句大辞典》定义为："或言小便排出不畅，或言小便量少，或言二者并见。"《伤寒论》原文中关于小便异常的条文有50条，其中小便不利有25条。小便异常有"小便不利""欲小便不得""小便难""小便少""淋""不尿""小便已阴疼""苦里急""少腹里急或引阴中拘挛"等多种描述。故张仲景认为，小便不利并非单指排尿不畅，凡是小便排出困难、不通利如常或有频数或为尿少，皆可以小便不利名之。

小便不利的形成要素：小便为人体正常的水液代谢产物，小便系膀胱所司。《素问·经脉别论》中指出："饮入于胃，游溢精气，上输于脾，脾气散精，上归于肺，通调水道，下输膀胱，水精四布，五经并行。"《素问·灵兰秘典论》曰："肾者，作强之官，伎巧出焉。三焦者，决渎之官，水道出焉。膀胱者，州都之官，津液藏焉，气化则能出矣。"肾与膀胱是小便的重要脏腑，水液通过胃、脾、肺、膀胱等脏腑的运化，布散周身，最终取其浊者下输膀胱。膀胱的气化有赖于肾的蒸腾气化，脾的运化，肺的宣发肃降、通调水道，以三焦为通道而布达全身。小便的排出还与肝经密切相关，《灵枢·经脉》云："肝足厥阴之脉……是肝所生病者……遗溺、闭癃。"《灵枢·本输》云："三焦者，中渎之腑也，水道出焉，属膀胱，是孤之腑也。"三焦是人体水液代谢的通道，而膀胱的气化依赖于三焦气化的协调。《素问·宣明五气》云："膀胱不利为癃，不约为遗溺。"《灵枢·本输》云："肾合膀胱，膀胱者，津液之府也。"《诸病源候论·膀胱病候》云"津液之余者，入胞则为小便""小便者，水液之余也"。故小便的生成与多脏腑有关，与膀胱关系最为密切。

各种原因引起膀胱气化不利均可引起小便不利。如外感寒邪，水饮内蓄；或邪传少阳，枢机不利，三焦不畅；或七情所伤，肝气郁结，疏泄不及，枢机不利；或饮酒过多，过食辛辣肥甘厚味，脾胃湿热壅滞，湿热相搏；或阳明热结，湿热壅滞；或误汗、下后，气分热盛而阴液已伤，阴虚有热，水热互结；或汗吐下误治、温病热邪炽盛伤津，导致津液亏损，化源不足；或阳明热结，蕴郁于内，耗灼阴液；或因误治耗伤阳气，或患者素体阳气虚弱，脾阳虚，失于运化，肾阳虚不能化气以行水，阳虚不能制水，均可导致膀胱气化不利致小便不利。

张仲景治疗小便不利以六经辨证为纲，利水结、助膀胱气化为治疗原则，主要方法有化气利水、清热滋阴、调畅气机、清热除湿、温肺化饮、清热利水、温阳利水和补肾温阳，体现了同病异治的思想。《伤寒论》治疗小便不利的代表方剂为五苓散、猪苓汤、小青龙汤、茵陈蒿汤、小柴胡汤、柴胡加龙骨牡蛎汤、柴胡桂枝干姜汤、四逆散、真武汤、桂枝去桂加茯苓白术汤、炙甘草附子汤、大陷胸汤、桃花汤等。

7. 肾性贫血（血劳）

血是红色的液态物质，是构成人体和维持人体生命活动的基本物质之一，具有很高的营养和滋润作用。肾性贫血属于中医"虚劳""血劳"范畴。

朱震亨在《平治荟萃·血属阴难成易亏论》中云："血者神气也，持之则存，失之则亡，是知血盛则形胜，血弱则形衰……阴气一伤，所变之证妄行于上则吐衄，衰涸于外则虚劳。"说明人体的阴血消耗不复以形成劳伤。

《素问·宣明五气》云："久视伤血。"《难经·二十四难》曰："二损损于血脉，血脉虚少，不能荣于五脏六腑也。"《诸病源候论·虚劳病诸候》据《金匮要略》分虚劳为五劳、七伤、六极之论，指出"血极，令人无颜色，眉发堕落，忽忽喜忘""心藏神而主血脉，虚劳损伤血脉，致令心气不足，因为邪气所乘，则使惊而悸动不定"。因此"血极"即"血劳"之义。《太平圣惠方》载："治妇人骨蒸及血劳等疾，面色黄瘦，四肢无力，烦疼，痰壅涕唾稠黏，不思饮食，赤茯苓散方。"

至清代《石室秘录·逸治法篇》提出血劳之名，泛指血之劳伤，并立方治疗血之劳。张公曰："劳逸得宜，方剂有法，吾无间然。吾方虽有。不及天师，汝言亦是有理。予再传二方，一治气之劳，一治血之劳……倘左手脉大于右手者，乃伤血也。另立一方，用熟地八两，白芍八两，当归四两，山茱萸四两，麦冬三两，五味子一两，远志一两，生枣仁一两，茯神三两，砂仁五钱，白芥子一两，橘红三钱，肉桂五钱，各为末，蜜为丸。晚服一两。此方专治血之不足也。如身夜热者，加地骨皮五两，去肉桂。"

现代医学谓血液生成来源于红骨髓，祖国医学则谓与肾有密切关系。肾主骨生髓，《素问·平人气象论》谓："肾藏骨髓之气也。"肾藏精，髓藏于骨中，滋养骨骼，精与血同源，肾精充足则血生化有源，反之肾精匮乏，则血生化受阻。因此可以理解先天精血之来源在于肾。

但先天之精血必须依靠后天饮食精微的滋养，而后天精血的来源在于脾胃。《灵枢·决气》云："中焦受气，取汁，变化而赤是谓血。"说明后天精血的来源在于脾胃，但后天饮食的精微又需先天肾中元阴元阳蒸化，两者相互资助，相辅相成才能维持其生命活动。津液在全身的输布，则依靠心与肺二脏，《灵枢·邪客》曰："营气者，泌其津液，注之于脉，化以为血，以荣四末，内注五脏六腑。"《灵枢·营卫生会》曰："中焦亦并胃中，出上焦之后，此所受气者，泌糟粕，蒸津液，化其精微，上注于肺脉，乃化而为血。以奉生身，莫贵于此，故独得行于经隧。"此条说明，血液的生成过程，则又要通过营气和肺的作用。《素问·五脏生成》曰："诸血者，皆属于心。"心主血脉，血在脉中运行，依赖于心脏的搏动输送全身，发挥濡养的作用。《素问·经脉别论》谓："食气入胃，浊气归心，淫精于脉，脉气流经，经气归于肺，肺朝百脉，输精于皮毛。"指出当饮食入胃以后，经过胃的腐熟和初步消化，然后由脾吸收，化成精华物质，再由脾输送到心肺。其水谷精微轻清的部分由肺输送到皮毛经脉朝会百脉，其浓浊的部分行于心，注于血脉，输注到全身，灌溉脏腑。

血液储藏在于肝。《灵枢·本神》曰："肝藏血。"《素问·五脏生成》曰："人卧血归于肝。"休息或睡眠时,血液大部藏于肝。所以肝在人体为藏血的脏器。

可见,血液先天生成在于肾,后天之来源在于脾,输布营养的功能在于心与肺,储藏于肝。血液的生化过程与五脏都有关系。

但是,慢性肾脏病后期多为虚实夹杂之证,常兼有湿浊毒瘀等邪实。邪浊本是脏腑虚损的产物,反过来又影响脏腑功能,气血瘀滞,浊瘀互结,新血难生。肾虚、水湿、浊饮停聚三焦,久酿为毒,戕伐肾脏,水病累血致新血不生;浊毒入络,酿血为瘀,毒瘀互结,阻滞肾络,因瘀致虚,循环往复,瘀凝阻滞,耗伤气血。

8. 恶心呕吐

恶心呕吐是急慢性肾衰竭常见的症状,部分患者以此为首发症状。呕吐是指胃失和降,气逆于上,胃中之物从口吐出的一种病证。前人以有物有声谓之呕,有物无声谓之吐,无物有声谓之干呕。其实呕与吐同时发生,很难截然分开,故一般并称为呕吐。呕吐与干呕两者虽有区别,但在辨证治疗方面大致相同。

《黄帝内经》首先提出呕吐的病名,对呕吐作了详细的记载,如《素问·六元正纪大论》云:"土郁之发……其则心痛胁䐜,呕吐霍乱。"《素问·脉解》谓:"所谓食则呕者,物盛满而上溢,故呕也。"

《黄帝内经》认为,因外邪所致,《素问·至真要大论》云"风淫所胜……食则呕""诸呕吐酸,……皆属于热""诸逆冲上,皆属于火""炎暑至……呕逆躁烦""湿变乃举,体重中满,饮食不化……呕而密默,唾吐清液""燥淫所胜……民病喜呕,呕有苦""火气内发,上为口糜,呕逆"。《素问·六元正纪大论》云:"火郁之发,民病呕逆。"火邪炎上,若其上逆可致呕吐。

《素问·举痛论》云:"寒气客于肠胃,厥逆上出,故痛而呕也。"寒邪内扰,阳气不宣,于是痛呕交作。

呕吐一证,虽系胃气不降,实与其他脏腑息息相关,如《灵枢·经脉》云"肝足厥阴之脉……是肝所生病者,胸满呕逆",为肝逆犯胃致呕。《灵枢·四时气》云:"邪在胆,逆在胃,胆液泄,则口苦,胃气逆,则呕苦。"《圣济总录·呕吐》云:"呕吐者,胃气上而不下也。"《素问·邪气脏腑病形》云"胆病者,善太息,口苦,呕宿汁",为胆火犯胃致呕。如《灵枢·经脉》云:"足太阴之脉……挟咽连舌木,散舌下。其支者复从胃别上膈注心中,是动则病舌本,强食则呕,胃脘痛,腹胀善噫。"《素问·刺热》云"心热病者……烦闷善呕",为心火上炎致胃气上逆善呕。《素问·脉解》云:"所谓食则呕者,物盛满而溢,故呕也。"脾胃相表里,胃受纳水谷,脾不能运,则呕。

张仲景对呕吐进行辨证论治,如治疗太阳中风之"干呕",用桂枝汤调和营卫以散风邪;治疗少阳病之"心烦喜呕",用小柴胡汤和解枢机;治疗厥阴病之"吐蛔",用乌梅丸之苦辛酸并用以安蛔;而治"伤寒本自寒下,医复吐下之,寒格,更逆吐下,若食入口即吐",用干姜黄芩黄连人参汤。"干呕吐逆,吐涎沫",用半夏干姜散温中止呕;治"干呕,吐涎沫,头痛者",用吴茱萸汤温胃降冲;治"食已即吐者",用大黄炙甘草汤泻火降逆;治"呕而肠鸣,心下宿者",用半夏泻心汤苦降辛开以调中和胃;治"诸呕吐,谷不得下者",用小半夏汤降逆安胃;治"胃反,吐而渴欲饮水者",用茯苓泽泻汤化饮止呕等。

第二章

张琪教授治疗慢性肾脏病的学术思想及临证经验

第一节　脾肾论治辨其本

脾居中州，主运化水谷精微及水湿，升清阳。《素问·逆调论》云"肾者水藏，主津液""肾主藏精"。肾藏人身元阴、元阳，为水火之脏。"五脏之阴，非此不能滋；五脏之阳，非此不能生"。"肾如薪火，脾如鼎釜"。李东垣云："水为万物之源，土为万物之母，二脏安和，一身皆治，百疾不生。"肾阴、肾阳与脾之阴阳相互连接，肾中元阴元阳为脾阴阳之根。先天与后天相互资生，相互促进。若二脏不和，则百病丛生。张琪教授从中医学术理论体系入手，总结大量临床经验，认为肾病之水肿、蛋白尿、血尿与脾肾相关，其病机关键为脾、肾功能失调，三焦气化失司，尤其是慢性肾脏病，脾肾阴阳失调贯穿疾病始终，从脾肾论治辨其本。

一、从脾肾论治肾脏病水肿

脾主运化水液，肾者水藏，主津液。《素问·经脉别论》谓："饮入于胃，游溢精气，上输于脾，脾气散精，上归于肺，通调水道，下输膀胱，水精四布，五经并行。"津液的生成与输布，主要由于脾的运化输布、肺的通调水道、肾的气化蒸腾和三焦的疏泄决渎，其中尤以脾的运化功能为人体气机升降的枢纽。如脾虚运化失调则精微不能输布，水湿不得运行而停蓄；肾司开阖，其开阖之功能赖肾中阴阳之互济保持相对平衡，若肾阳虚开阖失司则小便不利。水液代谢障碍，势必耗伤肾气，精微遗泄日久，更耗肾之阴阳。肾虚温煦滋养失职，脾气匮乏，脾虚化生不足，无力充养先天，二者相互为患，导致水肿发生。

（一）脾肾阳虚者，当温肾健脾

由于脾肾阳虚无力温运水湿，水湿内停泛溢肌肤形成水肿，谓为"阴水"。慢性肾小球肾炎、肾病综合征症见全身浮肿，腰以下肿甚，按之凹陷不易恢复或水肿反复发作，小便少，大便溏或溏而不爽，脘腹胀满，腰痛，畏寒肢冷，精神萎靡，面色晦暗；面色㿠白，舌体胖嫩滑润，舌质淡或边缘、舌下有瘀斑，脉沉细迟或沉涩。治疗以温肾健脾利水活血为法，方用加味真武汤。

（二）肺热肾寒者，当清肺健脾温肾

肾病综合征、糖尿病肾脏疾病等肺、脾、肾三脏寒热交错功能失调，症见水肿（中度或轻度），小便不利；口干渴，胸腔或胃脘灼热，舌红苔燥；形寒肢冷，四肢困重，头昏沉，大便不实；腰膝酸痛沉重，下肢寒凉，脉沉。辨证为肺热、脾肾虚寒，上热下寒，寒热交错。方用花粉瞿麦汤清肺健脾温肾。

（三）湿热中阻者，当和中分消

脾气虚不能升清而湿浊中阻，胃气滞不能降浊而热瘀，形成虚中夹瘀，湿热中阻之证。周身水肿，以腹水为重者，症见腹部膨满，腹水明显，小便不利，大便秘，五心烦热，恶心呕吐，胃脘胀满，口干食纳减少，舌质红苔白厚腻，舌体胖大，脉弦滑或弦数。方用东垣中

满分消丸衍化之和中消胀饮，体现了东垣治脾胃用分消法之特色。

二、从脾肾论治蛋白尿

张琪教授认为蛋白质是人体的精微物质，由脾运化之水谷精微与肾藏之精气化生。蛋白尿的生成，与脾肾两脏虚损密切相关。脾虚不能升清，谷气下流；脾失固涩，精微下注，所谓"中气不足，溲便为之变"；肾主封藏，受五脏六腑之精而藏之，若肾气亏虚，肾失封藏，肾气不固，精微下泄；另外湿毒内蕴，郁而生热，亦可使肾气不固而精气外泄，热为阳邪，性主开泄，肾受湿热熏灼而统摄功能失职，致精关开多合少，蛋白质等精微物质随尿而下。

（一）脾胃虚弱者，当益气升阳

肾小球肾炎或肾病综合征、糖尿病肾脏疾病等水肿消退后，脾胃虚弱，清阳不升，湿邪留恋，症见体重倦怠，面色萎黄，饮食无味，口苦而干，肠鸣便溏，尿少，大量蛋白尿，血浆蛋白低，舌质淡，苔薄黄，脉弱。方用升阳益胃汤加减。

（二）肾气不固者，当补肾摄精

肾气不足，固摄失司，精微外泄致肾小球肾炎蛋白尿、血尿日久不消失，表现为腰痛腰酸，倦怠乏力，头晕耳鸣，夜尿频多，尿清长，或遗精滑泄，舌质淡红，舌体胖，脉沉或无力。治以补肾固摄，方用参芪地黄汤加味。

三、从脾肾论治血尿

尿血，《素问》称之为"溲血""溺血"。《金匮要略》曰"热在下焦者，则尿血。"血液化生于脾，化精于肾，脉为血府。血液全赖五脏共同作用，才能循行于脉中，布散于全身。任何导致脏腑功能失调，血不循常道者，均可致尿血。正如李用粹云："脾经湿热之邪，乘所胜而下传水府……或肾虚火动……或劳力伤脾……俱使乘热下焦，血随火溢。"

（一）肾阴虚内热者，当补肾益气清热

肾阴亏耗，相火妄动，血不安谧而下溢为主，同时兼有气虚失于固摄之尿血日久不愈，慢性肾小球肾炎、过敏性紫癜性肾炎、IgA肾病症见腰痛，手足心热，神疲乏力，腰膝酸软，气短心悸，头晕耳鸣，尿黄赤，舌红少苔，脉细数或沉数，方用知柏地黄汤加参芪等补肾益气清热，凉血止血。

（二）肾虚热瘀者，当滋阴收敛止血

病久耗伤肾阴，肾司二便，失于固摄，同时兼夹有内热瘀滞之慢性肾小球肾炎、慢性肾盂肾炎、过敏性紫癜性肾炎以血尿为主者，症见尿涩痛时作时止，肉眼血尿或镜下血尿，头昏腰酸，倦怠乏力，五心烦热，舌红苔白少津，脉细数。治宜滋肾阴收敛固脱，辅以清热化滞加味理血汤，补虚、育阴、固脱、清热、化瘀同用，对于尿血日久耗伤阴血，滑脱不止，兼有热邪瘀滞者用之甚效。

（三）肾阴虚气虚者，当补肾益气固摄

肾阴虚气虚者血失统摄不固，肾虚失于封藏，滑脱不止致慢性肾小球肾炎、IgA 肾病以血尿为主者病程日久不消、顽固不止，腰酸腿软，全身乏力，体倦神疲气弱，舌淡润，脉沉弱或沉细无力。方用益气补肾固摄合剂。

（四）脾虚失统者，当健脾益气

慢性肾脏病病程较久，耗伤正气，脾气亏虚，脾不统摄，血溢脉外症见尿血，长期站立则紫癜复现，伴有乏力、心悸、腹泻等脾虚脾不统血证。治以健脾益气，凉血止血为法，方用归脾汤加减。

四、从脾肾论治慢性肾衰竭

慢性肾衰竭由多种慢性肾脏疾病日久发展而来，其病机特点是以虚为主，虚实夹杂；病机的核心是脾肾两虚为本，湿浊瘀血内停为标；脾肾两虚贯穿始终。诸如慢性肾衰竭患者临床上所出现的腰痛膝软、乏力贫血等均由脾虚肾虚日久所致，此为慢性肾衰竭之本虚。而脾虚运化失司，水湿内停，肾虚气化不利，浊不得泄，升清降浊之功能紊乱，湿浊内蕴，日久必化为浊毒，湿浊毒邪内蕴日久致血络瘀阻为患，临床出现脘闷纳呆、食少呕恶、少寐烦热、舌苔垢腻或舌紫瘀斑等症，此为本病之标实。因此，张琪教授提出治疗时当以健脾补肾为基本治疗大法，根据不同阶段正虚邪实的轻重不同，采用扶正与祛邪同治的方法。

（一）脾虚生湿者，当化湿醒脾

慢性肾衰竭若脾气衰败，则运化功能失调，水液不能正常分布，湿浊内生，弥漫于三焦，使升降逆乱清浊混淆。临床恶心呕吐、胃脘胀满、口气秽臭、头昏沉、烦闷、舌苔白腻、脉缓等一系列症状表现乃"脾为湿困"证候，必须以化湿醒脾以解除脾困为主治疗，方用平胃化湿汤。

（二）湿热蕴脾者，当清热化湿

湿邪蕴结日久则化热，或体内脾胃素热与湿热相互蕴结则脾胃运化受阻，形成湿热痰浊中阻，临床多见呕恶，脘腹胀满不欲饮食，口气秽有氨味，大便秘结或不爽，或兼肢体虚肿，舌苔厚腻稍黄少津，脉弦滑等。若伤阴者方用加味甘露饮；若脾胃不和，湿热中阻，清浊混淆者方用中满分消饮。

（三）脾胃虚弱者，当健脾和中

慢性肾衰竭病机主要因素之一为脾胃虚弱，水谷精微不能正常运化，气血化生乏源，而呈现贫血乏力等一系列脾胃虚弱诸症，脾胃功能之强弱与慢性肾衰竭的预后关系极为密切，因此补脾胃以益气血生化之源在治疗中占有十分重要的位置。常用六君子汤加当归、白芍，名为归芍六君汤健脾养血和中。

（四）脾肾两虚者，当健脾补肾

"肾如薪水，脾如鼎釜"，脾肾相互资生。慢性肾衰竭临床有一部分患者多因脾肾虚损出现倦怠乏力，腰膝酸痛，夜尿频多，腹胀，舌淡胖而有齿痕，苔白滑，脉沉细迟弱者，张琪教授常用脾肾双补方或加味参芪地黄汤脾肾双补。肾虚的本质是阴阳俱虚，故于补阳之时，需辅补阴之品，阳根于阴，使阳有所依附，并可借补阴药的滋润制补阳药的温燥以防伤阴；滋阴之时，需辅补阳之品，以阴根于阳，使阴有所化，并且借补阳药的温运制补阴药的凝滞，使之滋而不腻，补而不伤阳。

五、从脾肾论治慢性尿路感染

尿路感染在临床上分为膀胱炎和肾盂肾炎。膀胱炎和肾盂肾炎又有急性和慢性不同。由于抗菌药物应用较广泛，以及慢性感染患者临床症状不甚明显等原因，求治于中医者多为病史较长，反复发作，经久不愈的慢性尿路感染患者，如慢性膀胱炎、慢性肾盂肾炎、慢性前列腺炎等，主要表现为小便频数涩痛，每因过劳、感寒、外感、情志刺激后而发作，辨证属于中医"劳淋"范畴。《诸病源候论》云："劳淋者，谓劳伤肾气而生热成淋也……劳倦即发也。"张琪教授通过临床观察，认为其病机关键在"劳"，劳乃正气虚也。劳淋之初多由于湿热毒邪蕴结下焦，致膀胱气化无力；或治不得法，或病重药轻，余邪不尽，停蓄下焦，日久暗耗气阴而致气阴两虚，此时脏腑机能减弱，正气虚弱，失于防御，正不胜邪，更因感冒、过劳、情志刺激等因素而诱发，使正气耗伤，邪气滞留。正虚邪留为其基本病机。其特点是本虚标实，虚实夹杂，病情反复，缠绵难愈。西药抗生素只能祛邪而不能扶正，邪气虽暂时祛除，但正气没有恢复，因过劳及着急、上火、生气、受凉则又复发。张琪教授根据劳淋的病机特点，分期分型辨证论治，扶正祛邪择时攻补。按正邪盛衰变化分为急发期、转化期和恢复期。急发期以祛邪为主，清热利湿为主要治法，而转化期和恢复期则以扶正为主，补益先天之肾精、后天之脾气则是扶正的基础。

（一）转化期——健脾补肾与清热利湿并重

其中转化期虚实夹杂，是劳淋的主要阶段。此期正气耗伤而导致湿热之邪留滞是劳淋缠绵难愈的主要原因。此期若症见小便频数，尿道涩痛或不适，腰痛膝冷，畏寒，男子阴囊湿冷，女子白带量多清稀，尿色黄，舌苔白，脉沉，辨证为肾阳虚衰，膀胱湿热，治以温补肾阳，清热利湿解毒；若症见小便涩痛，灼热不甚，尿急尿频，腰酸痛，五心烦热，口干咽干，舌红无苔或少苔，脉细数或虚数，辨证属肾阴不足，膀胱湿热，当治以滋补肾阴，清热利湿；若尿频尿急，尿道不适，尿色黄，腰酸痛，两腿软，全身乏力，舌质淡，脉沉，则辨证为肾阴阳两虚，膀胱湿热，治以补肾滋阴助阳，清利湿热。

（二）恢复期——健脾补肾为主，清热利湿为辅

当邪去正复，患者出现一派虚象时，即进入恢复期，此为调理阶段。应治以扶正固本，增强机体抗御病邪能力。此期的扶正治疗，对减少复发是十分必要的。临床分为二型，一为脾虚气陷，膀胱失约型：症见尿液不尽，点滴而出，小便坠胀，迫注肛门，少气懒言，精神

倦怠，舌苔白，脉弱无力，治以补中益气升阳，用补中益气汤加减。一为肾阳不足，膀胱气化失司型：劳淋患者湿热久羁伤阴，阴损及阳，加上长期过用苦寒克伐之品，导致肾阳亏虚，膀胱气化不利，阳气不能运化水湿，膀胱湿热未尽，故在淋证中伴有虚寒之象，症见小便频数，尿色清，尿有余沥，腰痛，四肢倦怠，舌质淡润，脉沉迟，张琪教授常将此类淋证辨为"寒淋"。治疗此类患者仅用清热解毒利湿药不仅无明显疗效，且常加重病情，故应以补肾温阳固涩治本为主，佐以清热解毒、利湿通淋。方用金匮肾气丸加暖肾阳之小茴香、补骨脂，补肾强腰之杜仲、续断，佐以清热解毒利湿之黄柏、瞿麦、萹蓄、蒲公英、白花蛇舌草等治疗。

六、从脾肾论治过敏性紫癜性肾炎

过敏性紫癜是一种小血管炎，以皮肤紫癜、关节炎、腹痛、血尿为主要表现。本病属祖国医学"血证""发斑""葡萄疫""肌衄"等范畴。有的患者紫斑连成大片状外出于皮肤，甚至影响肾脏，出现血尿、蛋白尿，而成过敏性紫癜性肾炎，若大量蛋白尿经久不愈或肉眼血尿反复发作最终可导致慢性肾衰竭。古人将发斑或紫癜类疾病分为阴斑和阳斑两大类。此病大多数医家从阳斑论治，中医药多用清热凉血祛风之剂。但是有的紫癜经久不愈，连续不断外出不止，色淡，舌润不燥，脉象沉无力不数，无热象，只有乏力或腹泻倦怠，或心悸怔忡，或手足不温，或蛋白尿、血尿顽固不消，用清热凉血不仅无效反而加剧，考虑此属阴斑。阴斑，系肌肤表面出现的一种浅红色或淡紫色斑块。"阴斑"之名，首见于元代朱震享《丹溪心法·斑疹篇》，其曰："阴证发斑，……此无根失守之火，聚于胸中，上独熏肺，传皮肤而为斑点。"病位多在脾肾，辨证多为虚证、寒证。其治法"只宜温中调胃，加以茴香、芍药，或以大建中之类，其火自下，斑自消退，可谓治本而不治标也"。脾统血，脾气虚，则血失统摄，血溢脉外，故皮肤出现大小不等的青紫色斑块，此起彼伏，缠绵不止，或血尿日久不去；肾藏精，肾气虚则失于固摄，精微外溢，致蛋白尿缠绵难去。属脾肾两虚者，多见心悸短气，或少寐倦怠，或便溏，或腰膝酸软，或手足不温，舌淡脉弱等，紫癜每于劳累或过度思虑后发作，量少色淡。张琪教授常从脾肾辨证，用归脾汤重用生黄芪以益气固表，配以温肾药如巴戟天、肉苁蓉等治疗往往有效，用后紫癜减少，继续用之紫癜不复出，患者全身有力，诸症悉除。

第二节　大方复法治疑难

大方复法属于我国传统医学七方之一，来源于《黄帝内经》，《素问·至真要大论》云："君一臣二，制之小也；君一臣三佐五，制之中也；君一臣三佐九，制之大也。"可见，在《黄帝内经》时代，临证处方遣药就有小、中、大方之别，并主张"所治为主，适大小为制"。张仲景的《伤寒论》中记载一些针对寒热错杂病机特点的复法立方，如柴胡加龙骨牡蛎汤、麻黄升麻汤、侯氏黑散、薯蓣丸、鳖甲煎丸、大黄䗪虫丸。其中薯蓣丸有21味药，集健脾、补气、养血、滋阴、温阳、祛风、理气于一方，攻补兼施、寒热并用、阴阳气血共调；治疗疟母的鳖甲煎丸有23味药，也是寒热攻补杂投的效方。这些复方药味多，补泻温清一体，表面看似杂乱无章，实际是医家对复杂病机独到的论治。

张琪教授认为慢性肾脏病病程日久，大多病机错综复杂，复因治不得法，病情多变，故虚实寒热夹杂、证候多变是慢性肾脏病缠绵难愈的主要原因。因此要辨明虚实的轻重、寒热之甚微、湿瘀之有无等，涉及多个病理环节，药味少难以兼顾，常用大方复法治疗，上下表里寒热虚实正邪兼顾，多法合治，药味多达二十几味，药味虽多而不乱，整体调整，使之阴阳平衡，达到药到病除的目的。

张琪教授在大方复法的运用中也体现了"辩证法"思想，即在一个方中使用作用相反或性质对立的药物以应对其复杂的发病机制，如散与敛、寒与温并用，消与补兼施，气与血、阴与阳互补，扶正祛邪。多法合用也体现了张琪教授多元化的思想。如张琪教授治疗慢性肾炎患者尿血病程日久耗伤肾阴者，因肾司二便，肾虚失于封藏固摄，肾阴虚虚火灼络，血溢脉外，精微外泄则有血尿、蛋白尿，用加味理血汤（乌贼骨、茜草、龙骨、牡蛎、白头翁、白芍、阿胶、山药、牡丹皮、知母、黄柏、血余炭、地榆炭、三七、赤石脂、儿茶、焦栀子、炙甘草）补肾、固脱、清热凉血、止血四法合用。方中龙骨、牡蛎、茜草、乌贼骨为固摄尿血之要药，收涩兼有开通之力；山药补肾健脾统摄补血；白芍酸寒敛阴；白头翁性寒凉而清肾脏之热且有收敛作用；赤石脂、儿茶、血余炭、地榆炭等皆具有收敛固涩止血之功效，而收涩固脱可减少蛋白精微的泄下，减少蛋白尿。

张琪教授运用大方复法治疗慢性肾脏病，尤多用于治疗慢性肾衰竭。通过大量病例观察总结出慢性肾衰竭的病机，以脾肾两虚为本，因脾肾虚弱，功能失调，产生了水湿、湿热、血瘀、热毒等病理产物。治疗一方面要补肾健脾，调整脾肾功能；另一方面要祛湿、解毒、活血、化浊、清利湿热，因此，张琪教授创制补脾肾、化湿泄浊、解毒活血法，多元化、多靶点治疗慢性肾衰竭，补正不碍邪，祛邪不伤正。方用扶正化浊活血汤（人参、白术、茯苓、菟丝子、熟地黄、淫羊藿、黄连、大黄、草果仁、半夏、桃仁、红花、丹参、赤芍、炙甘草），方中人参、茯苓、白术补气健脾；以熟地黄、菟丝子、淫羊藿补肾，脾肾同补；大黄、黄连、草果仁泄热化浊；桃仁、红花、丹参、赤芍活血之品共融一方，扶正祛邪，消补兼施。补得消则补而不滞，消得补则泄浊作用益彰。

如进入尿毒症期，湿邪蕴结日久则化热，或体内脾胃素热与湿相互蕴结则脾胃运化受阻，形成湿热痰浊中阻，此时须化湿浊与苦寒泄热合用，方用化浊饮（醋炙大黄、黄芩、黄连、草果仁、藿香、苍术、紫苏、陈皮、半夏、生姜、砂仁、炙甘草）。方中醋炙大黄、黄连、黄芩苦寒泄热药与砂仁、藿香、草果仁、苍术等辛香开散祛湿药共用，两类药相互调济，既不致苦寒伤胃，又无辛燥耗阴之弊，使湿浊毒热得以蠲除，体现了寒温并用的特点。湿热毒邪入侵血分，血络瘀阻为主，宜清热解毒、活血化瘀，用加味活血解毒汤（连翘、桃仁、红花、当归、枳壳、葛根、赤芍、生地黄、牡丹皮、丹参、柴胡、炙甘草、大黄）。

第三节　活血化瘀用灵活

血瘀的病因有气虚、气滞、因寒、因热、痰湿、水蓄、风气的不同，临证时须随证求因，审因论治，予以益气活血、行气活血、温阳散寒活血、凉血活血、化痰除湿活血、逐水活血、养血祛风活血等治法，不可一味活血破血，否则不仅无益反为害。张琪教授善用活血化瘀法治疗五脏疾病及内科杂症，尤其在治疗肾系疾病时运用灵活，每收良效。现将其运用活血化瘀法治疗肾系疾病经验介绍如下。

一、泄热逐瘀法治疗急性肾小球肾炎

急性肾小球肾炎早期症见尿血色紫，或尿如酱油色，或镜下血尿，排尿涩痛不畅，小腹胀满，腰痛，便秘，手足心热，或兼咽痛，扁桃体红肿，舌暗红或舌尖红少津，苔白燥，脉滑数有力。中医辨证多为热壅下焦，瘀热结滞，血不归经。张琪教授应用泄热逐瘀法治疗，自拟桃黄止血汤。药物组成：大黄 7.5g、桃仁 20g、小蓟 30g、茅根 30g、生地黄 20g、侧柏叶 20g、山栀子 10g、蒲黄 15g、桂枝 10g。本方主药为桃仁、大黄。桃仁活血润燥，大黄除治阳明实热具有泻下作用外，又有通利小便、清热泻热、化瘀止血之功效，二药配伍泻热开结，热除则血止。此方乃根据桃核承气汤意，除大黄、桃仁泻热逐瘀外，桂枝温通以防寒凝，小蓟、侧柏叶、茅根、生地黄、山栀子诸药凉血清热止血，合而为清热止血之有效方剂。通过破瘀血以止血，乃通因通用之法。

二、活血化瘀法治疗慢性肾小球肾炎

在慢性肾炎病程中，瘀血既是病因又是病理产物，也是疾病发展演变的必然结果。"久病入络"，加之湿热内停，血行涩滞而成瘀血。瘀血又是水肿、蛋白尿及血尿加重的主要因素。张琪教授治疗慢性肾炎常用的活血化瘀药物有丹参、桃仁、红花、赤芍、当归、益母草、刘寄奴、三七、蒲黄、泽兰等。张琪教授主张审因辨治血瘀，必须活用活血化瘀药物才能取效、增效。气滞血瘀者多伴胸闷胁痛、善太息等肝气郁滞证，在活血祛瘀基础上，并选柴胡、枳壳、牛膝、砂仁等理气药配伍，相辅相成。气虚血瘀者常伴乏力、倦怠等症，仅用活血化瘀药则少效，须以补气为主，辅以益气养血、助精活血之法，以桃仁、当归、鸡血藤养血活血，寓通于补。阳虚血瘀者在血瘀基础上伴畏寒肢冷、四肢不温、少腹冷痛、脉沉紧，以温经散寒之炮姜、小茴香、桂枝与活血祛瘀之当归、川芎、桃仁合用。

三、凉血化瘀法治疗 IgA 肾病之血尿

张琪教授认为 IgA 肾病血尿是属于本虚标实的病症，肝肾阴虚或气阴两虚是其本，为导致 IgA 肾病血尿发病的内在因素；邪热瘀毒为其标，是诱发 IgA 肾病血尿产生的外在原因，也是 IgA 肾病血尿的诱发及加重因素，与病情活动有关。在 IgA 肾病血尿形成及进展过程中，瘀血是主要病理产物，也是加重病情的重要因素。一是因虚致瘀：IgA 肾病血尿患者素体阴虚，阴亏水乏，相火偏盛，煎熬阴液，则血液凝聚，血行艰涩，留而为瘀；气虚运血无力，血瘀不行，因之气阴两虚，由虚致瘀。二是邪热瘀血实邪致瘀。邪热耗津炼液，血液凝聚，瘀血内停，或感受湿热之邪阻碍气机，妨碍血行，留而为瘀；瘀阻脉络则血不循常道而外溢，致"瘀""溢"互为因果，加重病情，迁延难愈。

IgA 肾病血尿的发病中瘀血是病情加重不可忽视的因素，亦是病损加重的指征。出血之症，其出血必留瘀，瘀血不除则血难止。IgA 肾病血尿病程较长，"久病入络"，奠定了血尿瘀血产生的基础理论。张琪教授多年临床经验发现，诸多止血方法无效的情况下，改用活血止血方药，可取得良好效果，并指出无论实证、虚证，有离经之血必有瘀滞，如唐容川所云：

"离经之血，虽清血鲜血，亦是淤血。"在分析病机确定治则时，必须注意瘀血问题，故用大黄、桃仁活血化瘀。本病微观的病理变化是肾小球系膜增生、硬化，肾小管萎缩及间质纤维化损害等，当属肾脏脉络中邪阻血瘀。辨病辨证相结合，治宜化瘀通络，以期瘀去而生新，使病损修复，血尿减轻，从根本上达到病情缓解和治愈。

张琪教授自拟清热解毒饮治疗邪热内壅，损伤血络，迫血妄行外溢之 IgA 肾病，症见发热咽痛或咽部红赤，扁桃体肿大，五心烦热，大便秘结或黏滞不爽，肉眼血尿或镜下血尿，蛋白 1＋～2＋或（-），舌尖红，苔薄少津，脉滑数有力。方药组成：生地黄 20g，玄参 15g，黄芩 15g，焦栀 10g，桃仁 15g，大黄 5g，金银花 30g，连翘 20g，茅根 30g，小蓟 30g，侧柏叶 20g，炙甘草 10g。生地黄、玄参滋阴、清咽利膈，金银花、连翘、焦栀、黄芩清热解毒，侧柏叶、茅根、小蓟清热凉血止血，大黄、桃仁活血开瘀。全方滋阴利咽，清热解毒，凉血止血，活血开瘀，四法合用相辅相成。张琪教授常在原方基础上加入地锦草 30g、荠菜 20g。地锦草清热解毒，既能止血，又能活血，具有止血而不留瘀的优点；荠菜具有清热利水、凉血止血之功。

四、清热活血止血法治疗过敏性紫癜性肾炎

过敏性紫癜性肾炎以紫癜、血尿、浮肿等为主要临床表现，当属中医"肌衄""尿血""水肿"等疾病范畴。本病初起，多因毒热迫血妄行所致，应用清热解毒之品治疗；几经治疗，往往毒邪渐去，而血热搏结。或用药不当，致血热内瘀，舍于肾与膀胱，迫血妄行，损伤脉络而尿血。此时患者往往紫癜时隐时现，但尿血（肉眼血尿、或镜下血尿）持续不解。血热内瘀，脉络损伤为其病理之机转。因此治疗当以清热利湿、活血止血为法。常用大黄、桃仁、白花蛇舌草、小蓟、白茅根、焦栀、茜草、侧柏叶、蒲黄、生地黄、赤芍等药物，特别是大黄、桃仁泄热活血止血，必不可少。临床上，凡属紫癜肾正气未衰者，张琪教授喜用大黄与桃仁配伍，确有泄热开瘀止血之效，尤其是对屡用激素而有瘀热之象者，首选大黄、桃仁，常收到满意效果。但临证中有许多病例初期血热征象明显，经用清热凉血药物治疗后，热象渐退，此时用药切忌过于苦寒，张琪教授常在凉血止血药中酌加参芪等益气之品，清补兼施，可明显提高疗效。

五、利水活血法治疗肾病综合征之水肿

水湿内停可以导致血行阻滞，血瘀亦可影响水液分布运行，"水阻则血不行，血不利则为水"。水与血相互影响，相互瘀结。肾病综合征长期浮肿久治不愈，必见瘀血阻滞征象，症见长期浮肿久治不消，面色晦暗，腰痛如刺且有定处，舌质紫暗或见瘀斑，脉细涩。其主要病机是病久入络，瘀血阻滞，气化不利，水湿内停。治宜化瘀利水。此时若单纯祛瘀，则因蓄水不除，使血行阻滞，终致瘀血难消。单纯利水则会因瘀血障碍，津液敷布及排泄受阻，使水瘀互阻而加重。故必两者兼顾，方能达到瘀水并除之目的。方用坤芍利水汤：益母草、赤芍、茯苓、泽泻、桃仁、红花、白花蛇舌草、萹蓄、瞿麦、炙甘草。若高度水肿，临床表现为腹部膨隆，腹壁静脉曲张，小便不利，大便不通，脉沉滑有力，舌紫，手足热之水蓄血瘀证者，审其体质尚可，形气俱实者用大黄甘遂汤加味：大黄 15g，甘遂 5g，茯苓 30g，泽

泻 20g，猪苓 20g，川连 15g，黄芩 15g，白术 20g，桃仁 15g，槟榔 20g，二丑各 20g（砸）。其中大黄破瘀，甘遂逐水，伍以白术、茯苓等益气健脾，攻补兼施，一般观察初服大便稍通，泄少量水，小便微增，继服则大便增，日数次，所下皆水样便，小便亦随之增加，连服药数剂肿胀消，可及时停药，中病即止，防其伤正。临床应用时辨证属于实热血瘀与水饮互结者方可用，否则不宜轻用。

六、补肾活血法论治糖尿病肾脏疾病

糖尿病肾脏疾病常夹瘀血，症见蛋白尿、浮肿日久不消，腰痛如折，皮肤瘀斑，舌紫暗，脉涩结代。张琪教授认为，瘀血不仅是糖尿病肾脏疾病的主要病理基础，而且贯穿糖尿病肾脏疾病始终。糖尿病肾脏疾病病程冗长，"久病入络"，气滞血瘀，"久病多瘀"。此外，肾失开阖，清浊不分，湿浊内壅或湿毒伤络，血行不畅，故而成瘀；湿浊郁而化热，"血受热则煎熬成块"。加之热灼津液，耗伤营血，以致血中津少，质黏而稠运缓而成瘀。瘀阻肾络，精气不能畅流，壅而外溢，常使蛋白尿顽固难消。瘀血内阻，经脉不利，则见舌质紫暗或瘀斑，舌下静脉曲张，脉涩沉迟等。"瘀血化水，亦发水肿，是血瘀而兼水也"。水与血相互影响，相互瘀结，是糖尿病肾脏疾病各期典型特征。瘀血阻络，新血不生，无以营养脏腑经络，进一步导致脾肾固摄无权，气化不利，常见水肿、腰痛、高血压等症。糖尿病肾脏疾病晚期患者，瘀血征象更加明显，出现面色黧黑，肌肤甲错，皮肤瘀斑，甚则"颈脉动""腹筋起"及出血等证。临床上见不同阶段的糖尿病肾脏疾病患者都有血液流变学异常及微循环障碍，其轻重程度常随病情的加重而表现得更加明显。因此，血瘀一直贯穿糖尿病肾脏疾病发生、发展的全过程。

因本病为本虚标实之证，病位在肾，正盛则邪去，故补益肾气、活血化瘀是本病的主要治法。常用的活血药物为桃仁、红花、丹参、赤芍。伴肾阴虚者，加熟地黄、山茱萸、枸杞子、五味子、菟丝子；若阳气衰微则见心悸、浮肿、肢厥、舌紫暗、脉微欲绝等症，治宜温阳活血，常用附子汤加丹参、桃仁、红花等。糖尿病肾脏疾病晚期湿浊蕴毒，瘀血阻滞，临床表现为恶心、呕吐、心烦、头痛、皮肤瘙痒、舌红、脉滑等，用解毒活血汤加醋炙大黄，通腑泄热祛瘀，使毒素浊邪从肠管排出；水血互结，则需瘀水并除，常用大黄、水蛭合党参、白术、茯苓，攻补兼施，使瘀消水泄，则诸症解除。

七、解毒活血法辨治急性肾衰竭

急性肾功能不全，由湿热毒邪入于血分，血络瘀阻为主，患者症见头痛、心烦少寐、五心烦热，搅扰不宁，恶心呕吐，舌紫少苔，脉弦数等表现为血瘀兼热毒症，宜用清热解毒、活血化瘀法治疗。根据张琪教授数十年经验以王清任解毒活血汤为最佳，解毒活血汤乃王清任《医林改错》之方，由连翘、葛根、柴胡、当归、生地黄、赤芍、桃仁、红花、枳壳、炙甘草组成。原方主治"瘟毒烧炼，气血凝结，上吐下泻"，张琪教授认为与本证虽病因相异，但病机相同，故以此方加味治疗，大多有效。本方病机重点在于毒邪壅滞、气血凝结，辨证要点在于舌紫无苔或舌有瘀斑，舌质紫暗等。方中连翘、葛根、柴胡、炙甘草清热解毒；生地黄养阴清热凉血；当归、赤芍、桃仁、红花、丹参活血祛瘀；加牡丹皮、焦栀以清血中之热；大黄解毒化浊；藕节收敛止血。全方共奏清热解毒、活血泄浊、凉血止血之功。

八、活血化瘀法贯穿慢性肾衰竭治疗始终

瘀血是慢性肾衰竭的病机之一。慢性肾衰竭日久，肾气亏虚，气虚无力行血，导致血行缓慢，可形成瘀血。肾虚不能泻浊，脾失健运，导致水湿内停，气机不畅，不能推动血行，导致血脉凝涩。肾病日久，阳气不足，阴寒内生，失于温煦，血行缓慢而为瘀。此外，各种病因导致肾的开阖不利，秽浊不得外泄，积留体内，亦可蕴积为瘀血。血瘀证是慢性肾衰竭常见的证候。血瘀证在慢性肾衰竭的初期表现不明显，随着病情的发展，久病入络，或毒邪入侵血分，血络瘀阻，许多患者表现有瘀血的征象，症见头痛少寐、五心烦热、搅闹不宁、恶心呕吐、舌紫少苔或舌有瘀斑，舌下静脉紫暗，面色青晦不泽，脉涩或沉弦等。肾病日久，由气及血，瘀血内停，逐渐出现皮肤瘀点或瘀斑，舌体青紫或有瘀点瘀斑，面色黧黑，肌肤甲错，脉涩、沉迟等临床表现。在临床观察中发现，有些病例即使没有瘀血的体征，在治疗过程中，加入活血化瘀之品，其疗效可提高，这也说明血瘀证不仅多见，而且贯穿慢性肾衰竭全过程。

基于以上理论，活血化瘀法贯穿慢性肾衰竭治疗始终，临床常用红花、当归、桃仁、赤芍、牡丹皮等活血化瘀药物。常用治疗慢性肾衰竭的活血化瘀法包括补脾肾活血化瘀法、活血化瘀解毒法、活血化瘀通腑法、活血化瘀化浊法、活血化瘀养血生血法。

（一）补脾肾活血化瘀法

肾脏疾病迁延日久，由肾及脾、脾肾俱虚发展而来。虽然有瘀血的征象，但此时正气已虚，临床可见脾肾之虚象，如腰膝酸软、畏寒肢冷、脘腹胀满、乏力倦怠、不思饮食、腹泻、舌淡苔白腻、脉沉弱等，治宜活血化瘀与补益脾肾同用，常在活血化瘀的同时加入补益脾肾的药物，临床常用生黄芪、人参、白术、茯苓补益脾气；菟丝子、枸杞子、熟地黄、山萸肉、淫羊藿、巴戟天等药物调理肾阴阳之偏颇以补肾气，并根据正虚邪实之轻重，酌情加减。

（二）活血化瘀解毒法

"毒"是慢性肾衰竭常见的病理产物之一，慢性肾衰竭患者，若肾气极虚，浊阴不降，同时粪便等糟粕在体内停留的时间过长，浊阴、糟粕郁而为"毒"，患者在有瘀血征象的同时可见身倦欲睡、恶心、呕吐、口中有氨味、腹胀便秘等表现，此时在活血化瘀的同时加入连翘、黄连、蒲公英、大黄等解毒之品，尤以大黄通腑泄浊、活血逐瘀，使毒邪外泄，保持内环境相对稳定，保护肾功能，延缓肾衰竭进展。解毒活血汤原方治"瘟毒吐泻转筋"。王氏谓："瘟毒烧炼，气血凝结。"不用芩、连寒凉壅遏，不用姜、附辛热灼血，"唯用解毒活血汤治之，活其血，解其毒未有不一药而愈者"。张琪教授治急性肾衰竭，用此方加大黄，疗效颇佳。慢性肾功能不全氮质血症，临床出现恶心，呕吐，心烦头痛，皮肤瘙痒，舌干脉滑等消化系统和神经系统症状，用解毒活血汤加醋炙大黄，通腑泄浊，使尿素毒物从肠管排出，亦颇有效。用此方后尿素氮、肌酐下降，病情获得缓解。

（三）活血化瘀通腑法

慢性肾衰竭患者，由于病久肾气亏虚，肾司二便功能障碍，多见大便干结，体内浊邪不能及时随二便排出体外，症见脘腹胀满、恶心、呕吐、口中有氨味、食少纳呆等临床表现，此时活血化瘀与通腑泻浊法配合运用，加入大黄、芒硝、枳实、厚朴等行气通腑药物，使毒邪瘀浊从大便排泄而出，就是临床常用的"去宛陈莝"之法。大黄是活血化瘀通腑法常用药物之一，大黄可通腑泄浊、清热解毒、导滞破瘀，为活血化瘀降泄浊毒的要药。

（四）活血化瘀化浊法

慢性肾衰竭患者多为脾肾俱虚，不能正常运化、蒸腾水液，导致水湿内停；瘀血也影响水液的正常代谢，使湿浊内生，弥漫于三焦，湿浊可进一步损伤脾胃，使清气不升，浊气不降，患者除出现痞满、恶心、呕吐外，多伴有便秘、呕吐、口中异味、舌苔白腻或黄腻等临床表现，临证在活血化瘀的同时，必须加入化湿之品，常用药为草果仁、苍术、砂仁、陈皮、藿香等芳香化湿之品以祛除湿邪；同时还可加入茯苓、白术、薏苡仁、猪苓等健脾除湿之药，若湿邪蕴结日久化热，此时须化湿浊与苦寒泄热合用，加入茵陈、黄连、黄芩等清热药物。

（五）活血化瘀养血生血法

慢性肾衰竭患者久病气虚阴阳俱虚，瘀血阻滞脉络，引起新血化生障碍，加重血虚，此时气血亏虚与瘀血并存。临证可运用丹参、益母草、红花、牡丹皮等活血化瘀药物，在"祛瘀生新"的同时给予养血生血之品，如当归、何首乌、阿胶等，共奏活血养血之效。

第四节　清利湿热必重视

张琪教授认为，脾肾虚弱在慢性肾脏病病机演变中起重要作用，但邪气留滞对该病的影响亦不容忽视。就邪气而言，最主要的有水湿、湿热、瘀血，水湿内停有寒化、热化之势。寒化则为寒湿，热化则为湿热，湿热更为常见，原因在于：一是慢性肾脏病病程日久，湿郁日久，容易热化，而成湿热；二是患者易反复合并感染，所谓感染，其临床表现相当于中医的湿热或热毒为患；三是某些患者久用肾上腺皮质激素，每有助湿化热之弊。所以，"湿热"是一个重要的病理因素，而湿热内蕴对肾病的恢复和发展有极重要的影响，因此，张琪教授擅从湿热论治慢性肾脏病，将清利湿热法贯穿慢性肾脏病治疗始终。

一、清利湿热以治水肿

如慢性肾炎急发期或肾病综合征由外邪侵袭而致水肿加重，临床表现面目水肿或周身水肿、尿少等症，张琪教授强调此期应以利水消肿为先，此水肿期多兼夹湿热之证，临床应细细辨识。一般尿液颜色较为重要，《素问·至真要大论》谓："……水液浑浊，皆属于热"，以尿浑浊、黄赤多为湿热所致，另外诸如口干口苦、咽干咽痛、胸脘痞闷、舌苔黄腻、脉滑、或舌苔白腻但舌底红等亦为湿热之证。

若患者以水热弥漫三焦为主，表现为头面遍身皆肿，腹膨大，尿黄浊量少，便秘，口干，脉沉滑、舌苔厚腻，则常用增味疏凿饮子清利三焦水热；若以脾湿胃热，湿热互结于中焦，以腹水表现为主者，表现为腹部膨满，呕恶不食，口苦口干，小便短赤，舌苔黄腻或白腻而干，舌红脉滑，则常用东垣中满分消丸化裁，清热利湿和中主治；若以湿热壅滞于下焦者，症见腰以下及膝胫足踝肿甚，阴囊肿大，小便不利，尿黄赤，苔白腻或黄腻，脉沉滑有力等，常用《伤寒论》牡蛎泽泻散加味，以清利湿热。

二、清利湿热以治蛋白尿、血尿

慢性肾脏病水肿消退或有轻度水肿，蛋白尿或血尿仍存在，临床有腰酸乏力，尿浑浊或黄赤，苔腻，脉滑等症，张琪教授认为此时应以祛邪与扶正并行，即补脾益肾与清利湿热并用，尤应注重清利湿热，邪祛方可以正安。如清热利湿解毒之自拟利湿解毒饮（土茯苓、萆薢、黄柏、白花蛇舌草、萹蓄、竹叶、山药、生薏苡仁、滑石、通草、白茅根、益母草、金樱子），用于湿热毒蕴结下焦，精微外泄所致蛋白尿，伴有尿黄赤或浑浊、口干咽痛、口苦、舌红苔白腻等。慢性肾炎日久多夹湿热，湿热不除则蛋白尿不易消除。在应用清利湿热药物时，要注意防止苦寒伤脾，本方除黄柏外，皆淡渗利湿之品，务使清热不碍脾，利湿不伤阴，以轻灵淡渗取效。金樱子为固涩之品，在清热利湿药中加入一味固涩之品有通中寓塞之义。有些患者蛋白尿长期不消，用健脾补肾法难以取效，而由于反复感染，临床中出现一派湿热证候，用此方后蛋白尿往往可以消失。

但是辨别湿热证，应从热与湿之轻重分析，此方对湿重于热者较佳，如热重于湿，可用加味八正散，治疗急性肾小球肾炎、过敏性紫癜性肾炎，因湿热毒邪蕴结下焦，灼伤血络，迫血妄行，症见尿血鲜红或尿黄赤，尿中大量红白细胞，尿道灼热或痛，可伴腰痛、小腹胀痛、口干、舌质红、苔黄腻、脉滑数。湿热是血尿的重要病因。再如清心莲子饮益气阴、利湿热、止血，用于治疗急慢性肾小球肾炎、肾盂肾炎因气阴两虚、湿热留恋、血失固摄，溢于脉外，症见肉眼或镜下血尿，蛋白尿，尿黄赤而灼热，倦怠乏力，五心烦热，口干而黏，舌淡红，苔白微腻或少苔，脉细数。再如健脾益肾清利湿热之自拟山药固下汤（生山药、芡实、莲子、黄柏、车前子、山萸肉、萆薢、菟丝子、益母草、炙甘草），用于治疗慢性肾脏病日久，脾肾虚夹有湿热致蛋白尿，伴见小便浑浊、轻度浮肿、腰酸乏力、舌苔白腻等。

总之，慢性肾炎多因脾肺肾功能失调，水液代谢障碍，湿浊内留，郁而化热，湿热贯穿慢性肾炎病程始终。

三、清利湿热治疗泌尿道感染

泌尿道感染属于中医淋证范畴，淋之初多由湿热毒邪蕴结下焦，致膀胱气化不利；若治不得法，或病重药轻，显症虽除，余邪未尽，停蓄下焦，日久则暗耗气阴，转为劳淋，以气阴两虚膀胱湿热证者最为常见。实证以清热利湿通淋为主，虚证以补脾补肾为法，虚实夹杂以补肾清热利湿为主，佐以温阳化气。

张琪教授根据劳淋的特点分急发期、转化期和恢复期。

（1）急发期以膀胱湿热为主，治疗以清热利湿通淋为法，如出现小便频数，点滴而下，尿道灼热刺痛，急迫不爽，尿色黄赤，或见发热，舌质红，舌苔白，脉弦数或滑数，用八正散加减；如伴有少阳外感出现恶寒发热，口苦咽干，恶心呕吐，加用小柴胡加石膏汤治疗；如伴肝郁气滞症见脐腹满闷或小腹坠胀，甚则胀痛，用四磨汤加清利湿热药治疗；如肝胆郁热，膀胱湿热症见小便涩痛，灼热不爽，尿色黄赤，心烦易怒，口苦纳呆，或兼胁痛难忍，用龙胆泻肝汤清化肝胆、利湿通淋治疗。

（2）转化期虚实夹杂，虚证有气阴两虚、肾阴虚、肾阳虚、肾阴阳两虚、气滞血瘀；实证为膀胱湿热。气阴两虚膀胱湿热证者最为常见，症见病程迁延，小便涩痛频急较轻，尿有余沥，遇感冒、劳累、房事等加重，倦怠乏力，口干舌燥，舌尖红，舌苔薄白少津，脉沉弱，以清心莲子饮加味；肾阴虚膀胱湿热，症见小便涩痛，灼热不甚，尿急尿频，腰酸痛，五心烦热，口干咽干，舌红无苔或少苔，脉细数或虚数，用知柏地黄丸加味；肾阳不足膀胱湿热症见尿频、尿有余沥、尿涩痛，小腹凉、腰酸痛、舌苔白、脉沉，用小茴香、附子、肉桂、补骨脂、萹蓄、瞿麦、贯众、蒲公英、白花蛇舌草、紫花地丁、马齿苋等；气滞血瘀膀胱湿热症见舌质紫、小便频数、尿黄、脐下满闷或疼痛，用桃仁、红花、丹参、当归、石韦、木通、乌药、牛膝、琥珀末等。

（3）恢复期为邪去正复之调理阶段，患者出现一派虚象，故治以扶正固本。

四、清利湿热治疗慢性肾衰竭

慢性肾衰竭湿热证主要是由各种慢性肾脏病迁延不愈发展而来。在慢性肾脏病阶段疾病演变过程多与肺脾肾功能失调，三焦气化失司密切相关，尤以脾肾虚损为慢性肾脏病的病机关键。脾虚运化失司，水湿内停，肾虚气化不利，水湿不得下泄，升清降浊之功能紊乱而致湿热内蕴。湿热作为病理改变虽然源于正虚，但其留滞停蓄，又会进一步加重正气的耗损，使慢性肾衰竭恶化。

慢性肾衰竭湿热内蕴，可表现为三焦水热停蓄、湿热中阻、下焦湿热等。

（1）三焦水热停蓄：临床主要表现为周身水肿，尿少色黄，舌苔厚腻等，原发病多见于慢性肾小球肾炎、糖尿病肾脏病、狼疮性肾炎。

（2）湿热中阻：临床主要表现为脘腹胀满或胃脘嘈杂，食少纳呆，恶心呕吐，大便秘结，舌苔黄腻等，多见于慢性肾衰竭肾功能衰竭期及尿毒症期。湿热中阻临床又可有三种不同类型：一是单纯以湿浊为主，表现为胃脘胀满，恶心呕吐，口中秽味，舌苔垢腻，舌质淡紫，舌体肥大，苔滑腻；二是湿浊化热，湿热内蕴，表现为脘腹胀满，食少呕恶，口苦口臭，大便秘结，舌苔黄腻等；三是湿热伤津，表现为胃脘胀满或胃中嘈杂，恶心食少，口干口渴，舌苔白干或黄腻少津。

（3）下焦湿热：临床主要表现为反复尿频尿痛，尿灼热，小腹胀坠，尿黄赤，舌苔白或薄黄腻，原发病多见于慢性肾盂肾炎，或糖尿病肾脏病合并尿路感染。临床根据辨证应用清化湿热药物。

在慢性肾衰竭早期代偿期，临床往往无明显湿热毒邪留滞症状，但在失代偿期及肾功能衰竭期，以脾肾两虚、湿热毒邪内蕴、虚实夹杂出现者居多。进入尿毒症期，多数患者以湿热浊毒壅盛为主要表现。

（1）在湿热兼夹证的治疗方面，根据湿热证的轻重及湿热之邪的病位进行选方用药。如以脾肾两虚、湿热内蕴、虚实夹杂证出现者，应用补脾肾的同时，加用草果仁、黄芩、黄连、苍术等清化湿热之品。

（2）三焦水湿停蓄常应用瓜蒌瞿麦汤、疏凿饮子、决水汤等加减组方，如对糖尿病肾脏病周身高度浮肿患者应用大剂量茯苓、车前子，配合行气活血之品，茯苓、车前子用量常至50g 以上，往往收到较好的疗效。

（3）湿热中阻以湿浊内蕴表现为主者，则重用化湿浊之藿香、草果仁、半夏、苍术、砂仁等品，若兼化热酌加大黄、黄芩、黄连；以湿热内蕴表现为主者，则以半夏泻心汤、中满分消丸化裁应用。芳香除湿与苦寒泄热两类药同时应用，相互调济，既不致苦寒伤胃，又无辛燥耗阴之弊，对湿热阻塞中焦而出现的恶心呕吐、食少纳呆诸症疗效显著。若以湿热中阻、湿热伤津表现为主者，用加味甘露饮清胃中湿热兼以养阴，方中黄芩、茵陈清化湿热，生地黄、石斛养阴清热，两类药配伍，对中焦湿热日久伤阴，表现为口干口渴，食少呕恶症者有明显疗效。

（4）下焦湿热证，用古方清心莲子饮化裁或在辨证论治的同时用瞿麦、萹蓄、白花蛇舌草、土茯苓、车前子等清热利湿解毒，可明显改善或消除尿频、尿急、尿痛等症状。

第五节　顾护脾胃重后天

张琪教授重视顾护脾胃的理论，起源于《黄帝内经》。《黄帝内经》云："人以胃气为本，有胃气则生，无胃气则死。"《素问·平人气象论》曰："人无胃气曰逆，逆者死。"脾胃为后天之本，为气血生化之源，为人体气机升降之枢纽。《黄帝内经》云 "胃为水谷之海，气血生化之源，脏腑经络之根""五脏六腑皆禀气于胃"。从理论上阐释了脾胃正常发挥生理功能于人体健康至关重要。因此，张琪教授临证中，非常注重对脾胃的治疗与调护。

一、精于辨证，善调脾胃

张琪教授临证重视辨证论治，辨证必求于本，本于八纲，本于脏腑，不论疾病如何复杂或如何简单，都要辨清阴阳、表里、寒热、虚实以明确病性；辨清脏腑，找到病位，强调脏腑辨证。张琪教授临证常问大便及饮食情况，若有脾胃不和，则先调脾胃。

张琪教授善从脾胃着手调治肾脏疾病，如对于肾小球肾炎或肾病综合征水肿消退后，当患者表现为体倦乏力，头沉昏蒙，面色萎黄，口苦咽干，大便稀溏或黏滞不畅，纳呆泛恶，舌淡，苔白或黄腻，脉细无力，辨证以脾胃虚弱，清阳不升，湿邪留恋为主要病机之特点，临证常以东垣之升阳益胃汤化裁。药物组成：生黄芪 30g、党参 20g、白术 15g、黄连 10g、半夏 15g、陈皮 15g、茯苓 15g、泽泻 15g、防风 10g、羌活 10g、独活 10g、白芍 15g、生姜 15g、红枣 3 枚、炙甘草 10g。再如顽固性蛋白尿或无"证"可辨之蛋白尿常以东垣之升阳益胃汤治疗，临床上常常效如桴鼓。

张琪教授治疗慢性肾衰竭，也注重调理脾胃，因慢性肾衰竭时，脾的运化功能失常，常由湿毒化热致胃阴亏耗，不能下行降浊，使脾胃不和，运化受阻，升降失常，而出现脾湿胃阴亏耗、湿热不得运行之症，如口干，呕恶，不欲食，口中有氨味，脘腹痞闷不舒、胀满，便秘或黏滞不爽，全身乏力，面色萎黄，舌质红，苔腻，脉沉滑。此时不宜用甘寒药，防其有碍脾之运化。喜用养胃阴、清胃热、芳香化湿法，方用加味甘露饮：生地黄 15g、茵陈 15g、黄芩 10g、枳壳 15g、枇杷叶 15g、石斛 15g、天冬 15g、麦冬 15g、麦芽 20g、佛手 10g、草果仁 15g、砂仁 15g，水煎服。以养阴清胃，醒脾祛湿。

二、遣方用药，顾护脾胃

张琪教授认为，无论新病久疾，胃气盛衰关乎治疗之效。医圣张仲景早有"安谷则昌，绝谷则亡"之诫，脾胃不健，谷气不充，脏腑不荣，病不能愈。而内服之药，必先经由胃之受纳，脾之运化及转输，方达患病之所。然"胃气一败，百药难施"，若脾胃气弱，虽良药而无力纳受，或胀痛拒之，或逆而吐之，或下而泄之，药力难行，病不能治。大凡治脾胃之疾，当用健脾行气之法。然而纵使治疗他脏杂疾，也以纠正其脾胃气衰之胀满纳差、呕恶泄泻等症为先，旨在保证脾胃维持正常生理功能，使脾气健运、胃气旺盛，运畅气机，纳受如常，则食无不消，谷无不化，药食得运，正气得资，脏腑得助。张琪教授诊病时，不论主治何病，不分男女老幼，皆先问其饮食、脘腹及二便等情况，以探其脾胃之气的盛衰。在辨证精准的前提下，不论五脏六腑、寒热虚实、表里阴阳，先调脾胃，以确保药食正常纳运。

张琪教授治疗内科疾病时，如兼见有脾胃虚羸症状表现，若症状不重，不足以影响对主证治疗，则常于方中稍入健脾行气之品，小剂轻投，以缓解脾胃不适症状；但若症状较重，影响进食或服药，则宜先设专药专方，以纠正脾胃功能、顾护胃气为先。五脏六腑皆禀赋于中焦脾胃，脾胃一虚，诸脏皆无生气，因此此时宜先用中药调理脾胃，使胃纳脾运的功能得以恢复，以后天补先天，促进脾肾功能的恢复，而且脾胃功能正常，能够更充分地发挥药效，同时又可以减轻所服用的其他诸多药物对胃肠道的毒副作用。

如肾衰竭有一部分尿毒症患者由于种种原因未能进行透析或透析不充分，使得尿毒症之胃肠道症状表现较为明显，常有脘腹胀满、食纳不佳等表现。张琪教授认为，此病虽本于肾，然诚如清代叶天士所言："上下交阻，当治其中。"若呕吐明显者治疗以辛开苦降、重镇降逆止呕为急，常用半夏泻心汤合旋覆代赭汤治疗。若临床表现呈胃脘胀满疼痛，消化不良，大便溏，食少纳呆，四肢乏力，短气倦怠，舌润口和，或舌淡苔白润，脉沉弱等，辨证为脾胃气虚，常以益气健脾为主，往往同时合用四君子汤、六君子汤等方药。张琪教授认为慢性肾衰竭早期，多兼见脾气虚弱的表现，因此常合用上方以补中益气，健脾以和胃，使正气来复，胃能纳食，从而提高疗效，促进康复。并适当佐以陈皮、木香等理气药，使补而不滞。再如治疗慢性肾衰竭以贫血表现为主者，张琪教授临证多用归芍六君子汤治疗此病，方用人参15g、白术 20g、茯苓 15g、炙甘草 10g、法半夏 15g、陈皮 10g、白芍 15g、当归 15g，随证加减。六君子汤气味较中和，但略偏于燥，且重于健脾益气，加当归、白芍一则可以调剂六君子汤之偏燥，二则辅助六君子汤益气生血之力以补血，使补血补气并重，脾胃得以调动，进食增加，营血化源得复，体现了张琪教授善用"欲求阴阳和者，必求之于中气"之意，临床颇见效验。

第六节　病证结合增疗效

张琪教授认为，"证"是认识疾病、治疗疾病的主要依据，理、法、方、药基本上是以证为基础的。中医重视辨证，辨证就是通过外部现象而寻求其内在本质。重视证的同时也不忽视病，就是既着眼于证，又着眼于病。在辨病的基础上进行辨证，辨病与辨证相结合，取长补短，相得益彰，增加疗效。

张琪教授认为，病证结合的病，既包括中医学的病，又包括现代医学的病。慢性肾衰竭中医学病名主要有关格、虚劳、腰痛等，同是关格病，但表现出来的证却有湿热内蕴证或湿毒入血证等不同，"证"是治疗疾病的主要依据，理法方药基本上是以证为基础的。但一味强调证而不辨病也是不全面的，中医学虽有同病异治、异病同治，以证为主的特点，但是这种共性是有一定范围的，如外感温病的湿热与内伤杂病的湿热病机虽相同，但立法用药却不尽相同。因此，证必须与病相结合，才能全面反映疾病的规律。张琪教授认为，现代中西医结合提出辨病与辨证相结合，即先进行现代医学诊断，再进行中医学辨证，辨证分型建立在辨病基础之上，也能弥补中医学辨证的不足。例如，慢性肾衰竭辨证为脾肾两虚、湿毒瘀血证就是辨病与辨证相结合的体现，是把现代医学的病与中医学的证结合起来，现代医学病名诊断与中医学辨证结合的诊病模式，这种病证结合的模式不是西化，而是要将现代医学的一些检查阳性体征及实验结果纳入到中医学的辨证之中，既有利于疾病的早期发现和早期诊断，也有利于拓展临床思路，甚至能在一些疾病无"证"可辨的情况下，通过现代医学的检查手段发现阳性体征而为中医学辨证提供依据。如能很好地发挥两者之长，将会大大提高中医药诊治疾病的疗效。但此种意义上的辨证与辨病相结合，绝非抛开中医学理论、辨证论治，按现代医学的诊断去应用中药，而是中医学、现代医学的有机结合，不是混合，是取长补短，相得益彰。

一、以辨证为主结合辨病

张琪教授临床对慢性肾衰竭常常进行分期辨治，即按现代医学对慢性肾衰竭的不同分期进行辨证治疗，这种分期辨治方法也是病证结合的一种模式。在慢性肾衰竭代偿期，临床上多表现为腰酸腰痛、乏力倦怠、夜尿频多等脾肾两虚证。此期重在恢复正气、扶正祛邪，以补脾益肾为主，常用脾肾双补法。在失代偿期及肾功能衰竭期，临床呈现倦怠乏力，腰膝酸软，腹胀呕恶，口中秽味，或舌淡紫苔厚，脉沉滑或沉缓等，辨证属脾肾两虚，阴阳俱伤，湿毒潴留，虚实夹杂。治应补泻兼施，正邪兼顾，以补脾肾、泻湿浊、解毒活血为法。尿毒症期，临床出现恶心呕吐、胃脘胀满、口气秽臭、头痛烦闷等湿浊瘀毒壅盛的表现，应以祛邪为急，常用化浊泄热法及清热解毒活血化瘀法。慢性肾脏病病程长，"久病入络"，以及湿热内停，血行涩滞而成瘀血。瘀血的形成是加重水肿、蛋白尿及血尿的主要因素。因此，瘀血作为慢性肾炎的一个重要因素，既是病因又是病理产物，所以治疗上必须灵活运用活血化瘀药物才能取效、增效。张琪教授在慢性肾炎的治疗中常用的活血化瘀药物有丹参、桃仁、红花、赤芍、当归、益母草、刘寄奴、三七、蒲黄、泽兰等。现代研究也已证实，活血化瘀中药可改善肾实质血液流变学改变，改善患者血液高凝状态，延缓病情发展。

二、针对原发病辨证

张琪教授认为，随着医学科学的发展，把现代医学的各种理化指标纳入到中医学辨证论治中来已是必然趋势。临床针对慢性肾脏病原发疾病辨病用药，有助于提高疗效。例如，对糖尿病肾脏疾病的治疗，张琪教授认为，因在血液流变学异常和微循环障碍方面相对较重，活血化瘀药力应加重，如加用桃仁、红花、丹参、川芎、水蛭等。高血糖者多选用熟地黄、山药、天花粉等药物辅助降糖。良性肾小动脉硬化治拟补肾活血法为主。乙肝病毒相关性肾病治以清热解毒、柔肝疏肝、健脾益肾为大法，加大剂清热解毒之品，辨病与辨证相结合。用白花蛇舌草、大青叶、柴胡、白芍、败酱草、五味子、白术、茯苓、虎杖、党参、山药等。并根据现代药理学研究成果辨病加用五味子、大青叶、板蓝根、败酱草、虎杖等解毒，降低转氨酶；茵陈扩张胆管、促进胆汁排泄、降低胆红素、降酶等，辨病与辨证相结合。高血压患者用自拟高血压方：代赭石、生龙骨、生牡蛎、石决明、钩藤、玄参、菊花、枸杞子、怀牛膝等平肝潜阳。尿酸性肾病治以清热利湿、活血通络为法，加土茯苓、萆薢、丝瓜络、车前子。现代药理学研究表明，土茯苓、萆薢、丝瓜络、车前子可增加尿酸排泄，具有降低尿酸的作用。如慢性肾炎患者水肿消退后无明显症状，唯蛋白尿日久不消，故必须对蛋白尿辨证施治。根据临床经验，气阴两虚兼有湿热；肾气不足，固摄失司，精微外泄；湿热毒邪蕴结下焦，精微外泄均是导致尿蛋白的常见病因，故按照辨病和中医辨治经验治疗。

第七节　擅抓主证顾次证

张琪教授认为，辨证要以辩证法思想为指导，临证一定要辨证准确，方能有疗效。"有诸内者，必形诸外"，司内揣外。主证反映了疾病的本质，辨证的实质主要就是识别主证，只有准确地识别主证，才能了解和掌握疾病的发生、发展和变化的规律，制订切合病情的治疗方案。因此，针对主证的恰当治疗，是能否取得疗效的关键，解决了主证，某些次证、兼证就可以迎刃而解。

张琪教授还指出：医者必须抓住主证，但当某些次证、兼证较明显、较严重，也会使主证发生变化，影响主证的治疗时，抓主证的同时，还必须兼顾次证、兼证。主、次证兼顾的治疗，也是为了更好地治疗主证。无论是单纯抓主证，还是兼顾次证、兼证，均应根据具体病情来确定，如此辨证治疗才能收到事半功倍之效。任何证候都不是一成不变的，主证也可能随疾病的发展变化而改变，因此，临证应随着证候的不断转化，随机抓住主证，确定治则治法，方能虽变不乱，直中肯綮。再有现象从反面反映病的本质构成假象，如"格阴""格阳"和"假虚""假实"之证。用辩证法的观点来阐明辨证，抓主证舍次证，舍假从真。在错综复杂、扑朔迷离的证候中，必须认清真伪抛弃非本质部分，抓住疾病的实质，达到辨证准确，论治中肯。如张琪教授临诊遇到恶心呕吐、难以进食的慢性肾衰竭尿毒症期患者，此时暂不考虑血肌酐的水平，治疗以止呕为主，辛开苦降、重镇降逆止呕为急，常用半夏泻心汤合旋覆代赭汤治疗，重用代赭石 30g，嘱患者少量频饮。如肾病综合征患者出现重度水肿时抓住水肿主证给予辨证治疗，待肿消后治疗蛋白尿。

第三章

张琪诊治肾脏疾病的经验传承

第一节　急性感染后肾小球肾炎

急性感染后肾小球肾炎（APIGN）是一种急性起病，以血尿、蛋白尿、高血压、水肿、少尿及肾功能损伤为常见临床表现的肾脏病。因为是一组临床综合征，故又称为急性肾炎综合征。病理变化以肾小球毛细血管内皮细胞和系膜细胞增生性变化为主。

本病常出现于感染之后，有多种病因，目前仍以链球菌感染后急性肾炎最为常见。其他细菌或病原微生物如细菌（肺炎球菌、淋球菌、克雷伯菌、布鲁氏菌属等）、病毒（水痘-带状疱疹病毒、流行性腮腺炎病毒、EB病毒、柯萨奇病毒等）、支原体等感染之后，也可发生急性肾炎。本部分重点介绍最常见的急性链球菌感染后肾炎（APSGN）。

急性感染后肾小球肾炎主要是由链球菌感染引起，10～18岁的青年是急性感染后肾小球肾炎的高发人群，儿童多发年龄为6～8岁，也有部分资料表明2岁以下婴幼儿也有患该病的可能，表明急性感染后肾小球肾炎可发生于任何年龄。男性患者发病率远高于女性，秋冬季是急性感染后肾小球肾炎高发时间段，2月份发病率远高于同年其他月份。密切监测蛋白尿、脑钠肽、血清C4水平等对急性链球菌感染后肾小球肾炎病情及预后有重要评估价值，肉眼血尿持续时间长的患儿预后欠佳。

一、临床表现

大部分患者有前驱感染史（咽部或皮肤）。咽炎感染者，平均潜伏期为10天（7～21天），皮肤感染者的潜伏期较长（14～21天）。最长潜伏期可为3周，但很少见。短于1周的潜伏期多提示患者存在基础IgA肾病，而感染诱发其加重。

本病以血尿和水肿为首发症状。几乎所有患者均有血尿。肉眼血尿的发生率约40%，数天至1～2周消失，镜下血尿持续时间较长。

70%～90%的患者以水肿为首发表现。轻者为晨起眼睑水肿，呈所谓"肾炎面容"，严重时可延及全身，指压时可凹性不明显。

大部分患者尿蛋白阳性，一般程度不重，在0.5～3.5g/d。少数患者的尿蛋白水平在3.5g/d以上，多为成年患者，常常病程迁延和（或）预后不良。

80%左右的病例出现高血压，老年人更多见。多为中等度的血压增高，偶见严重的高血压。高血压与水肿的程度常平行一致，并且随着利尿而恢复正常。

严重者可出现急性肾损伤，起病时有尿量减少，<500mL/d。可由少尿引起一过性氮质血症，血肌酐及尿素氮轻度升高。

部分患者也可出现充血性心力衰竭的症状和体征。

急性链球菌感染后肾炎的临床症状通常在起病后1～2周就逐渐恢复。血尿和蛋白尿可持续存在数月，但通常也会在1年内逐渐转阴。某些起病时表现为肾病水平的蛋白尿，其尿蛋白会持续更长时间。长期不愈的蛋白尿、血尿、水肿和高血压提示病变持续发展或发生了其他肾小球疾病。

二、实验室检查

在急性期，血清总补体活性下降（CH50 和 C3），通常在 8 周内补体的水平会恢复正常。

确定其是否近期感染过链球菌，血清学的检测方法比细菌培养更有意义，其中最为常用的是抗链球菌溶血素 O（ASO），于链球菌感染后 3 周滴度上升（＞200U/ml），3～5 周达高峰，以后渐渐下降，50%在 6 个月内恢复正常。75%在 1 年以内恢复。

ASO 的升高见于风湿热、急性肾小球肾炎、结节性红斑、猩红热、急性扁桃体炎等疾病，少数肝炎、结缔组织病、结核病及多发性骨髓瘤患者亦可使 ASO 增高。

三、诊　断　依　据

本病诊断依据参照王海燕、赵明辉主编的《肾脏病学》第 4 版（2021 年）。

（1）发病前 1～3 周有咽部感染或皮肤感染史。

（2）短期内发生血尿、蛋白尿、尿少、水肿、高血压等典型的急性肾炎综合征临床表现。

（3）链球菌血清学（ASO）检查阳性、血清 C3 下降等。

临床表现不明显者，须依据连续多次尿液检查和血清补体动态改变做出诊断。仅在临床诊断不肯定时需要肾活检病理诊断。

急性肾小球肾炎于下述两种情况需及时做肾活检以明确诊断，指导治疗：①少尿 1 周以上或进行性尿量下降、肾小球滤过功能呈进行性损害者。此时应考虑急进性肾炎的可能性。②病程超过 2 个月而无好转趋势者。此时应考虑以急性肾炎综合征起病的其他肾小球疾病的可能性。

四、治　　　疗

本病是自限性疾病，以对症支持治疗为主，给予休息和低盐饮食。主要预防和治疗水钠潴留、控制循环血容量，从而达到减轻水肿、高血压，预防致死性合并症（心力衰竭、脑病、急性肾衰竭），以及防止各种加重肾脏病变的因素，促进肾脏组织学及功能的修复。经控制水、盐入量后，水肿仍明显者，应加用利尿剂等。但也有因延误治疗转为慢性肾炎者。

五、张琪教授临证经验

张琪教授认为，急性肾炎的水肿是风邪夹热入侵，先侵于肺，身热、咽肿痛，循经脉（足少阴肾经循喉咙挟舌本），入侵于肾，肾与膀胱相表里，膀胱气化失司，小便不利；风寒湿热邪外袭，阻遏肺气，三焦气化不利，发生水肿；皮肤疮疡、疮毒内侵于肾，小便不利发生水肿；外感风热，热灼肾络，络伤血溢，出现血尿。

（1）水肿：临床急性起病，发病迅速，突发眼睑及面部浮肿，继而延及四肢及全身皆肿，伴见恶寒发热头痛、无汗、咳嗽气喘、小便不利，舌尖赤，脉滑或滑数，治宜疏散风邪、宣肺行水，用加味越婢汤治疗，药物组成：麻黄、生石膏、苍术、杏仁、炙甘草、生姜、大枣、西瓜翠衣、红小豆、车前子。偏于风热者，兼有发热恶风，咳嗽咽痛，口干而渴，小便短赤，舌边尖微红，苔薄黄，脉浮数或滑数，以麻黄连翘赤小豆汤加减。

（2）血尿：为外感风寒或寒湿之邪，表邪不解，循经入里化热，热伤肾与膀胱血络；或素有蕴热，复感外邪，热迫下焦伤及血络而出现血尿。

外邪侵袭，湿热蕴结下焦，见尿血鲜红或尿色如浓茶，恶寒发热，或腰痛，舌边尖红，苔白干，脉洪数或滑数。方用清热解毒饮，药物组成：柴胡、生石膏、白花蛇舌草、金银花、连翘、蒲公英、瞿麦、大黄、生地黄、玄参、炙甘草。

湿热毒邪蕴结下焦，灼伤血络，迫血妄行，症见尿血鲜红，或尿黄赤，尿常规检查以大量红细胞为主，伴咽干口燥，五心烦热，口舌生疮，咽痛，或伴眼睑、颜面及双下肢水肿，腰酸痛，脉滑数，舌质红，苔白干。治以清热利湿，解毒止血法，方用加味八正散，药物组成：白花蛇舌草、大黄、生地黄、萹蓄、瞿麦、木通、车前子、小蓟、炙甘草。

热壅下焦，瘀热结滞，血不归经，症见尿如酱油色，或镜下血尿，排尿涩痛不畅，小腹胀痛，腰痛，便秘，手足心热，或兼咽痛，扁桃体红肿，舌暗红或舌尖红少津，苔白而干，脉滑或滑数有力。治疗以泄热逐瘀、凉血止血为法，方用桃黄止血汤，药物组成：大黄、桃仁、桂枝、赤芍、小蓟、白茅根、生地黄、侧柏叶、山栀子、蒲黄、炙甘草。

病程日久，镜下血尿缠绵难愈，气阴两虚、迫血妄行所致之血尿，可见尿色鲜红，或呈洗肉水样，倦怠乏力，心烦口渴，舌红少苔，脉细数，治宜益气养阴、清热凉血止血，方用清心莲子饮，可使疾病逐渐痊愈。

六、临证感悟

急性肾小球肾炎属于中医"水肿""风水""水气""溺血"等范畴。《灵枢·水胀》云："水始起也，目窠上微肿，如新卧起之状，其颈脉动，时咳，阴股间寒，足胫肿，腹乃大，其水已成矣。以手按其腹，随手而起，如裹水之状，此其候也。"这些是对水肿症状的详细描述，表现为初起眼睑浮肿，后则延及双下肢，甚则出现腹水。《金匮要略》中对风水的描述最接近现代医学的急性肾炎，"寸口脉沉滑者，中有水气，面目肿大有热，名曰：风水"。张琪教授认为，六淫及皮肤疮毒内侵是本病的主要病因，是临床常见的病因。

急性肾小球肾炎多发生在急性上呼吸道感染之后，根据六经理论，是外邪传入少阴，因为太阳与少阴相表里。《灵枢·经脉》谓："肾足少阴之脉……，从肾上贯肝膈，入肺中，循喉咙。"咽喉是外邪侵袭肾的重要途径。若平素正气不足，特别是肾阴亏虚，有外邪侵犯，直中少阴，导致急性肾炎的发生。正如《素问·水热穴论》中有"勇而劳甚则肾汗出，肾汗出逢于风，内不得入于脏腑，外不得越于皮肤，客于玄府，行于皮里，传为胕肿，本之于肾，名曰风水"。

急性肾小球肾炎临床以尿血、水肿发病，病程短，有前驱感染史，积极治疗预后良好。临床根据张琪老师的经验，临证辨证治疗，每每获效。

七、病案举例

病案 1 陈某，男，8 岁，2017 年 5 月 31 日初诊。

主诉：咽痛半月余，眼睑浮肿 3 天。

现病史：该患者半个月前咽痛、流涕，诊断为急性上呼吸道感染。3 天前因眼睑浮肿，于哈尔滨医科大学附属某医院查尿蛋白 2+，潜血 3+，红细胞＞50 个/HPF，血清 C3 0.081g/L，ASO 2350U/ml，诊断为急性肾小球肾炎，为求中医治疗收入院。

初诊：现患者眼睑浮肿，咽痛，流黄涕，尿色赤，舌质红，苔薄白，脉滑数。

既往史：骶骨先天性脊柱裂病史。

辅助检查：尿蛋白 2+，潜血 3+，红细胞＞50 个/HPF。血清 C3 0.081g/L，ASO 2350U/ml。尿蛋白定量 0.18g/24h。彩超：左肾 8.5cm×3.9cm×3.7cm，实质厚 1.3cm；右肾 8.9cm×3.2cm×3.0cm，实质厚 1.2cm。

查体：咽部充血，扁桃体Ⅱ度肿大。

西医诊断：急性肾小球肾炎。

中医诊断：尿血（湿热毒邪蕴结下焦，灼伤血络）。

治则治法：清热解毒凉血。

方药：金银花 15g　连翘 15g　黄芩 10g　炙甘草 15g　浙贝母 15g　莲子肉 15g　僵蚕 10g　白茅根 15g　仙鹤草 15g　桔梗 15g　侧柏叶 15g。

水煎，每日 1 剂，分 2 次温服。

二诊　2017 年 6 月 5 日。复查尿蛋白 2+，潜血 2+，红细胞 5～8 个/HPF，ASO 1930U/ml。现患者眼睑浮肿消失，咽痛缓解，无流涕，乏力，尿色深黄，舌质红，苔薄白，脉滑数。方药以清心莲子饮加减。

生黄芪 20g　党参 10g　黄芩 10g　地骨皮 15g　柴胡 10g　茯苓 10g　麦冬 10g　莲子 10g　车前子 15g　女贞子 15g　墨旱莲 15g　菟丝子 15g　桑椹子 20g　炙甘草 10g　白花蛇舌草 20g。

水煎，每日 1 剂，分 2 次温服。

三诊　2017 年 6 月 13 日。现患者咽痛消失，乏力减轻，尿色深黄，舌质红，苔薄白，脉滑数。复查尿蛋白±，红细胞 15～20 个/HPF，前方加连翘 15g、仙鹤草 15g、牡丹皮 15g。

水煎，每日 1 剂，分 2 次温服。

四诊　2017 年 6 月 21 日。现患者乏力减轻，尿色淡黄，舌质红，苔薄白，脉滑数。复查尿蛋白±，红细胞 20～30 个/HPF，ASO 1720U/ml。前方续服。

五诊　2017 年 7 月 5 日。患者无明显不适感，舌质淡红，苔薄白，脉滑。复查尿常规尿蛋白阴性，红细胞 8～10 个/HPF，C3 0.92g/L，ASO 640U/ml。治以益气养阴、清热收敛止血。

方药：生黄芪 20g　党参 10g　黄芩 10g　地骨皮 15g　麦冬 10g　生地黄 20g　白茅根 20g　小蓟 20g　血余炭 15g　女贞子 15g　墨旱莲 15g　茜草 10g　藕节 20g。

水煎，每日 1 剂，分 2 次温服。

六诊　2017 年 7 月 22 日。患者无明显不适感，舌质淡红，苔薄白，脉滑。复查尿蛋白阴性，红细胞 3～5 个/HPF，ASO 360U/ml。继续前方治疗而愈。

按　本案以血尿为主，根据张琪教授治疗血尿经验，辨证为湿热毒邪蕴结下焦，灼伤血络，迫血妄行，治疗先以清热解毒凉血，热清后患者乏力，考虑热伤气伤阴，故给予益气养阴、清热利湿，予清心莲子饮加减治疗，五诊舌质淡红，热清，予益气养阴、清热收敛止血，病情逐渐获愈。

病案 2　陈某，男，6 岁，2015 年 4 月 15 日初诊。

主诉：咽痛 10 天，眼睑浮肿 2 天。

现病史：10 天前患上呼吸道感染，2 天前眼睑浮肿，查尿潜血 3+，红细胞 30～40 个/HPF，C3 0.52g/L，为求中医治疗就诊。

初诊：患者眼睑浮肿，咽痛，舌质红，苔薄白，脉滑。

既往史：既往患川崎病。

辅助检查：尿常规示尿蛋白±，红细胞 40～50 个/HPF；ASO 838U/ml；C3 0.52g/L。彩超：左肾 7.6cm×3.5cm，右肾 7.9cm×3.0cm，双肾未见异常。

查体：咽部充血，扁桃体Ⅱ度肿大。

西医诊断：急性肾小球肾炎。

中医诊断：水肿（气阴两虚，湿热毒邪内蕴）。

治则治法：益气养阴、利湿解毒凉血。

方药：清心莲子饮加减。

生黄芪 20g　太子参 10g　黄芩 10g　地骨皮 7g　柴胡 10g　茯苓 10g　麦冬 10g　白茅根 15g　茜草 15g　藕节 10g　侧柏叶 10g　赤芍 10g　白花蛇舌草 20g　炙甘草 10g。

水煎，每日 1 剂，分 2 次温服。

二诊　2015 年 4 月 22 日。现患者眼睛浮肿减轻，咽痛缓解，舌质红，苔薄白，脉滑。尿潜血 3+，红细胞 10～15 个/HPF，C3 0.63g/L。继续前方治疗。

三诊　2015 年 4 月 29 日。现患者无明显不适感，尿蛋白阴性，红细胞 8～10 个/HPF，C3 0.74g/L，ASO 699U/ml。前方加桑椹子 15g、女贞子 15g、墨旱莲 15g。

水煎，每日 1 剂，分 2 次温服。

四诊　2015 年 5 月 6 日。患者现无明显不适感。尿蛋白阴性，红细胞 3～5 个/HPF，C3 0.89g/L，ASO 615U/ml。前方加减整理如下。

生黄芪 20g　太子参 10g　黄芩 10g　地骨皮 10g　柴胡 10g　茯苓 10g　麦冬 10g　车前子 10g　女贞子 15g　墨旱莲 15g　桑椹子 15g　白茅根 15g　金樱子 15g　枸杞子 15g　白花蛇舌草 20g。

水煎，每日 1 剂，分 2 次温服。

按　本案患者以咽痛、眼睑浮肿、镜下血尿为主要症状，根据张琪教授辨证治疗经验，辨证为风热毒邪犯肺，肺失通调水道所致；风热循经入络，热伤血络妄行则尿血。因为患者曾患川崎病，体弱，故扶正祛邪并用，治以益气养阴、利湿解毒凉血，予清心莲子饮加减，病情好转，逐渐痊愈。

病案 3　朱某，男，8 岁，2019 年 1 月 17 日初诊。

主诉：咽痛、镜下血尿 2 个月余。

现病史：2018 年 12 月初前因咽痛于哈尔滨市某医院查尿红细胞 200/μL，ASO 高，具体数值不详，C3 数值不详，诊断为急性肾小球肾炎，给予青霉素、肾炎康复片等治疗，12 月 17 日查尿蛋白阴性，红细胞 25 个/HPF，ASO 524U/ml。2019 年 1 月 7 日查尿红细胞 25 个/HPF，ASO 469U/ml 而就诊。

初诊：患者咽痛、手心热，舌质红，苔薄白，脉滑。

查体：咽部红肿，扁桃体Ⅰ度肿大，指腹脱皮。

实验室检查：尿液分析+沉渣示尿蛋白±、红细胞 2～3 个/HPF；ASO 410U/ml；C3 1.04g/L。尿蛋白定量 0.06g/24h。

西医诊断：急性肾小球肾炎。

中医诊断：尿血（气阴两虚，热毒内蕴）。

治则治法：急则治其标，治以清热解毒凉血。

自拟方药如下。

连翘 15g　金银花 20g　黄芩 10g　侧柏叶 15g　白茅根 15g　浙贝母 10g　桔梗 15g　炙甘草 10g　小蓟 15g。

3 剂，水煎，每日 1 剂，分 2 次温服。

二诊　2019 年 1 月 21 日。患者咽痛消失，手心热，舌质红，苔薄白，脉滑。给予益气养阴、清热凉血解毒，方以清心莲子饮加减治疗：

生黄芪 20g　太子参 10g　黄芩 10g　地骨皮 10g　柴胡 10g　女贞子 15g　墨旱莲 15g　茜草 15g　藕节 15g　侧柏叶 15g　生地榆 15g　半枝莲 20g　炙甘草 10g　白花蛇舌草 20g。

水煎，每日 1 剂，分 2 次温服。

三诊　2019 年 1 月 30 日。复查尿液分析+沉渣：尿蛋白±、红细胞 3～5 个/HPF，ASO 401U/ml。患儿病情缓解，无明显不适感，继续前方加减治疗。

此后患者不定期于门诊复查，给予肾炎止血丸治疗，ASO 逐渐下降，尿红细胞逐渐减少而愈。

按　本案患者因咽痛发病，先予抗炎、清热解毒，后予益气养阴、清热凉血治疗后，镜下血尿逐渐减少，蛋白尿逐渐降低，唯 ASO 下降较慢，近一年才恢复正常。

第二节　肾病综合征

Christian 于 1932 年应用肾病综合征（NS）这一名称来概括因多种肾脏病理损害所致的严重蛋白尿及其引起的一组临床表现。本病最基本的特征是大量蛋白尿。肾病综合征不是一个独立性疾病，而是肾小球疾病中的一组临床症候群，是多种原发性或继发性慢性肾小球疾病的临床表现。在肾病综合征中，基本特征包括大量蛋白尿、低白蛋白血症、水肿伴或不伴有高脂血症。肾病综合征和"发热""贫血"等名词一样，不应被用作疾病的最后诊断。

肾病综合征的流行病学特征，因患者年龄、地域、人种和发病年代等因素不同具有较大异质性。肾病综合征的全球平均发病率为 40.35%，其中伊朗最高（70%），芬兰最低（16.4%）。随着中国人口的老龄化，肾病综合征的发病率也在增加，为 42.2%。同一家族内的肾病综合征病例相对罕见，大多数病例是孤立的，没有家族史。

中国中部地区由活检证实的 34 630 例病例的 10 年回顾性研究证实，膜性肾病（MN，24.96%）和 IgA 肾病（IgAN，24.09%）是最常见的原发性肾小球肾炎（PGN）。膜性肾病在成人中最常见，IgA 肾病在儿童中更为普遍。成人中最常见的继发性肾小球肾炎（SGN）是狼疮性肾炎（LN），儿童中最常见的继发性肾炎是紫癜性肾炎（HSPN）。膜性肾病已经超过

IgA 肾病成为成人中最常见的原发性肾小球肾炎，而 IgA 肾病是儿童中最常见的原发性肾小球肾炎。狼疮性肾炎是成人中最常见的继发性肾小球肾炎，紫癜性肾炎在儿童中最常见。

T 淋巴细胞亚群是维持人体正常免疫功能的重要组成部分，其中 CD4$^+$和 CD8$^+$在辅助和调节免疫方面发挥着重要作用。CD4$^+$和 CD8$^+$的平衡对免疫功能有影响，也与肾病综合征的发病密切相关。

特发性肾病综合征（INS）缓解的中位持续时间为 8 天，首次发病时类固醇耐药率为 6%。晚期无应答者在复发时产生类固醇耐药的比例为 1.6%。34%的患者，包括 54.6%的频繁复发性肾病综合征（FRNS）患者和 96.4%的类固醇依赖性肾病综合征（SRNS）患者，接受了肾活检。肾组织学表现为轻微肾小球异常（75.6%），局灶性节段性肾小球硬化（11.5%），弥漫性肾小球系膜增生（4.9%）。特发性肾病综合征患儿需要长期治疗和随访。虽然 90%的特发性肾病综合征患者对类固醇治疗有反应，但高达 60%的患者进展为频繁复发性肾病综合征或类固醇依赖性肾病综合征。这些患者可能需要长期的类固醇治疗，这可能有严重的副作用，包括生长抑制和生活质量下降。此外，类固醇抵抗性肾病综合征患者进展为终末期肾病（ESRD）的风险很高。

一、临 床 表 现

1. 症状和体征

（1）大量蛋白尿：这是肾病综合征的核心症状，通常表现为尿液中泡沫增多且不易消散。

（2）低蛋白血症：由于大量白蛋白从尿液中丢失，患者会出现低蛋白血症，表现为营养不良、水肿、乏力等。

（3）水肿：低蛋白血症导致血浆胶体渗透压下降，水分从血管腔内进入组织间隙，引发水肿。水肿通常在面部、四肢等部位出现。

（4）高血压：肾脏功能异常可能导致血压升高。

（5）血脂异常：肾病综合征可能导致血脂代谢异常，如高甘油三酯血症和低密度脂蛋白胆固醇增高。

（6）肾功能损伤：随着病情的发展，肾病综合征患者的肾功能可能逐渐恶化。

肾病综合征的病理分型主要分为微小病变型肾病、系膜增生性肾小球肾炎、局灶性节段性肾小球硬化、膜性肾病和系膜毛细血管性肾小球肾炎等。

2. 并发症

肾病综合征的并发症包括感染、血栓栓塞性疾病、急性肾损伤和蛋白质代谢紊乱等。

（1）感染：肾病综合征会导致机体免疫力下降，增加发生感染的风险，特别是细菌感染。常见的感染包括呼吸道感染、泌尿道感染等。需要立即给予抗生素治疗，如不及时正确治疗，细菌感染可引起患者（特别是儿童）死亡。

（2）血栓栓塞性疾病：这是较为严重的并发症之一，它的发生与肾小球疾病类型有关。高脂血症造成血液黏稠、抗凝物质丢失等均可造成血栓及栓塞。对已发生血栓、栓塞者应尽早（6h 内效果最佳）给予全身或局部溶栓，同时配合抗凝治疗，一般应持续抗凝半年以上。

（3）急性肾损伤：患者可因有效血容量不足，导致肾血流量下降，诱发肾前性氮质血症，经扩容利尿可恢复。少数患者肾小球滤过率骤然减少，肾小管上皮细胞损伤坏死，可出现急性肾损伤。

（4）蛋白质代谢紊乱：由于大量蛋白质从尿中丢失，久之便出现低蛋白血症、营养不良，以及体内钙、铁、锌、维生素等的缺乏，出现蛋白质代谢紊乱。应积极调整饮食中蛋白质和脂肪的数量，力争将代谢紊乱的影响减少到最低限度。

二、实验室检查

典型的肾病综合征实验室检查表现为：①大量蛋白尿（尿蛋白定量>3.5g/d）；②低白蛋白血症（血浆白蛋白<30g/L）；③高脂血症（血浆胆固醇、甘油三酯增高）。此外，尿沉渣镜检红细胞可增多，可见管型，肾功能正常或受损（肾小球滤过率下降），可伴免疫指标（抗核抗体、抗双链 DNA、抗中性粒细胞胞质抗体、免疫球蛋白等）、肿瘤指标（癌胚抗原、甲胎蛋白、前列腺特异性抗原等）、病毒指标（乙型肝炎病毒、丙型肝炎病毒、人类免疫缺陷病毒等）、骨髓穿刺活检异常。肾穿刺活检可明确病理分型。

三、诊 断 依 据

（1）大量蛋白尿（尿蛋白定量>3.5g/d）。
（2）低白蛋白血症（血浆白蛋白<30g/L）。
（3）高度水肿。
（4）高脂血症（血浆胆固醇、甘油三酯均明显增高）。

前两项是诊断肾病综合征的必要条件，后两项为次要条件。临床上只要满足上述 2 项必要条件，肾病综合征的诊断即成立。对肾病综合征患者应行肾活检以明确病理类型，指导临床治疗。

四、治　　疗

（一）病因治疗

有继发性原因者应积极治疗原发病。对基础疾病采取积极有效的治疗：包括手术或化疗治疗肿瘤；停用相关药物；进行积极有效的抗肝炎病毒治疗；治疗感染性疾病；有效控制自身免疫病等。

（二）对症支持治疗

1. 一般治疗

（1）休息：肾病综合征患者应注意休息，有严重水肿及低白蛋白血症者应以卧床休息为主。病情稳定者应适当活动，以防止血栓形成。

（2）饮食：在肾病综合征严重低白蛋白血症时蛋白质的摄入量为 1.2～1.5g/（kg·d）。在严重水肿或高血压时，应限制钠盐及水的摄入量，一般摄入钠为 2～3g/d。少油、低胆固醇饮食。

2. 利尿消肿

对于水肿明显，限钠限水后仍不能消肿者可适当选用利尿剂。常用噻嗪类利尿剂、袢利尿剂、保钾利尿剂等，必要时补充白蛋白。

3. 降压治疗

肾病综合征患者应严格控制血压，降压的靶目标应低于 130/80mmHg。老年患者血压可控制在＜140/90mmHg。

4. 糖皮质激素

原发性肾病综合征治疗的基本药物仍为糖皮质激素。激素使用的原则为起始剂量要足、治疗的总疗程一般在 6～12 个月、减量要慢。常用的激素是泼尼松，有肝功能损害的患者选用泼尼松龙或甲泼尼龙口服。糖皮质激素治疗肾病综合征时要注意个体化，应尽可能采用每天一次顿服。长程糖皮质激素治疗时应注意药物副作用（如高血糖、高血压、股骨头无菌性坏死、消化性溃疡、感染等），定期进行相关检查。

5. 免疫抑制剂治疗

对激素依赖或激素抵抗，可考虑在激素基础上加用或单用免疫抑制剂治疗，如环磷酰胺、环孢素 A、他克莫司（FK506）、吗替麦考酚酯、来氟米特、利妥昔单抗等。但要密切注意药物的毒副作用。根据不同的病理类型，选择不同的免疫抑制剂。

（三）并发症治疗

并发症治疗包括抗凝和抗血小板黏附剂、降脂治疗。

五、张琪教授临证经验

肾病综合征以大量蛋白尿、低蛋白血症、高度水肿、高脂血症为特征。初期以水肿为主要临床表现，辨证属"水肿"范畴。《素问·经脉别论》中谓："饮入于胃，游溢精气，上输于脾，脾气散精，上归于肺，通调水道，下输膀胱，水精四布，五经并行。"

经过大量实践，张琪教授根据其疾病演变过程分析，与肺、脾、肾功能失调及三焦气化失司密切相关，尤其脾肾虚损是本病的病机关键。水湿、湿热、瘀血是本病的主要病理产物。

外邪伤肺是诱发因素，上呼吸道感染可诱发或加重病情，脾肾两虚是发生水肿、蛋白尿的病理基础。脾为中州，主运化，升清阳，若脾失健运，水湿内停，泛滥肌肤而成水肿；精微下注，酿成湿浊而成蛋白尿。肾主水，肾者，胃之关，关闭不利，故水聚；肾阳衰微，失于化气行水，则小便不利而水肿；肾气亏虚，精关不固，蛋白精微失于固摄而下泄。脾肾两脏常相互为患，脾肾两虚，水湿内停，精微外泄，日久可由脾肾气虚、阳虚而转为肾阴虚，大剂量利尿药的应用，或湿邪郁而化热伤阴，也有感染热毒为患，或久用肾上腺皮质激素助湿化热伤阴。此外，水湿内停亦与气滞血瘀有重要关系，气滞血瘀，血涩不通，"血不利则为水"，可加重水肿。

张琪教授分期进行辨证施治。

（一）水肿期

此期治疗以利水消肿为主。

1. 宣肺清热利水法

宣肺清热利水法适用于病初有咽喉肿痛，发热恶寒，头痛，咳喘，浮肿以颜面或上半身肿甚，舌尖红、苔薄白，脉滑或滑数。病机为风邪犯肺，肺气不宣，水气不行。选用加味越婢汤，药物组成：麻黄15g、生石膏50g、苍术10g、杏仁10g、炙甘草7g、生姜15g、红枣3个、西瓜翠衣50g、红小豆50g、车前子25g（包煎）。肺为水之上源，肺气不宣则水道不利，以麻黄宣肺解表，杏仁降肺气；重用生石膏清肺热，与麻黄合用一宣一清宣发肃降。

2. 健脾清热利湿法

健脾清热利湿法适用于周身浮肿，腹部膨满，腹水明显，小便短赤，呕恶不食，胃脘胀满，口干口苦，舌质红，苔白黄厚腻或白腻而干，脉弦滑或弦数。病机为脾湿胃热、湿热中阻之证。用李东垣之中满分消丸衍化治疗。药物组成：黄芩15g、黄连10g、砂仁10g、厚朴15g、枳实15g、半夏15g、猪苓15g、泽泻15g、知母15g、陈皮15g、姜黄5g、茯苓20g、党参15g、白术15g、干姜10g。方中党参、白术、茯苓健脾以除湿，干姜、砂仁温脾阳以燥湿，四苓淡渗利湿，二陈化痰湿，湿浊除脾阳健而清阳升；黄连、黄芩苦寒清胃热除痞满，知母滋阴，协同芩连清热，热清则浊阴降，清升浊降则胀满自除；脾胃不和则肝气得以乘之，又用枳实、厚朴、姜黄以平肝解郁、行气散满。

3. 温肾活血利水法

温肾活血利水法适用于全身浮肿，腰以下肿甚，按之凹陷不易恢复，或浮肿反复发作，小便少，大便溏或溏而不爽，脘腹胀满，腰痛，畏寒肢冷，精神萎靡，面色晦暗；面色㿠白，舌体胖嫩滑润，舌质淡或舌下有瘀斑，脉沉细迟或沉涩。由于脾肾阳虚无力温运水湿而形成浮肿，夹有瘀血之证。治以温肾健脾活血利水，用真武汤合参麦饮加味。药物组成：附子25g（先煎）、茯苓30g、益母草30g、白术15g、白芍25g、党参15g、麦冬15g、五味子15g、红花15g、桃仁15g、生姜15g、炙甘草15g。方中附子为温助肾阳之品；党参、白术、茯苓、炙甘草益气健脾；白芍、五味子、麦冬敛阴滋阴。党参、附子、白术为温热燥药，故伍以敛阴滋阴之剂，相辅顾护阴液，防其热燥耗阴。高度浮肿血液循环受阻，故用益母草、桃仁、红花活血利水改善血凝，水除气血通畅则全身功能得以恢复。

4. 健脾行气利水法

健脾行气利水法适用于周身浮肿，腹胀满，小便不利，神疲面苍，食少纳呆，腰痛乏力，大便溏泄，舌质淡，苔白，脉沉缓或沉弱。由于脾虚不运，气滞水蓄之腹水证。方用茯苓利水汤，药物组成：茯苓30g、猪苓20g、木瓜10g、槟榔20g、泽泻20g、白术20g、紫苏15g、陈皮15g、木香10g、党参20g、海藻30g、麦冬15g。方中茯苓、猪苓、泽泻利水；槟榔、木香、海藻、紫苏理气，水与气同出一源，气顺则水行，气滞则水停；党参、茯苓、白术益气健脾。全方消补合用。

5. 化瘀利水法

化瘀利水法适用于若浮肿屡治不效，颜面晦暗，或腰部刺痛，舌紫暗或瘀点、瘀斑，脉细涩，病机为瘀血阻滞，或病久入络，瘀血内阻、气化不利、水湿内停，"血不利则为水"。

选用坤芍利水汤，药物组成：益母草50g、赤芍20g、茯苓20g、泽泻15g、桃仁15g、红花15g、白花蛇舌草50g、萹蓄20g、瞿麦20g、炙甘草15g。方中益母草活血祛瘀、利水消肿；赤芍、桃仁、红花活血祛瘀；茯苓、泽泻、萹蓄、瞿麦加强利水作用。

6. 清利湿热，散结逐饮法

清利湿热，散结逐饮法适用于腰以下及膝足踝肿甚，阴囊肿大，小便不利，尿色黄赤，舌苔白腻或黄腻，脉沉滑有力。由于湿热壅滞于下焦、气化失常、水湿泛滥之证。方用加味牡蛎泽泻饮，药物组成：牡蛎20g、泽泻20g、葶苈子15g、商陆15g、海藻30g、天花粉15g、常山15g、车前子15g、五加皮15g。本方由《伤寒论》牡蛎泽泻散加味而成，《伤寒论·辨阴阳易瘥后劳复病脉证并治》云："大病瘥后，从腰以下有水气者，牡蛎泽泻散主之。"慢性肾脏病虽非大病瘥后，但其反复发作、湿热壅滞于下，故应用本方。

7. 温肾清肺利水法

温肾清肺利水法适用于慢性肾炎、肾病综合征久病不愈，或屡用肾上腺皮质激素而见肾寒、肺热、脾虚之上热下寒之水肿证。症见周身浮肿、尿少、腰酸痛、口干渴、咽干、畏寒肢冷、四肢困重、大便不实、舌质红、苔白干、脉沉或滑等症。方用花粉瞿麦汤，药物组成：天花粉20g、瞿麦20g、制附子10～15g、山药20g、茯苓20g、麦冬15g、知母15g、泽泻20g、生黄芪30g、桂枝15g、炙甘草10g。本方系由《金匮要略》栝蒌瞿麦丸加味而成。《金匮要略·消渴小便不利淋病脉证并治》云："小便不利者，有水气，其人若渴，栝蒌瞿麦丸主之。"原方由天花粉、瞿麦、附子、山药、茯苓组成，有清上之燥热、温下之虚寒、助气化利小便之功效。

天花粉清肺热生津，山药、茯苓健脾利湿，瞿麦通淋使水湿下行，附子温肾阳以助气化，加麦冬、知母以助天花粉清热生津之力，加泽泻以助茯苓利水祛湿，加桂枝助附子通阳化气以行水，加生黄芪、炙甘草补脾气助运化。诸药合用，寒温并施，融清上温下补中于一炉，使肺脾肾功能协调，故能于错综复杂的病机中取效。

8. 清利三焦、攻逐水饮法

清利三焦、攻逐水饮法适用于患者高度浮肿，头面遍身皆肿，腹膨大，小便不利，大便闭结，口舌干燥而渴，舌质红，舌苔白厚腻，脉沉数或沉滑而有力，辨证为水热之邪弥漫三焦。三焦为水液代谢的枢纽，三焦功能通调，则水液分布代谢正常，反之感受外邪，饮食内伤，气滞不调，则三焦水湿与热邪郁结不得输布，出现周身上下水肿。方用增味疏凿饮子，药物组成：槟榔20g、商陆15g、秦艽15g、茯苓皮15g、大腹皮15g、生姜皮15g、椒目15g、木通15g、泽泻15g、车前子15g、羌活10g、海藻30g、萹蓄20g、二丑（砸碎）各20g。本方发表、泻下、利尿三者合用。

张琪教授认为，大量腹水，胀满严重者，一般健脾利水剂效果不佳，然而峻剂攻下，容易损伤患者正气，同时腹水消退后，腹胀减轻，腹部可以宽松于一时，但是略停药后，腹水再度聚集，患者腹胀如故，临床上这种情况并不少见，但是大量腹水，腹胀难忍，此时如果不用峻剂攻下，则水无出路，病情必有急转直下的趋势，透析又存在一系列的禁忌证和副作用。因此只要肾病综合征患者一般状态尚可，尚有可攻之时，应当机立断，抓住有利时机，果断应用峻剂攻水，以消除其胀满。临床常用舟车丸改为汤剂，加减化裁。以甘遂、大戟、芫花攻逐脘腹之水，临床应用三药时，先以醋炙后再入药，以减少对胃肠道的刺激。以大黄、牵牛子荡涤胃肠实热、泻下攻积，量多少根据患者体质强弱及蓄水轻重程度而定，但是要注意中病即止，适时减量。

（二）蛋白尿期

随着水肿的消退，蛋白尿也随之减少或消失，也有一部分患者，水肿退而蛋白尿不消，以治疗蛋白尿为主。

此期张琪教授常用四方：①益气养阴、清热利湿之清心莲子饮；②补气健脾、升阳除湿之升阳益胃汤；③益气健脾补肾之参芪地黄汤；④滋阴降火、益气固涩之知柏地黄汤加减治疗。

1. 益气养阴、清热利湿法

益气养阴、清热利湿法适用于水肿消退后持续尿蛋白，血浆蛋白低，或使用激素治疗的患者周身乏力，少气懒言，口干舌燥，食少纳呆，手足心热，无浮肿，或微有浮肿，舌淡红或舌尖赤、苔薄白或白微腻，脉细数或滑，辨证属于气阴两虚，湿邪留恋所致，治疗以益气养阴、清热利湿法，用清心莲子饮加减，药有生黄芪30g、党参20g、石莲子15g、地骨皮15g、柴胡15g、黄芩15g、茯苓15g、麦冬15g、车前子15g、白花蛇舌草30g、益母草30g、炙甘草10g。

张琪教授认为蛋白从中医角度属水谷精微下注，本方加味补气阴与清利湿热兼施，用治蛋白尿，有较好疗效。

2. 补气健脾、升阳除湿法

补气健脾、升阳除湿法适用于肾病综合征水肿消退后，脾胃虚弱，清阳不升，湿邪留恋，症见体重倦怠，面色萎黄，饮食无味，口苦而干，肠鸣便溏，尿少，低蛋白血症，大量蛋白尿，舌质淡，苔薄黄，脉弱。方用升阳益胃汤加减，药物组成：生黄芪30g、党参20g、白术15g、半夏15g、陈皮15g、茯苓15g、泽泻15g、防风15g、柴胡15g、白芍15g、生姜15g、羌活15g、独活10g、黄连10g、炙甘草10g、红枣3枚。方中党参、生黄芪、白术、茯苓与防风、羌活、独活、柴胡合用，补中有散，发中有收，具有补气健脾胃，升阳除湿浊之功效。张琪教授认为风药必须与补脾胃药合用方能取效，取其胜湿升清阳之功，以利脾之运化，脾运健则湿邪除而精微固，于是蛋白尿也随之消除。

3. 益气健脾补肾法

益气健脾补肾法适用于肾病综合征蛋白尿日久不消失，症见腰膝酸软，倦怠乏力，四肢不温，面色萎黄或㿠白，气短懒言，头晕耳鸣，夜尿频多，舌质淡红苔白，脉弱或沉。予益气健脾补肾，方用参芪地黄汤，由六味地黄汤减泽泻加人参、生黄芪组成。

4. 滋阴降火、益气固涩法

滋阴降火、益气固涩法适用于肾病综合征蛋白尿日久不消失，尤其是经过大量激素治疗之后，患者表现为腰痛腰酸，倦怠乏力，手足心热，心悸气短，头晕耳鸣，尿色黄赤，舌红少苔，脉细数或沉数，辨证为阴虚内热，气虚无力统摄，治疗以滋阴降火，益气固涩法，用知柏地黄汤加味，药物组成：党参30g、熟地黄20g、龟板20g、女贞子20g、生黄芪20g、山茱萸15g、墨旱莲15g、山药15g、茯苓15g、牡丹皮15g、泽泻15g、地骨皮15g、炙甘草15g、知母10g、黄柏10g。以知柏地黄汤滋肾阴降相火，党参、生黄芪益气固涩，蛋白为水谷之精微，补肾益气固涩，加入龟板与知柏配伍，增强滋阴降火之力，女贞子、墨旱莲、地骨皮滋阴降火对于服大量激素后导致阴虚火旺，肾失封藏之蛋白尿尤为适宜。

六、临证感悟

1. 发病原因有多种

肾病综合征由多种原因引起，如感染史、受凉史、熬夜史、接触化学试剂、美白化妆品等。有一些年轻人，生活不规律、经常熬夜，导致肾病综合征的发病或者复发。有的患者病情痊愈却因饮啤酒而复发。

2. 根据病理类型用药，不同的病理类型预后不一

肾病综合征的病理类型有肾小球微小病变、局灶性节段性肾小球硬化症、膜性肾病、系膜增生性肾小球肾炎、硬化性肾小球肾炎等。肾小球微小病变对激素敏感，激素依赖，有的儿童需要激素维持治疗。局灶性节段性肾小球硬化症预后不良。膜性肾病预后不一，有的可以自愈，有的单用中药或激素有效，有的联合用药效果不理想，有的大量蛋白尿控制不好，肾功能逐渐下降，血肌酐升高，预后不良。

3. 以水肿为主要表现的中医辨证

根据张琪教授经验，临床辨证为脾胃湿热者用中满分消丸、脾肾阳虚用决水汤、以脾阳虚为主者可用实脾饮或茯苓导水汤，以肾虚为主者用济生肾气丸、真武汤治疗肾病综合征水肿期等均取得事半功倍的效果。严重的顽固性水肿使用甘遂末冲服效果显著。

阳虚水肿容易消退，阴虚水肿缠绵难愈合。

4. 根据患者的免疫状态选择免疫抑制剂

根据患者 T 淋巴细胞亚群的情况，选择使用免疫抑制剂的种类和时机。比如老年人或免疫力低下的人，不要在激素足量的时候选择加用免疫抑制剂等治疗，待激素减到半量再联合用药治疗。或者小剂量激素或避免激素治疗。

5. 巩固疗效防病复发

肾病综合征激素、免疫抑制剂等治疗，减量后疾病容易复发，尤其是肾小球微小病变、膜性肾病，故要延长维持治疗时间，防病复发。

6. 控制血压

控制血压对肾病综合征的预后有重要影响，重视血管紧张素转换酶抑制剂的使用，具有降压、减轻蛋白尿和肾小球硬化、延缓肾功能进展等作用。由于水钠潴留引起的高血压，随着水肿的消退、蛋白尿的减少，血压可逐渐下降，可以停用降压药。

七、病案举例

病案 1 吴某，男，67 岁，2018 年 10 月 25 日初诊。

主诉：周身浮肿 2 个多月，尿少 1 周。

现病史：该患者 2 个多月前外感后出现双下肢浮肿，逐渐加重，1 个月前周身浮肿，于当地医院查尿蛋白 3+，血浆白蛋白低（具体数值不详），诊断为肾病综合征，给予利尿消肿治疗病情缓解不明显，半个月前于哈尔滨某医院住院查血浆白蛋白 18.6g/L，尿蛋白 4+，诊断为肾病综合征，给予甲泼尼龙 40mg、利尿及白蛋白静脉滴注等治疗浮肿加重，出现尿少、腹胀，为求中医治疗来诊。

初诊：患者周身浮肿，腹胀，尿少，口干，恶心，纳差，舌质红，苔白厚，脉沉滑。

既往史：既往高血压病史 10 余年。

辅助检查：肝功能示白蛋白 18.6g/L，总蛋白 46.5g/L。肾功能示血肌酐 112μmol/L，尿素氮 7.8mmol/L。尿蛋白 4+。

查体：眼睑浮肿，双下肢浮肿，按之没指，腹部移动性浊音（+）。

西医诊断：肾病综合征。

中医诊断：水肿（脾胃湿热证）。

治则治法：清胃热健脾，分消湿热。

治疗：

（1）建议住院治疗，患者拒绝，要求中药治疗。

（2）嘱其将甲泼尼龙片改为每日 8 片口服。

（3）中药以中满分消汤加味治疗，用药如下。

黄芩 15g　黄连 10g　枳实 10g　厚朴 15g　半夏 10g　陈皮 10g　知母 15g　泽泻 15g　茯苓 30g　猪苓 15g　党参 20g　白术 20g　姜黄 15g　白豆蔻 10g　车前子 30g。

14 剂，水煎，每日 1 剂，分 2 次温服。

二诊　2018 年 11 月 28 日。浮肿消退，腹胀消失，多汗，手心热，心烦，大便每日 1 次，腿沉，舌质红，苔薄白，脉沉。辅助检查：血脂示低密度脂蛋白 3.83mmol/L，余正常。肝功能示白蛋白 42g/L，总蛋白 41.6g/L。肾功能示尿素氮 8.55mmol/L，血肌酐 92.4μmol/L。尿蛋白阴性。

患者浮肿消退，蛋白转阴，表现为气阴两虚湿热内蕴之象，予局方清心莲子饮加减治疗，用药如下。

生黄芪 30g　党参 15g　柴胡 15g　黄芩 15g　麦冬 10g　莲子 20g　地骨皮 15g　炙甘草 15g　女贞子 15g　枸杞子 20g　白芍 20g　牡丹皮 10g　熟地黄 15g。

14 剂，水煎，每日 1 剂，分 2 次温服。

按　此病案为肾病综合征，周身浮肿，高度腹水，曾用呋塞米、甲泼尼龙等药治疗无明显疗效，症见周身浮肿，大量腹水，腹部胀满，尿少，口干苦，呕恶纳少，五心烦热，舌苔白腻，脉沉滑。辨证属脾湿胃热，湿热中阻。方用《兰室秘藏》之中满分消丸加减。原方中黄连、黄芩苦寒清热除痞，干姜、砂仁温脾胃，助运化除湿，白术、人参、炙甘草、茯苓益气健脾，厚朴、枳实、姜黄开郁理气散满，半夏、陈皮和胃降逆，猪苓、泽泻、茯苓利水，知母清肺。本方依据《黄帝内经》中"满者泻之于内"，以辛热散之，以苦泻之，淡渗利水，使上、下分消其湿，融泻心、平胃、四苓、姜朴于一方，分消疏利脾胃之枢机，湿热除，升降和调，则胀满自可蠲除。本次方用东垣中满分消丸衍化，配伍严谨，药味虽多而不滥，体现了东垣治脾胃用分消法之特色。经半个月治疗浮肿消退，尿蛋白转阴，患者服用激素，激素为阳刚之剂，伤阴，阴虚生内热，故多汗，手心热，心烦，舌质红，用局方清心莲子饮加减益气养阴、清热利湿。此后激素逐渐减量，中药治疗病情痊愈，未再复发。

病案 2　赵某，女，23 岁，2018 年 4 月 12 日初诊。

主诉：周身浮肿 1 年余。

现病史：2017 年 3 月份无明显诱因出现双下肢中度浮肿，血浆白蛋白低，诊断为肾病综合征，给予他克莫司治疗浮肿无明显减轻，8 月份肾活检病理诊断为 II 期膜性肾病，给予激素联合环磷酰胺治疗浮肿逐渐加重，给予单超 3 次，隔日静脉滴注白蛋白治疗，浮肿无减轻，9 月 19 日来我院门诊查血浆白蛋白 14.6g/L，血肌酐 98μmol/L，尿蛋白定量 9.7g/24h，周身浮肿，腹部膨隆，尿量 1000ml 左右，腿沉重，无胃胀，舌质淡红，苔白，脉沉。体重 143 斤（1 斤=0.5kg，后同），激素逐渐减量，复方环磷酰胺每日 2 片继续口服，停用白蛋白，给予中药汤剂治疗，先后从脾、三焦、肾、肺给予疏凿饮子、决水汤、茯苓导水汤、中满分消丸、五皮饮、麻杏苡甘汤、己椒苈黄丸、五苓散、济生肾气丸、舟车丸（服药 2 剂后恶心停用）等治疗半年体重下降至 130 斤，但腹部膨隆无减轻，出现脐突。

初诊：患者周身浮肿，腹部膨隆如鼓，脐突，如妊娠 7～8 个月，无腹胀，大便每日 1 次，饮食正常，尿量 1000ml 左右，体重 130.6 斤，大便每日 1～2 次，舌质淡红，苔薄白，脉沉。

既往史：既往健康。

辅助检查：生化五项示总蛋白 40.1g/L，白蛋白 17.5g/L，总胆固醇 10.95mmol/L，甘油三酯 3.62mmol/L，肌酐 68μmol/L，尿酸 403μmol/L，余正常。尿蛋白 3+。血压 140/100mmHg。

西医诊断：肾病综合征、膜性肾病。

中医诊断：水肿（脾肾两虚、水湿泛滥证）。

治则治法：健脾行气利水、活血、逐水。

治疗：

中药方以茯苓导水汤加减，用药如下。

茯苓 50g　紫苏叶 15g　陈皮 15g　炒白术 20g　木香 10g　大腹皮 30g　赤芍 15g　桑白皮 15g　砂仁 10g　槟榔 20g　车前子 20g　半枝莲 20g　穿山龙 20g　三棱 15g　柴胡 15g。

7 剂，水煎，每日 1 剂，分 2 次温服。

醋甘遂末 3g，分 2 次冲服，连服 5 天。

继续贝那普利降压、补钙、抗凝、降脂等治疗。每日口服醋酸泼尼松片 4 片。停用复方环磷酰胺片。

二诊　2018 年 4 月 23 日。服药后大便稀，每日 3～4 次，尿量 1000ml 左右，饮食正常，双下肢轻度浮肿，腹部仍膨隆（图 3-1），舌质偏红，苔白，脉沉。血压 130/100mmHg。体重 125.8 斤。继续前方加减治疗，用药如下。

茯苓 50g　紫苏叶 15g　陈皮 15g　大腹皮 30g　桑白皮 15g　炙甘草 15g　柴胡 15g　三棱 15g　穿山龙 20g　女贞子 15g　泽泻 15g　通草 15g　槟榔 20g　车前草 20g　益母草 20g。

10 剂，水煎，每日 1 剂，分 2 次温服。

醋甘遂末 3g，分 2 次冲服，连服 7 天。

三诊　2018 年 5 月 3 日。服药后每日晨起大便稀如水 4 次，尿量 1000ml 左右，饮食正常，双下肢轻度浮肿，腹部膨隆但腹部变软，脐突，时哭，抑郁，舌质淡红，苔白，脉沉细。血压 140/100mmHg。体重 123 斤。实验室检查：生化五项示总蛋白 37.1g/L，白蛋白 16.1g/L，总胆固醇 12.68mmol/L，甘油三酯 4.60mmol/L，肌酐 89.2μmol/L，尿酸 425.9μmol/L，余正常；尿蛋白 3+，尿糖±，尿蛋白定量 1.01g/24h；尿α1 微球蛋白 281mg/L，尿β2 微球蛋白 6.11mg/L；血细胞分析正常。治疗以益气健脾补肾、行气利湿为法，处方如下。

生黄芪 30g　党参 15g　生地黄 15g　山萸肉 20g　山药 20g　茯苓 50g　牡丹皮 15g　炒白术 15g　泽泻 15g　柴胡 15g　白芍 20g　通草 20g　车前草 30g　大腹皮 20g。

7剂，水煎，每日1剂，分2次温服。

每日醋甘遂末3g，分2次冲服，连服5天。

四诊　2018年5月11日。尿量1500～2000ml，大便晚上稀如水1～2次，体重117斤，双下肢轻度浮肿，腹部膨隆，较前变小、软，自觉身体舒适，舌质红，苔白，脉沉细数。处方如前7剂。醋甘遂末3g，分2次冲服，连服5天。

五诊　2018年5月22日。5月18日微信随访，尿量1000ml左右，大便正常1～2次，质略稀，体重115斤。现患者双下肢轻度浮肿，尿量1000ml左右，体重118斤，排气频繁，大便每日1～2次，腹部膨隆，脐突减轻（图3-2）。实验室检查：生化五项示总蛋白43.2g/L，白蛋白17.9g/L，总胆固醇11.41mmol/L，甘油三酯3.22mmol/L，肌酐85.2μmol/L，尿酸339.9μmol/L，余正常；尿蛋白3+，尿糖-，尿蛋白定量3.26g/24h；尿α1微球蛋白425mg/L，尿β2微球蛋白3.14mg/L；血细胞分析正常。停用醋甘遂末，继续前方加减治疗。醋酸泼尼松减量。

六诊　2018年7月7日。体重113斤，浮肿减轻，手足心热，尿量1200～2000ml，口略干，大便时稀，舌质淡红，苔白，脉沉。处方以清心莲子饮加减益气养阴、利湿补肾，方药如下。

生黄芪20g　党参15g　柴胡15g　黄芩10g　麦冬15g　炙甘草15g　莲子20g　茯苓50g　车前草20g　王不留行15g　地骨皮20g　牡丹皮15g　杏仁15g　炒薏苡仁20g　女贞子15g　山萸肉20g。

水煎，每日1剂，分2次温服。

七诊　2018年7月23日。体重波动在110～112斤，尿量1600ml左右，双下肢轻度浮肿，手足心热，大便每日1行，舌质偏红，苔白，脉滑略数。血压140/90mmHg。实验室检查：生化五项示总蛋白43.2g/L，白蛋白19.2g/L，总胆固醇9.95mmol/L，甘油三酯3.50mmol/L，肌酐73.6μmol/L，尿酸458.8μmol/L，余正常；尿蛋白3+，尿糖-；尿α1微球蛋白262mg/L，尿β2微球蛋白4.18mg/L；血细胞分析正常。中药继续以上方加减治疗，醋酸泼尼松片2.5片，每日1次口服。

八诊　2018年8月7日。现患者双下肢轻度浮肿，腹部变小，接近正常，脐突消失，尿量1000ml左右，手抖，汗出，体重112斤，舌质偏红，苔白，脉滑数。血压130/90mmHg。肝功能示总蛋白43.0g/L，白蛋白21.2g/L。中药继续以上方加减治疗，醋酸泼尼松片2片，每日1次口服。

九诊　2018年8月21日。腹部如常人（图3-3），下肢微肿，饮食及二便正常，舌质偏红，苔白，脉滑数。血压130/80mmHg。实验室检查：生化五项示总蛋白42.2g/L，白蛋白20.5g/L，总胆固醇10.87mmol/L，甘油三酯3.18mmol/L，肌酐67.9μmol/L，尿酸426.8μmol/L，余正常；尿蛋白3+，尿糖-；尿α1微球蛋白235mg/L，尿β2微球蛋白3.07mg/L；血细胞分析正常。尿蛋白定量5.73g/24h。处方仍以清心莲子饮加减，加补肾活血药治疗。

生黄芪30g　党参15g　柴胡15g　黄芩15g　麦冬15g　炙甘草15g　茯苓20g　莲子20g　牡丹皮15g　杏仁15g　炒薏苡仁20g　地骨皮15g　车前草20g　苏木15g　刘寄奴15g　川芎15g　芡实20g　泽兰20g　枸杞子20g　女贞子15g。

14剂，水煎，每日1剂，分2次温服。

2018年9月8日至2019年1月21日共八诊，浮肿基本消退，腹部如常人，下肢微肿，血压逐渐正常，停用降压药。血浆白蛋白逐渐上升至 29.3g/L。

2018 年 10 月 23 日尿α1 微球蛋白 84mg/L，尿β2 微球蛋白 0.52mg/L。

24h 尿蛋白定量 5.01g→6.20g→4.20g→4.25g→4.00g→1.37g。醋酸泼尼松逐渐减量至半片，每日 1 次口服。中药给予参芪地黄汤合清心莲子饮加减治疗。

2019 年 2 月 8 日车祸，头部、腿严重外伤缝合多处。故至 4 月 16 日未复诊。

2019 年 4 月 16 日至 10 月 7 日共三诊：4 月 16 日查葡萄糖、血脂、肝功能、肾功能均正常（血浆白蛋白 43.2g/L），24h 尿蛋白定量 0.68g→0.61g→0.66g→0.62g→0.44g。7 月 1 日复查尿α1 微球蛋白 11.9mg/L（0～12mg/L）、尿β2 微球蛋白 0.13mg/L（0～0.3mg/L）均正常。醋酸泼尼松隔日半片，并逐渐减停。停中药，间断口服肾炎舒片及肾炎消白颗粒（院内制剂）治疗。

2019 年 12 月 2 日。患者无明显不适感，舌质淡红，苔薄白，脉沉滑。血压 90/60mmHg。尿蛋白定量 0.23g/24h。口服芪莲肾炎丸（医院内部制剂）维持治疗，并逐渐停用。

2023 年 1 月产一女婴，身体健康。

按　本案为肾病综合征，病理诊断为膜性肾病，渐出现高度浮肿，腹部膨隆如鼓、脐突，似妊娠 7～8 个月。西医治疗给予激素、免疫抑制剂、白蛋白、大剂量利尿剂等，患者无缓解，慕名来诊求中药治疗。2018 年 9 月份来诊，初期按照脏腑辨证从脾、肾、肺等治疗半年体重由 143 斤降到 130.6 斤约下降 13 斤，但患者腹部膨隆无缓解，初用醋甘遂末敷脐无效，故根据张琪老师治疗顽固性腹水用甘遂的经验，试探给予醋甘遂末每日 3g 冲到汤剂中，尿量增多不明显，最多 2000ml，出现水样便日 3～4 次后，体重逐渐下降，患者无明显不适感，故间断服用，一个月共服用 60g，体重下降 15 斤，但患者尿α1 微球蛋白、尿β2 微球蛋白逐渐升高，高于正常值几十倍，说明醋甘遂对近曲肾小管有损伤，故停用。停用一个月患者浮肿加重，体重又增至 131 斤，出现手足心热、唇红、舌红，为气阴两伤的表现，伴有湿热之邪，故给予清心莲子饮加减加补肾药，浮肿逐渐减轻，体重逐渐下降，血浆白蛋白逐渐上升，腹部膨隆消失，脐突消失，尿蛋白定量逐渐减少，停用降压药，肾小管功能逐渐恢复正常。经过 2 年零 3 个月的治疗，浮肿消退，临床痊愈。2023 年 1 月产一女孩，身体健康。

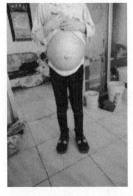
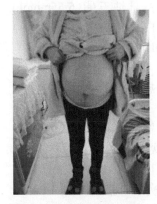
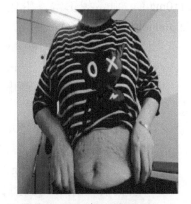

图 3-1　2018 年 4 月 23 日　　图 3-2　2018 年 5 月 22 日　　图 3-3　2018 年 8 月 21 日

此病例高度浮肿，腹部膨隆，腹大如鼓，脐突，似妊娠 7～8 个月，水湿已非常猖獗，属中医危候。《医宗金鉴》曰："唇黑脐突阴囊腐，缺盆脊背足心平，脉大时绝或虚涩，肿胀逢之却可惊。"此为水肿的 5 种危候。嘴唇发黑是伤肝；肚脐突出是伤脾；阴囊肿大溃破是伤肾；背者，胸中之府，是心肺所居之处，脊背缺盆均平，这是影响到了心肺；足心为涌泉穴所居的位置，足心平，是已经影响到肾。"伤五脏者，半死半生也"。患者以腹大如鼓、脐突为主，辨证为脾肾两虚，以脾虚为甚，故给予茯苓导水汤加减，因病程日久加甘遂逐水消肿。甘遂味甘苦，性大寒，有毒，泻水逐饮，消肿散结。《神农本草经》指出："甘遂，一名主田，味苦寒，生川谷，治大腹疝瘕腹满，面目浮肿，留饮宿食，破癥坚积聚，利水谷道。"《药性论》曰："味苦。能泻十二种水疾，能治心腹坚满，下水去痰水，主皮肌浮肿。"宋代《圣济总录》出现了醋制甘遂，一直沿用至今。醋炒后，甘遂毒性显著下降。本患者醋甘遂末冲服出现大便稀如水，每天 3~4 次，是通过大便泻下消除水肿，尿量没有明显增多，其利尿作用不强。因其有肾毒性，易造成肾小管损伤，故水肿大减后停用。

病案 3 孙某，女，61 岁，2019 年 2 月 21 日初诊。

主诉：眼睑及双下肢水肿 2 个多月。

现病史：该患者 2018 年 12 月份出现眼睑及双下肢水肿，于肇东市某医院检查。尿液分析：尿蛋白 2+，潜血 3+，尿白细胞 1+；肝功能：血浆白蛋白 27.8g/L，胆固醇 9.75mmol/L；心电图：室性期前收缩；胸片：右肺下纹理增粗，诊断为肾病综合征。具体用药不详。2019 年 1 月 15 日于解放军某医院查：尿蛋白 3+，潜血 3+，血浆白蛋白 32g/L，甲状腺功能正常，腹部彩超：肝囊肿（2.1cm×1.4cm），右肾 10cm×4.3cm，左肾 11.4cm×5.0cm。又于吉林大学某医院查：尿蛋白定量 2.51g/24h，尿微量白蛋白 2160mg/L，抗磷脂酶 A2 受体抗体定量检测 16.75Ru/ml（<14Ru/ml），给予科素亚、百令胶囊、肾炎舒片治疗，浮肿略有减轻，为求中医治疗而来就诊。

初诊：现患者眼睑及双下肢轻度浮肿，大便 2~3 日一行，尿中无泡沫，舌质淡红，苔白厚，脉沉滑。

既往史：精神病史，时骂闹不宁。

辅助检查：尿液分析+沉渣：尿蛋白 3+，潜血 3+，尿红细胞 3~5 个/HPF，尿细菌+1。尿α1-MG 21.7mg/L，β2-MG 0.69mg/L，尿微量白蛋白/尿肌酐 2219mg/g，尿微量白蛋白 2110mg/L，血常规正常，生化五项：甘油三酯 5.55mmol/L，血糖 6.25mmol/L，胆固醇 7.93mmol/L，肌酐 56.7μmol/L，白蛋白 37.0g/L。

查体：血压 140~170/80~90mmHg，眼睑及双下肢轻度浮肿。

西医诊断：肾病综合征，PLA2R 相关性膜性肾病。

中医诊断：水肿（气阴两虚、湿热内蕴证）。

治疗：

（1）建议住院治疗，患者及家属拒绝。

（2）氯沙坦钾片 50mg，每日 1 次，口服。

（3）阿托伐他汀钙片 10mg，每日 1 次，口服。

（4）肾炎消白颗粒 10g，每日 2 次，口服。

（5）中药自拟方以清心莲子饮加减治疗，方药如下。

生黄芪 30g 党参 15g 柴胡 15g 黄芩 15g 麦冬 15g 莲子 20g 茯苓 20g 车前子 20g 土茯苓 30g 生薏米 20g 冬瓜皮 20g 刘寄奴 20g 川芎 15g 芡实 20g 川牛膝 20g。

14剂，水煎，每日1剂，分2次温服。

二诊 2019年3月5日。现患者浮肿消退，大便2~3日一行，乏力，困倦，皮肤出现淡红色丘疹、痒，舌质淡红，苔白，脉沉滑。检查：血压150/80mmHg，尿蛋白3+，潜血3+，尿红细胞镜检3~5/HPF，尿微量白蛋白4170mg/L，尿微量白蛋白/尿肌酐1920mg/g；血常规：血红蛋白105g/L，血糖5.96mmol/L；血脂：胆固醇7.99mmol/L，甘油三酯1.77mmol/L，肝功能：总蛋白59.3g/L，白蛋白35.5g/L。继续前方案治疗。

三诊 2019年3月26日。家人代诊，双下肢无浮肿，腰部皮肤痒，丘疹。

中药自拟方以清心莲子饮加减治疗，方药如下。

生黄芪30g 党参15g 柴胡15g 黄芩15g 麦冬15g 莲子20g 车前草20g 刘寄奴20g 茯苓20g 芡实20g 金樱子20g 牛膝20g 苦参15g。

水煎，每日1剂，分2次温服。

四诊 2019年4月9日。现患者双下肢轻度浮肿，手肿，皮肤有丘疹、痒减轻。尿蛋白定量2.34g/24h，血压156/80mmHg。继续前方案治疗。

五诊 2019年5月7日。现患者双下肢略肿，手肿减轻，皮肤痒，丘疹，舌质淡红，苔白，脉沉。血压130/70mmHg。尿蛋白定量1.54g/24h。病情缓解，守方续服。

六诊 2019年6月4日。现患者大便干燥，手不肿，不痒，舌质淡红，苔白，脉沉。血压110/60mmHg，尿蛋白定量0.35g/24h（1000ml）。继续前方加减治疗。

七诊 2019年7月2日。现患者大便正常，血压正常，尿蛋白定量0.08g/24h（1000ml）。停药。

2019年12月2日随诊，于当地医院查尿蛋白阴性，病情痊愈。患者及家属十分高兴。

按 导师张琪教授运用清心莲子饮治疗慢性肾小球肾炎、肾病综合征、过敏性紫癜性肾炎、泌尿道感染反复发作，辨证属于气阴两虚、湿热下注证者，均取得较好的疗效。清心莲子饮为清补兼施之剂，原方主治淋浊、血崩带下。蛋白尿从中医角度属水谷之精微下注，故用本方治疗肾病蛋白尿，补气与清利湿热兼施。方中党参、生黄芪、炙甘草补气健脾，助气化以治气虚不摄之蛋白尿；但气虚夹热故用地骨皮退肝肾之虚热；黄芩、麦冬、石莲子清心肺之热；茯苓、车前子利湿；土茯苓、生薏米利湿解毒；川牛膝活血利水通利关节，合之具有益气固摄，清热利湿之功，有补中寓清之妙。本案根据导师经验运用清心莲子饮加减治疗，二诊患者皮肤出现丘疹瘙痒，考虑为湿热内蕴，故加白鲜皮、苦参清热燥湿止痒。金樱子、芡实收敛固摄。经过七诊治疗，病情痊愈。

病案4 王某，女，67岁，2019年3月25日初诊。

主诉：双下肢浮肿5个多月，加重11日。

现病史：患者5个多月前无明显诱因出现双下肢浮肿，于当地医院查尿蛋白3+，血浆白蛋白低，诊断为肾病综合征，给予醋酸泼尼松治疗患者出现胃部不适呕吐，渐出现周身浮肿，2周后于北京某医院就诊查尿蛋白定量6.59g/24h，血浆白蛋白26g/L，免疫固定电泳IgGλ型M蛋白阳性，2018年12月7日于北京某医院肾活检，病理诊断为膜性肾病，治疗方案：激素加环磷酰胺。回当地人民医院治疗，给予醋酸泼尼松每日6片，环磷酰胺隔日静脉注射共用8g及透析超滤7次，间断静脉滴注人血白蛋白及利尿。11天前浮肿加重，周身浮肿，胃脘不适，为求中医治疗入院。

初诊：周身浮肿，胃脘胀闷不适，纳差，乏力，不能下床活动，体重71kg，怕冷，尿少，舌质淡，苔白，脉数。

既往史：高血压病史 4 年，否认乙型病毒性肝炎病史。

辅助检查：血红蛋白 109g/L。尿蛋白 3+，尿蛋白定量 3.07g/24h。血浆白蛋白 24.9g/L，总胆固醇 12.93mmol/L，低密度脂蛋白 9.93mmol/L，血肌酐 66μmol/L。彩超：腹水；胸部正位片提示两侧胸腔积液。

查体：四肢颜面高度浮肿，腹部膨隆，双肺底呼吸音弱，四肢浮肿，按之如泥，血压 180/110mmHg。

西医诊断：肾病综合征；高血压。

中医诊断：水肿（脾肾阳虚、水湿内停证）。

治疗：

（1）氨氯地平 5mg，每日 1 次口服。

（2）阿托伐他汀钙片 20mg，每日 1 次口服。

（3）醋酸泼尼松片 8 片，每日 1 次口服。

（4）0.9%氯化钠 20ml、呋塞米 20mg，每日 1 次静脉注射。

（5）中医治以健脾行气利水、活血、温肾，方用决水汤和茯苓导水汤加减，方药如下。

茯苓 30g　车前子 20g　王不留行 15g　肉桂 15g　川牛膝 20g　泽泻 15g　大腹皮 20g　槟榔 20g　炒白术 20g　厚朴 15g　姜黄 15g　砂仁 10g　炙甘草 15g。

7 剂，水煎，每日 1 剂，日 2 次温服。

二诊　2019 年 4 月 1 日。患者浮肿减轻，尿量 1300ml 左右，胃脘胀闷不适，体重 67kg，血压 160/100mmHg，舌质淡，苔白，脉数。前方加木香 10g、川芎 15g。水煎服，每日 1 剂，早晚温服。

三诊　2019 年 4 月 8 日。患者浮肿减轻，上肢轻度浮肿，尿量 1500ml 左右，仍乏力，气短，体重 63kg。于上方加生黄芪 20g、防己 15g。7 剂，水煎服。

四诊　2019 年 4 月 15 日。患者浮肿减轻，上肢浮肿基本消退，下肢仍中度浮肿，纳食转佳，尿量 1500ml 左右，口干，体重 62kg，血压 140/80mmHg。舌质淡红，苔白，脉数。方药如下。

茯苓 40g　车前子 20g　王不留行 15g　肉桂 15g　川牛膝 20g　泽泻 15g　大腹皮 20g　槟榔 20g　炒白术 20g　厚朴 15g　姜黄 15g　砂仁 10g　炙甘草 15g　生黄芪 30g　白芍 20g　石斛 20g　天花粉 15g　神曲 15g　巴戟天 20g　菟丝子 20g。

水煎，每日 1 剂，分 2 次温服。

病情好转，出院带药 21 剂。

五诊　2019 年 5 月 14 日。患者浮肿基本消退，双下肢轻度浮肿，体重 53kg，体重共下降 18kg，胃脘无不适感，大便每日 1 次，体力增加，舌质淡红，苔薄白，脉沉。血压 140/80mmHg。实验室检查：血红蛋白 109g/L。尿蛋白 3+，尿蛋白定量 0.64g/24h。血浆白蛋白 29.0g/L，总胆固醇 12.69mmol/L，低密度脂蛋白 8.80mmol/L，血肌酐 58μmol/L。方药如下。

生黄芪 30g　党参 15g　地黄 15g　山萸肉 20g　山药 20g　茯苓 20g　牡丹皮 15g　泽泻 15g　川牛膝 20g　车前子 20g　当归 15g　莲子 20g　菟丝子 20g　三棱 15g　肉桂 10g　槟榔 15g　木瓜 20g。

21 剂，水煎，每日 1 剂，分 2 次温服。

随访：患者醋酸泼尼松逐渐减量半年后停药，尿蛋白阴性。2023 年 3 月随访，患者未复发，一般状态良好。复查尿蛋白阴性。

按　本病案西医诊断为肾病综合征，经透析超滤 7 次、间断静脉滴注人血白蛋白及利尿治疗浮肿时减而复现。现周身浮肿，胃脘胀闷不适，纳差，乏力，不能下床活动，怕冷，尿少，舌质淡，苔白，脉数。系因病程日久，脾气虚不能运化水湿，气滞水蓄，肾阳虚不能化气行水，水湿内停，而出现高度水肿，故辨证为脾肾阳虚、水湿内停之水肿，根据张琪教授经验，急则治其标，以决水汤合茯苓导水汤加减治疗，健脾行气利水、活血、温肾，浮肿消退。

决水汤出自清代陈士铎的《辨证录》，由茯苓、车前子、王不留行、肉桂、赤小豆组成。《辨证录·臌胀门》曰："人有水肿既久，遍身手足俱胀，面目亦浮，口不渴而皮毛出水，手按其肤如泥，此真水臌也……方用决水汤。"原方重用茯苓、车前子，其功散瘀利水，健脾温肾。而本病案高度水肿乃虚实夹杂，必须攻补兼施，方能奏效，合用茯苓导水汤。茯苓导水汤出自《医宗金鉴》卷五十四，主治"水肿，头面手足遍身肿如烂瓜之状，手按而塌陷，手起应手而高突，喘满倚坐不得息，不能转侧，不能平卧，饮食不下，小便短涩，溺痛如割，大便绝少，虽有亦如黑豆汁"，具有行气化湿，利水消肿之功效。方中茯苓、车前子、泽泻健脾利水；王不留行苦、平，活血通经、利水消肿；肉桂助阳补火，引火归原，温化水湿；水与气同出一源，气顺则水行，气滞则水停，依据"气行则水行"之原理，用大腹皮、槟榔、厚朴、姜黄行气利水，砂仁醒脾理气；炒白术健脾利水，消补合用，故奏效甚佳。二诊浮肿减轻，但仍胃脘胀闷，加木香行气，川芎行气活血。三诊仍乏力，气短加生黄芪益气，防己利水。四诊患者浮肿减轻，上肢浮肿基本消退，下肢仍浮肿，但出现口干，考虑因利水而伤阴，前方加减，加白芍、石斛、天花粉养阴利水；神曲健脾和胃；巴戟天、菟丝子补肾固本。病情好转，带药 21 剂出院。五诊患者浮肿基本消退，经五诊治疗体重共下降 18kg，胃脘无不适感，大便每日 1 次，体力增加，舌质淡红，苔薄白，脉沉。患者水湿大部已除，以治本为要，以益气健脾补肾、活血利水，方用参芪地黄汤合济生肾气丸加减治疗。

病案 5　林某，男，47 岁。2016 年 1 月 28 日初诊。

主诉：双下肢浮肿、泡沫尿 1 年余。

现病史：肾病综合征病史 1 年余，现口服甲泼尼龙片每日 20mg，尿蛋白 2+～3+，为求中医治疗就诊。

初诊：双下肢及眼睑浮肿，倦怠乏力，肢体困重，腰酸，平素怕冷，舌淡紫，苔薄白，脉沉。

既往史：既往健康。

辅助检查：尿常规示尿蛋白 3+，潜血 1+，尿蛋白定量 1.38g/24h，血浆白蛋白 35.9g/L。

西医诊断：肾病综合征。

中医诊断：水肿（脾肾两虚、湿浊瘀血证）。

治则治法：补脾益肾，清热利湿，活血祛瘀。

治疗方用参芪地黄汤加味，处方如下。

生黄芪 40g　党参 20g　生地黄 20g　山萸肉 20g　炒山药 20g　茯苓 15g　牡丹皮 15g
泽泻 15g　菟丝子 20g　牛膝 20g　刘寄奴 20g　苏木 15g　车前草 20g　冬瓜皮 15g　三棱

15g　莪术 15g　葫芦巴 20g　巴戟天 20g　芡实 20g　女贞子 20g　枸杞子 20g。

水煎，每日 1 剂，分 2 次温服。

二诊　2016 年 2 月 20 日。服 21 剂后复诊，双下肢浮肿，倦怠乏力较前减轻，仍怕冷，其余无明显不适，舌质淡红苔白，脉沉细。尿常规：尿蛋白 2+；尿蛋白定量 0.72g/24h。上方减三棱、莪术，加狗脊 15g，补骨脂 20g，金樱子 20g。

水煎，每日 1 剂，分 2 次温服。

续服此方加减半年余，浮肿消退，尿蛋白转阴，随访 1 年，肾病综合征未复发。

按　肾病综合征属"水肿"范畴。肾病综合征表现为高度水肿、大量尿蛋白、高脂血症、低蛋白血症。水肿的基本病机为肺失通调、脾失转输、肾失开阖，三焦气化不利，水饮停滞，精微外泄，故《景岳全书》云："其本在肾，其标在肺，其治在脾。"《金匮要略》云"血不利则为水"，其病理产物为水饮、气滞、瘀血，既是发病原因，又是疾病加重因素，为本虚标实之证，故治疗时标本兼顾。本病案属脾肾两虚，湿浊瘀血之证。根据张琪教授临床常用参芪地黄汤治疗慢性肾炎蛋白尿的经验，故在临床中运用。其中重用生黄芪、党参健脾气升清，助肾气化和固摄，使精微物质不得外泄，以减少尿蛋白流失；生地黄、山萸肉、炒山药、女贞子、枸杞子补肾；茯苓、牡丹皮、泽泻泄肾浊；菟丝子、芡实既补肾固精，又助脾之运化；牛膝补肾、利水消肿、活血；葫芦巴、巴戟天补肾阳以助气化；车前草、冬瓜皮利水消肿；三棱、莪术、刘寄奴、苏木活血化瘀通络。肾病综合征以诸脏虚损为主，故导师在治疗上以补益为主，辨证施治治疗兼证。肾病综合征在糖皮质激素使用过程中会表现出气阴两虚、阴虚火旺之证，故在治疗时酌加益气养阴的药物如沙参、麦冬、石斛。

第三节　IgA 肾 病

IgA 肾病（IgA nephropathy）是 1968 年由法国学者 Berger 和 Hinglais 首先描述和命名的，其特征是肾活检免疫病理显示在肾小球系膜区有以 IgA 为主的免疫复合物沉积，以肾小球系膜增生为基本组织学改变，因此也称为 Berger 病（Berger's disease）。IgA 肾病是一种常见的原发性肾小球疾病，其临床表现多种多样，主要表现为血尿，可伴有不同程度的蛋白尿，高血压和肾脏功能受损，是导致终末期肾脏病的常见的原发性肾小球疾病之一。某些系统性疾病，如过敏性紫癜性肾炎，系统性红斑狼疮，干燥综合征，强直性脊柱炎，关节炎，疱疹样皮炎，以及酒精性肝硬化，慢性肝炎等疾病也可导致肾小球系膜区 IgA 沉积，称为继发性 IgA 肾病。本节主要讨论原发性 IgA 肾病。

IgA 肾病是全球最常见的原发性肾小球疾病，为慢性肾脏病和肾衰竭的首要病因之一。IgA 肾病可发生在任何年龄，16～35 岁的患者占总发病人数的 80%，性别比例各国报道不同，男女发病之比为（2～6）∶1。

2007～2016 年，在华东地区 40 759 例活检证实的病例中，IgA 肾病仍然是最常见的原发性肾小球肾炎，而在东北地区 2725 例的研究中，膜性肾病是最常见的病理发现。

IgA 肾病是原发性肾小球肾炎最常见的病理类型之一。IgA 肾病的病理特征包括 IgA 在系膜区沉积，常伴有 C3 和 IgG 的共同沉积，系膜细胞增殖和基质增宽。

许多研究评估了 IgA 肾病患者的长期预后和影响因素。高血压、蛋白尿、基础肾功能损害、血清白蛋白水平及肾脏活检中的严重病理组织学损伤已被报道为终末期肾病的危险因素。

一、临 床 表 现

IgA 肾病多见于青壮年男性，临床表现多种多样，最常见的临床表现为发作性肉眼血尿、无症状性血尿和（或）蛋白尿。

1. 发作性肉眼血尿

40%～50%的患者表现为一过性或反复发作性肉眼血尿，大多伴有上呼吸道感染，少数伴有肠道感染或泌尿道感染，个别患者发生于剧烈运动后。多数患者的肉眼血尿可在感染后几小时或 1～2 日后出现，故曾有人称之为"感染同步性血尿"，与链球菌感染后急性肾炎不同，后者肉眼血尿在感染 1～3 周后发生。血尿持续时间为几个小时至数日不等。肉眼血尿有反复发作的特点，发作间隔随年龄增长而延长，部分患者转为持续性镜下血尿。在肉眼血尿发作时，患者可伴有全身轻微症状，如低热、全身不适、肌肉酸痛，个别患者有严重的腰痛和腹痛。发作性肉眼血尿患者可伴有肾炎综合征的表现，如一过性的尿量减少、水肿、高血压以及血肌酐、尿素氮的升高，少数患者有少尿性急性肾衰竭，但常为可逆性的，与大量红细胞致急性肾小管堵塞有关。

2. 无症状镜下血尿伴或不伴蛋白尿

30%～40%的 IgA 肾病患者表现为无症状性尿常规异常，多在体检时发现。这部分患者的检出与所在地区尿常规筛查和肾活检的指征密切相关。由于疾病呈隐匿过程，多数患者的发病时间难以确定。患者尿常规中红细胞管型少见，尿蛋白多低于 2g/24h。对于临床表现轻微的 IgA 肾病，即呈隐匿性肾炎表现者过去往往认为预后良好。

3. 蛋白尿

IgA 肾病患者不伴血尿的单纯蛋白尿者非常少见。多数患者表现为轻度蛋白尿，10%～24%的患者出现大量蛋白尿，甚至肾病综合征。

4. 高血压

成年 IgA 肾病患者中高血压的发生率为 20%，而在儿童 IgA 肾病患者中高血压的发生率为 5%。我国汉族 IgA 肾病患者高血压的发生率为 9.1%，澳大利亚裔白色人种发生率为 39.8%。IgA 肾病患者起病时即有高血压者不常见，随着病程的进展高血压的发生率增高。IgA 肾病患者可发生恶性高血压，多见于青壮年男性，表现为头晕、头痛、视物模糊、恶心呕吐，舒张压≥130mmHg，眼底血管病变在Ⅲ级以上，可伴有肝衰竭和（或）心力衰竭，急性肺水肿，若不及时处理可危及生命。

5. 急性肾衰竭

IgA 肾病中急性肾衰竭表现者较少见（占 IgA 肾病的 5%～10%），见于以下三种情况。

（1）急进性肾炎综合征。

（2）急性肾炎综合征。

（3）大量肉眼血尿。

6. 慢性肾衰竭

大多数 IgA 肾病患者在确诊 10～20 年后逐渐进入慢性肾衰竭期。部分患者第一次就诊即表现为肾衰竭，同时伴有高血压，既往病史不详或从未进行过尿常规检查，有些患者因双肾缩小而无法进行肾活检确诊。慢性肾衰竭起病的患者在成年人中远较儿童常见。

7. 家族性 IgA 肾病

家族性 IgA 肾病是指同一家系中至少有两个血缘关系的家庭成员经肾活检证实为 IgA 肾病，若家系中有一个明确诊断为 IgA 肾病，其他家庭成员有持续的镜下血尿、蛋白尿、慢性肾小球肾炎、无其他原因的肾功能减退，但未经病理证实，则定义为可疑的家族性 IgA 肾病。

二、实验室检查

迄今为止，IgA 肾病尚缺乏特异性的血清学或实验室诊断性检查。

1. 尿常规检查

IgA 肾病患者典型的尿常规异常为持续性镜下血尿和（或）蛋白尿。尿相差显微镜异形红细胞增多 > 50%，提示为肾小球源性血尿，部分患者表现为混合性血尿，有时可见红细胞管型。多数患者为轻度蛋白尿（小于 1g/24h），但也有患者表现为大量蛋白尿甚至肾病综合征。

2. 肾功能检查

IgA 肾病患者可有不同程度的肾功能减退。主要表现为肌酐清除率降低，血尿素氮和血肌酐逐渐升高，血尿酸常增高；同时可伴有不同程度的肾小管功能的减退。

3. 免疫学检查

IgA 肾病患者血清中 IgA 水平增高的比例各国报道不同，为 30%～70%，我国为 10%～30%。血清中 IgA 水平的增高在 IgA 肾病患者中并不特异。有些 IgA 肾病患者血清存在抗肾小球基底膜、抗系膜细胞、抗内皮细胞的抗体和 IgA 类风湿因子。血清 C3、CH50 正常或轻度升高。有报道血清 $C3_b$～$C3_d$ 在 75% 成年人 IgA 肾病中增高。

4. 其他检查

有研究报道尿液中一些细胞因子的浓度或活性增加可用于鉴别 IgA 肾病患者或监测病情活动，例如：尿中 IL-6 活性增加，与系膜细胞增生程度呈正相关；尿中血小板因子 4（platelet factor-4，Pf4）增加有助于鉴别 IgA 肾病和薄基底膜肾病。这些尿中的生物标志物在 IgA 肾病诊断中的意义尚未被广泛接受和应用。

三、诊 断 依 据

IgA 肾病临床表现多种多样。青壮年，若见与感染同步的血尿（镜下或肉眼），伴或不伴蛋白尿，从临床上应考虑 IgA 肾病的可能性。但是，IgA 肾病的确诊依赖肾活检，尤其需免疫病理明确 IgA 或以 IgA 为主的免疫复合物在肾小球系膜区弥漫沉积。因此无论临床表现上考虑 IgA 肾病的可能性多大，肾活检病理在确诊 IgA 肾病时是必需的。

2021 年改善全球肾脏预后组织（KDIGO）IgA 肾病临床实践指南指出，IgA 肾病只能通过肾活检诊断。根据修订后的牛津分型标准，进行 MEST-C 评分［肾小球系膜增生（M）和毛细血管内细胞增多（E）、节段性硬化（S）、间质纤维化/肾小管萎缩（T）和新月体（C）］。目前 IgA 肾病缺乏经过验证的诊断性血清或尿液生物标志物。

四、治　　疗

根据不同的临床表现及病理改变决定治疗方案。处理原则：①防治感染；②控制血压；③减少蛋白尿；④保护肾功能；⑤避免劳累、脱水和肾毒性药物的使用；⑥定期复查。常用的治疗方法包括血管紧张素转换酶抑制剂（ACEI）、血管紧张素Ⅱ受体拮抗剂（ARB）、糖皮质激素和其他免疫抑制剂、抗血小板聚集药、抗凝及促纤溶药、中药等。

研究发现 SGLT2 抑制剂对肾脏的保护功能可能包括多个方面，首先，通过抑制 SGLT2 参与的炎症反应和纤维化显著改善受损的肾脏功能，降低尿蛋白。Wheeler 等报道 DAPA-CKD 研究 IgA 肾病亚组（270 例）中达格列净的治疗结果，在靶剂量 RASi 的基础上，达格列净降低心肾复合终点风险达 71%，降低肾脏特异性终点风险达 76%，长期使用达格列净可延缓 IgA 肾病患者的肾小球滤过率下降，显著降低 IgA 肾病患者尿白蛋白/肌酐水平 26.3%。

五、张琪教授临证经验

绝大多数 IgA 肾病患者都有不同程度的血尿，可以表现为发作性肉眼血尿，也可以是持续性镜下血尿，伴或不伴蛋白尿。少数患者可出现大量蛋白尿，甚至肾病综合征。IgA 肾病患者还可伴有高血压。随着疾病的迁延进展，部分 IgA 肾病患者可出现肾功能改变。

（一）血尿的治疗

张琪教授认为，IgA 肾病的特征为反复发作的肉眼血尿或持续的镜下血尿，属于中医"尿血"范畴。常用的治疗方法总结如下。

1. 清热凉血化瘀法

清热凉血化瘀法适用于 IgA 肾病，发热咽痛或咽部红赤，扁桃体肿大，五心烦热，大便秘结或黏滞不爽，肉眼血尿或镜下血尿，蛋白 1+～2+或阴性，舌尖红，薄苔少津，脉滑数有力。辨证属邪热内壅，损伤血络，迫血妄行外溢，治宜清热解毒、凉血化瘀法。方用清热解毒饮，药物组成：生地黄 20g、玄参 15g、黄芩 15g、焦栀子 10g、桃仁 15g、大黄 5g、金银花 30g、连翘 20g、白茅根 30g、小蓟 30g、侧柏叶 20g、炙甘草 10g。生地黄、玄参滋阴、清咽利膈，金银花、连翘、焦栀子、黄芩清热解毒。本病属邪热损伤血络，邪热甚则耗伤阴液，故多兼咽痛（慢性咽炎），方用生地黄、玄参滋阴清热利咽，侧柏叶、白茅根、小蓟清热凉血止血。此病日久多夹血瘀，故用大黄、桃仁活血化瘀。全方滋阴利咽，清热解毒，凉血止血，活血化瘀，四法合用相辅相成，用于 IgA 肾病辨证属于此型者多能取效。

2. 滋阴收敛止血法

滋阴收敛止血法适用于血尿日久不愈，五心烦热，腰膝酸痛，或尿道痛，肉眼血尿或镜下血尿，尿色黄赤，舌质红，苔薄白，脉小稍数或沉细。辨证属于病程久耗伤肾阴，肾司二便，失于固摄兼夹内热瘀滞。治疗以滋肾阴收敛固脱为主，辅以清热化滞法。方用加味理血汤，药物组成：生龙骨 20g、生牡蛎 20g、海螵蛸 20g、茜草 20g、阿胶 15g、山药 20g、生白芍 15g、焦栀子 10g、牡丹皮 15g、知母 10g、黄柏 10g、白头翁 15g、炙甘草 15g。以生龙骨、生牡蛎、茜草、海螵蛸固摄止血，又有化滞作用（张锡纯之经验），山药、阿胶补血益阴，生白芍酸寒敛阴，白头翁性寒凉而清肾脏之热，且味苦而涩有收敛作用，加牡丹皮、焦栀子、知母、黄柏以助其清热化瘀之力，全方补虚、育阴、固脱、清热化瘀，适用于 IgA 肾病血尿反复不愈，病程日久耗伤阴血，而又兼有瘀滞者。

3. 益气养阴、清热止血法

益气养阴、清热止血法适用于 IgA 肾病血尿，腰酸，气短，倦怠乏力，五心烦热，口干苔白，舌质红，脉细数或沉弱。辨证属气阴两虚，邪热伤营，血失统摄，溢于脉外，致血尿顽固不止。治以益气养阴止血为法。方用益气养阴汤，药物组成：生黄芪 30～40g、党参 20g、麦冬 15～20g、玄参 15g、石莲子 20g、地骨皮 15g、车前子 15g、赤茯苓 15g、柴胡 15g、生地黄 20g、白茅根 30g、小蓟 30g、滑石 15g、炙甘草 15g。水煎分 2 次服。方用生黄芪、党参补气为主，因气为血之统，凡气虚不统之血尿，必须用参芪益气以统帅血之妄行外溢；血尿日久多耗伤阴液，用生地黄、玄参、麦冬以清热滋阴，且生地黄更具有凉血止血之功；石莲子清热固涩，滑石、赤茯苓、车前子淡渗清利湿热，白茅根、小蓟凉血止血。诸药相辅相成配伍，以治气阴两虚、湿热损伤血络之血尿可取良效。

4. 补肾阴益气固摄法

补肾阴益气固摄法适用于 IgA 肾病血尿、蛋白尿病程日久，患者腰酸腿软，手足心热，体倦乏力，气短心悸，头晕耳鸣，咽干口燥，舌红少苔或无苔，脉沉数。辨证属肾阴亏耗相火妄动，血不安谧下溢，同时又兼气虚失于固摄，精微下注。治疗以补肾益气固摄为法，既可治阴虚内热之血尿，又可治气虚不摄之蛋白尿，二者在病理上有内在联系，补肾益气具有双重功效。方用加味地黄汤，药物组成：熟地黄 25g、山萸肉 15g、山药 15g、茯苓 15g、牡丹皮 15g、泽泻 15g、知母 15g、黄柏 10g、龟板 20g、女贞子 20g、墨旱莲 15g、生黄芪 30g、党参 20g、地骨皮 15g、炙甘草 15g。知柏地黄汤为治肾阴亏耗，相火妄动血不安谧尿血之有效方剂，加龟板、女贞子、墨旱莲、地骨皮滋肾阴降火，相辅相成力专效宏；同时又用生黄芪、党参以益气固摄，气为血之帅，气行则血行，气虚则血失统摄，故须用生黄芪、党参以补脾肺之气。笔者经验重用生黄芪以治脾肺气虚不摄之血尿、蛋白尿皆有良效，但必须辨证属于脾肺气虚者方可取效。本方则与滋补肾阴药合用，双层次治疗。临床观察服药后患者体力增强，腰酸腿软均明显好转，随之血尿、蛋白尿均减少，继服药不变则可收功。

5. 益气补肾收敛固脱法

益气补肾收敛固脱法适用于 IgA 肾病大量血尿日久不止，患者出现全身乏力，腰酸腿软，神疲气弱，舌淡润，脉沉弱，或沉细无力一派虚证，血尿则属滑脱不止，或肉眼血尿或镜下大量血尿反复出现，久治不愈。病机一属气虚不摄，一属肾虚失于封藏，滑脱不止，用本法治疗疗效多良好，曾有报道对肾病血尿禁用收敛之剂以防血凝，不无道理，此类血尿中医辨证属于滑脱不止，必须涩以固脱，同时配以补肾益气之品，方能达到血止之效。方用益气补肾固摄合剂，药物组成：生黄芪 30g、太子参 20g、石莲子 15g、乌梅炭 15g、金樱子 15g、熟地黄 25g、山萸肉 20g、龟板 20g、五倍子 15g、孩儿茶 15g、赤石脂 15g、龙骨 20g、牡蛎 20g、茜草 15g、地骨皮 15g、炙甘草 15g，水煎分 2 次服。方中生黄芪、太子参益气，血尿日久耗伤肾阴以致肾失封藏，用熟地黄、山萸肉、龟板滋补肾阴，地骨皮、石莲子滋阴清热，龙骨、牡蛎具收敛之功，辅以五倍子、金樱子、乌梅炭、孩儿茶、赤石脂，皆具有收敛固涩止血之功效，故对于此类血尿有良好疗效。

（二）蛋白尿的治疗

IgA 肾病以蛋白尿为主者，按照慢性肾炎蛋白尿的中医辨证治疗：①气阴两虚、下焦湿热证，治以益气养阴、清热利湿，方用清心莲子饮加味；②脾肾两虚、湿热内蕴证，治以健脾益肾、清热祛湿，方用肾炎消白方加减（黄芪 40g、党参 20g、山药 20g、土茯苓 30g、薏苡仁 20g、茯苓 20g、牛膝 20g、金樱子 20g、枸杞子 20g、桑椹 20g、白花蛇舌草 25g、半枝莲 20g）；③脾胃虚弱、湿邪留恋证，治以益气健脾、升阳祛湿，方用升阳益胃汤加减；④肾气亏虚、精微外泄证，治以健脾补肾、益气摄精，方用参芪地黄汤加味。

六、临证感悟

（1）顽固性血尿，耗伤阴血，而又兼有瘀滞者，运用张琪教授经验使用加味理血汤治疗效果颇佳。

（2）IgA 肾病以年轻人发病居多，一旦出现肾功能损伤，年轻人病情进展相对迅速，需要积极治疗。临床出现大量蛋白尿、血尿反复顽固难消，临床疑似 IgA 肾病，尽早肾活检，明确诊断，积极治疗，改善预后。

（3）IgA 肾病每遇到感染如皮肤、呼吸、肠道等感染时病情会反复或加重，故应该提高免疫力，避免感染。对于反复感染者根据张琪教授经验，辨证以虚为主者益气补肾扶正为治则，以热为主者清热凉血为治则。

（4）大量蛋白尿为主者中西医结合治疗效果较好。

（5）IgA 肾病进展至肾功能损伤，血肌酐升高，根据张琪教授经验以参芪地黄汤加味益气健脾、补肾活血治疗能延缓病情进展。

七、病案举例

病案 1 武某，女，38 岁，2018 年 1 月 11 日初诊。

主诉：泡沫尿、双下肢浮肿 2 年余。

现病史：2 年前因泡沫尿、双下肢浮肿，查尿蛋白 1+。2017 年 12 月于某医院查尿蛋白 1+，白细胞 8～10 个/HPF，血肌酐 100μmol/L，尿蛋白定量 1.37g/24h。于我院肾活检病理诊断为局灶性增生硬化性 IgA 肾病，给予甲泼尼龙片及中药治疗，为求系统治疗来诊。

初诊：泡沫尿、双下肢轻度浮肿，乏力，舌质淡红，苔薄白，脉沉。

既往史：既往健康。

辅助检查：彩超示左肾 10.1cm×4.7cm×4.6cm，实质厚 1.4cm，左肾可见 1.0cm×1.0cm 和 0.6cm×0.7cm 无回声团。右肾 9.3cm×4.6cm×4.2cm。血清 C3 0.81g/L。尿液分析+沉渣：尿蛋白 1+，红细胞 15～20 个/HPF；肾功能：尿素氮 7.14mmol/L，肌酐 112.6μmol/L，尿酸 395.8μmol/L；eGFR 53.48ml/min；尿蛋白定量 0.55g/24h。

查体：血压 120/80mmHg。

西医诊断：IgA 肾病，慢性肾脏病 3 期。

中医诊断：尿浊（脾肾两虚，湿浊内蕴证）。

治则治法：益气健脾补肾、活血止血。

方药：给予参芪地黄汤加减，用药如下。

生黄芪 30g　党参 20g　生地黄 20g　生山药 20g　山萸肉 20g　炒白术 20g　炒薏苡仁 20g　炙甘草 15g　葫芦巴 25g　仙茅 15g　淫羊藿 15g　苏木 15g　刘寄奴 20g　藕节 20g。

水煎，每日 1 剂，分 2 次温服。

甲泼尼龙片逐渐减量。

二诊　2018 年 3 月 12 日。复查尿液分析+沉渣：尿蛋白 1+，红细胞 0～1 个/HPF；肾功能：尿素氮 8.014mmol/L，肌酐 75.0μmol/L，尿酸 384.3μmol/L。病情好转，继续给予参芪地黄汤加减。

生黄芪 30g　党参 20g　生地黄 20g　生山药 20g　山萸肉 20g　炒白术 20g　茯苓 20g　苏木 15g　刘寄奴 20g　鸡血藤 20g　川芎 15g　肉桂 3g　女贞子 15g　续断 15g　莲子肉 20g　菟丝子 20g　芡实 20g　独活 15g。

水煎，每日 1 剂，分 2 次温服。

三诊　2018 年 5 月 3 日。复查尿液分析+沉渣：尿蛋白 1+，红细胞 4～5 个/HPF，肾功能：尿素氮 6.73mmol/L，肌酐 94.6μmol/L，尿酸 446.1μmol/L；尿蛋白定量 0.12g/24h。给予参地补肾胶囊每次 4 粒，每天 3 次口服。甲泼尼龙片停用。

2018 年 6 月 29 日至 12 月间断口服参地补肾胶囊和芪莲肾炎丸，血肌酐波动在 76.3～93.9μmol/L，尿蛋白定量 0.15～0.79g/24h。

2019～2022 年间断给予参芪地黄汤加减等治疗，血肌酐波动在 93.3～113μmol/L，尿蛋白定量 0.25～1.31g/24h。

2023 年 1 月复查血肌酐 115μmol/L，尿蛋白定量 0.87g/24h。

病案 2　刘某，男，28 岁，2017 年 5 月 16 日初诊。

主诉：浮肿、泡沫尿 7 年余，乏力 1 月余。

现病史：2009 年 8 月份劳累后出现浮肿，查尿蛋白 3+，9 月 8 日查尿蛋白 1+，红细胞 25～30 个/HPF，血肌酐 83.9μmol/L，尿蛋白定量 0.47g/24h，肾活检病理诊断为局灶性增生性 IgA 肾病，给予降压、雷公藤多苷片治疗 1 年停药。2017 年 4 月因乏力、尿频查血肌酐 156μmol/L，5 月住院查血肌酐 170μmol/L 而住院。

初诊：乏力、尿频，双下肢轻度浮肿，舌质红，苔白，脉沉。

既往史：既往健康。

辅助检查：尿蛋白定量 3.08g/24h。

彩超：左肾 10.1cm×4.5cm×4.3cm，实质厚 1.4cm；右肾 10.2cm×3.84cm×4.3cm，实质厚 1.5cm，双肾弥漫性改变。尿液分析+沉渣：尿蛋白 2+，红细胞 0～3 个/HPF；肾功能：尿素氮 10.16mmol/L，肌酐 146.4μmol/L，尿酸 482.6μmol/L；eGFR 41.77ml/min。

查体：血压 150/110mmHg。

西医诊断：IgA 肾病，慢性肾脏病 3 期。

中医诊断：慢性肾衰（脾肾两虚，湿热内蕴证）。

治则治法：益气健脾、补肾活血。

方药：以加味参芪地黄汤治疗，用药如下。

生黄芪 30g　党参 15g　生地黄 20g　山萸肉 20g　山药 20g　牡丹皮 15g　茯苓 20g　巴

戟天 20g　牛膝 20g　丹参 20g　川芎 15g　赤芍 15g　女贞子 15g　枸杞子 20g　菟丝子 20g　莲子 20g　芡实 20g　炙甘草 15g。

水煎，每日 1 剂，分 2 次温服。

2017 年 5～12 月给予甲泼尼龙+CTX+中药（以参芪地黄汤加味）等治疗，血肌酐变化：170μmol/L→134μmol/L→126.5μmol/L→123μmol/L→134.5μmol/L→128.6μmol/L→122.9μmol/L→132μmol/L。

2018 年 1～10 月降压药+中药（以参芪地黄汤加味）等治疗，5 月停用甲泼尼龙，血肌酐变化：130.5μmol/L→149.5μmol/L→139.4μmol/L→126.4μmol/L→128.2μmol/L→161.6μmol/L→141.4μmol/L→19.7μmol/L→146.1μmol/L→149.6μmol/L，尿微量蛋白/尿肌酐波动在 785.8～563.9mg/g。

2019 年 1～10 月给予益气补肾活血为法的中药+降压药，血肌酐变化：135.6μmol/L→128.9μmol/L→133.8μmol/L→151.1μmol/L→147μmol/L→152.7μmol/L→164.3μmol/L→146.7μmol/L→162.2μmol/L→164.4μmol/L，尿微量蛋白/尿肌酐波动在 1384.9～1538.9mg/g。

2020 年 1 月、4～12 月给予益气健脾、补肾活血利湿为法的中药+降压治疗，血肌酐变化：158.4μmol/L→169.3μmol/L→166.4μmol/L→171.6μmol/L→184.5μmol/L→167.9μmol/L，尿微量蛋白/尿肌酐波动在 1600.2～1330.9mg/g。

2021 年 1～9 月给予益气健脾补肾活血为法的中药+降压治疗，血肌酐变化：183.8μmol/L→223.7μmol/L→206.8μmol/L→188.1μmol/L→180.5μmol/L→179.0μmol/L→180.4μmol/L→222.1μmol/L→199.1μmol/L→194.4μmol/L→214.4μmol/L。尿微量蛋白/尿肌酐波动在 2246.3～4908.5mg/g。

2022 年 1、2、5、8 月给予中药、水丸、膏方+降压治疗，血肌酐变化：267.5μmol/L→216.8μmol/L→241.2μmol/L→269.1μmol/L，尿微量蛋白/尿肌酐波动在 2239.8～3220.8mg/g。

2023 年 5 月 18 日查尿蛋白 2+，红细胞 3～5 个/HPF；肾功能：尿素氮 11.56mmol/L，肌酐 251.7μmol/L，尿酸 460.5μmol/L。

病案 3　孙某，男，60 岁，2015 年 5 月 20 日初诊。

主诉：泡沫尿 20 余年。

现病史：1995 年前患流行性出血热，此后出现泡沫尿，尿蛋白 1+～2+，2014 年尿蛋白 3+，血肌酐正常，于哈尔滨医科大学某附属医院肾活检，病理诊断为局灶性增生硬化性 IgA 肾病，Lee 分级为Ⅳ级。2015 年 5 月查尿蛋白 3+，血肌酐 154μmol/L，口服中药后血肌酐降为 146μmol/L，为求系统治疗收入院。

初诊：泡沫尿，乏力，舌质淡红，苔薄白，脉沉。

既往史：高血压病史 10 余年，冷球蛋白血症 5 年余，20 年前患流行性出血热。

辅助检查：肾功能示血肌酐 161.2μmol/L，尿酸 647μmol/L，尿素氮 11.48mmol/L，血清胱抑素 C 1.85g/L；eGFR 39.46ml/min；尿液分析+沉渣：尿蛋白 2+；尿蛋白定量 2.98g/24h。

查体：血压 150/80mmHg。

西医诊断：IgA 肾病，慢性肾脏病 4 期。

中医诊断：慢性肾衰（脾肾两虚，瘀血内停证）。

治则治法：健脾补肾活血。

方药：中药自拟方，用药如下。

　　熟地黄 20g　山萸肉 20g　山药 20g　牡丹皮 15g　茯苓 20g　泽泻 15g　生黄芪 30g　党参 20g　土茯苓 50g　生薏苡仁 20g　牛膝 20g　车前子 15g　巴戟 20g　葫芦巴 25g　枸杞子 20g　桑椹子 20g　白花蛇舌草 30g　半枝莲 30g　益母草 30g　淫羊藿 15g　仙茅 15g　桂枝 15g

　　水煎，每日 1 剂，分 2 次温服。

　　甲泼尼龙片每日 6 片。

　　二诊　2015 年 6 月 18 日。患者仍有泡沫尿，乏力，舌质淡红，苔薄白，脉沉。肾功能：血肌酐 149.2μmol/L，尿酸 613.9μmol/L，尿素氮 15.9mmol/L，血清胱抑素 C 1.42g/L；尿液分析+沉渣：尿蛋白 2+；尿蛋白定量 1.42g/24h。前方减白花蛇舌草，半枝莲，益母草，桂枝；加当归 20g，川芎 15g。

　　三诊　2015 年 11 月 2 日。现患者无明显不适感，舌质淡红，苔薄白，脉沉。肾功能：血肌酐 128.9μmol/L，尿酸 560μmol/L，尿素氮 9.36mmol/L，血清胱抑素 C 1.72g/L；尿液分析+沉渣：尿蛋白 2+。继续以参芪地黄汤加减治疗。

　　甲泼尼龙片每日 2 片。

　　四诊　2016 年 4 月 5 日。现患者无明显不适感，舌质淡红，苔薄白，脉沉。

　　肾功能：血肌酐 143.0μmol/L，尿酸 739.8μmol/L，尿素氮 11.31mmol/L，血清胱抑素 C 1.90g/L；尿液分析+沉渣：尿蛋白 2+，红细胞 3～5 个/HPF；尿蛋白定量 2.14g/24h。

　　甲泼尼龙片每日半片。

　　五诊　2016 年 4 月 25 日。患者时有腰酸乏力，大便正常，舌质淡红，苔薄白，脉沉。肾功能：血肌酐 138.2μmol/L，尿酸 638.0μmol/L，尿素氮 9.66mmol/L，血清胱抑素 C 1.79g/L；尿液分析+沉渣：尿蛋白 2+，红细胞 3～5 个/HPF；尿蛋白定量 2.01g/24h。停药甲泼尼龙片，继续间断口服参芪地黄汤加减方。

　　六诊　2016 年 5 月 18 日。现患者时有乏力，关节痛，舌质淡红，苔薄白，脉沉。肾功能：血肌酐 150.4μmol/L，尿酸 511.4μmol/L，尿素氮 9.59mmol/L，血清胱抑素 C 2.05g/L。予中药治以健脾补肾、解毒化浊，方药如下。

　　生黄芪 20g　当归 20g　生地黄 20g　山茱萸 20g　山药 20g　茯苓 15g　牡丹皮 15g　巴戟天 20g　葫芦巴 25g　淫羊藿 15g　土茯苓 30g　生薏苡仁 20g　僵蚕 15g　威灵仙 20g　防风 15g　川芎 15g　草果仁 15g　刘寄奴 20g　红花 15g

　　水煎，每日 1 剂，分 2 次服。

　　2016 年 6 月 22 日停用激素治疗。

　　2016 年 8 月至 2022 年后给予补肾活血化浊法治疗，血肌酐稳定。

　　2022 年 8 月 27 日时有头晕，查血压 145/85mmHg，血肌酐 177.7μmol/L，继续补肾健脾活血治疗。

　　2023 年 6 月 28 日查血肌酐 207.8μmol/L，尿蛋白 2+，血红蛋白 102g/L，继续治疗。该患者各项指标变化见表 3-1。

表 3-1　孙某各指标变化

时间	尿素氮（mmol/L）	肌酐（μmol/L）	血清胱抑素 C（g/L）	尿酸（μmol/L）
2015 年 5 月 20 日	11.48	161.2	1.85	647
2015 年 6 月 18 日	15.9	149.2	1.42	613.9

续表

时间	尿素氮（mmol/L）	肌酐（μmol/L）	血清胱抑素 C（g/L）	尿酸（μmol/L）
2015 年 11 月 2 日	9.39	128.9	1.72	560.0
2016 年 4 月 5 日	11.31	143.0	1.90	739.8
2016 年 4 月 25 日	9.66	138.2	1.79	638.0
2016 年 5 月 18 日	9.59	150.4	2.05	511.4
2016 年 6 月 13 日	12.72	147.3	2.02	713.2
2016 年 12 月 28 日	10.14	156.4	1.94	570.8
2017 年 4 月 11 日	10.63	146.5	2.09	652.3
2017 年 6 月 6 日	12.41	171.0	2.25	692.7
2017 年 8 月 14 日	14.1	162	2.7	494.8
2017 年 9 月 26 日	13.15	152	2.28	472.7
2017 年 10 月 24 日	11.88	142.9	2.21	414.9
2017 年 12 月 4 日	13.42	143.2	2.37	497.3
2018 年 1 月 9 日	13.57	143.6	2.38	725.5
2018 年 2 月 27 日	14.12	151.1	2.38	557.9
2018 年 4 月 24 日	12.4	151.7	2.15	528.7
2018 年 7 月 30 日	11.43	172	2.4	600.6
2018 年 8 月 20 日	13.62	174.3	1.71	458.3
2018 年 9 月 25 日	13.57	171.7	1.89	500.3
2018 年 11 月 6 日	14.31	150.2	1.71	575.1
2019 年 2 月 26 日	12.47	136.2	1.39	467.3
2019 年 7 月 8 日	16.78	168.3	1.76	497.6
2019 年 7 月 20 日	17.6	167.4	1.94	576.7
2019 年 7 月 29 日	14.02	162.9	1.8	602.1
2019 年 10 月 15 日	15.18	142.9	1.59	491.6
2019 年 12 月 3 日	13.28	126.2	1.6	481
2019 年 12 月 24 日	13.51	133.5	1.81	503.9
2020 年 6 月 13 日	15.38	191.3	1.58	854.7
2020 年 7 月 4 日	14.7	170.8	1.48	855.5
2020 年 7 月 25 日	13.89	163.4	1.48	824.4
2020 年 11 月 3 日	14.16	161.8	1.77	626.3
2021 年 3 月 27 日	15.76	170.5	1.87	893.6
2021 年 5 月 15 日	16.28	182.4	2.04	636.9
2021 年 9 月 11 日	19.26	198.5	2.23	708.1
2021 年 10 月 30 日	16.27	157.8	2.28	492.1
2021 年 11 月 27 日	15.88	152.8	2.22	419.5
2022 年 6 月 11 日	18.21	164.9	2.42	584.8
2022 年 8 月 27 日	18.29	177.7	2.57	592.1
2023 年 6 月 28 日	16.71	207.8	2.54	512.6

按　IgA 肾病是全球最常见的原发性肾小球肾炎，也是慢性肾脏病和终末期肾病的重要原因。我国是 IgA 肾病的高发地区，流行病学调查结果显示，有 15%～20% 的 IgA 肾病患者在诊断后 10 年内病情进展至终末期肾病，20%～40% 的患者在诊断后 20 年内进展至终末期肾病。

病案 1 的武某，2016 年出现蛋白尿、2017 年确诊为局灶性增生硬化性 IgA 肾病，已经出现肾功能损伤，经中医为主的治疗 5 年维持病情稳定，未进展。病案 2 刘某，2009 年确诊局灶性增生性 IgA 肾病，2017 年肾功能受损，给予加味参芪地黄汤为主的中药治疗近 6 年，血肌酐从 2017 年 170　mol/L 进展到 2023 年 5 月 18 日 251　mol/L，病情进展缓慢。病案 3 孙某，2014 年确诊局灶性增生硬化性 IgA 肾病，Lee 分级Ⅳ级，2015 年 5 月查尿蛋白 3+，血肌酐 154　mol/L，经健脾补肾活血为主的中医治疗 8 年余，2022 年 8 月 27 日查血肌酐 177.7　mol/L，2023 年病情未进展。通过三个病例的整理，体现了运用张琪教授的临床经验以益气补肾活血治疗 IgA 肾病有一定的优势。

第四节　慢　性　肾　炎

慢性肾小球肾炎简称慢性肾炎，是一种肾小球疾病，以蛋白尿、血尿、高血压和水肿为基本临床表现。由于本病的病理类型、病因及起病方式不同，临床表现亦多样化，预后也不尽相同。大部分患者病情迁延，病变缓慢进展，可能会有不同程度的肾功能减退，并有可能最终发展为慢性肾衰竭。在我国所有泌尿系统疾病中，慢性肾小球肾炎的发病率为 21.63%。在引起终末期肾衰竭的各类病因中，慢性肾小球肾炎占 60% 以上，高居首位，远超其余肾脏疾病。

目前导致我国慢性肾脏病发病率不断上升的主要原因，仍是以慢性肾小球肾炎为主，其次是糖尿病肾脏病和高血压造成的肾损害。一项关于我国 2003～2014 年 40 759 例肾活检患者的研究显示，原发性肾小球肾炎仍然是我国肾病的主体，其中以 IgA 肾病最为常见，其次膜性肾病的比例也在明显上升，尤以青少年患者增幅最大。

一、临　床　表　现

本病起病缓慢，病情迁延呈多样性，病史常在一年以上，蛋白尿、血尿、高血压、水肿为其基本表现，个体差异较大，可发生于任何年龄，但以青中年为主，男性多见。

（1）水肿：常不严重，多为眼睑水肿和（或）下肢指凹性水肿，一般无浆膜腔积液。

（2）高血压：可有不同程度的血压升高，舒张压升高明显。严重者有眼底出血、渗出，甚至视乳头水肿。

（3）蛋白尿：一般为 1～3g/d，有的也可以达到肾病综合征范围。

（4）血尿：尿沉渣镜检红细胞可增多，可见红细胞管型。

（5）肾功能损害：肾功能正常或轻度受损，这种情况可持续数年，甚至数十年，肾功能呈现慢性渐进性损害，恶化速度与病理类型相关，但也与是否合理治疗和认真保养等有关。

二、实验室及辅助检查

1. 实验室检查

（1）血常规：变化不明显，肾功能不全者可见不同程度的贫血。

（2）尿常规：尿蛋白轻至中度升高，尿沉渣可见变形红细胞和管型。

（3）肾功能：早期尿素氮和血肌酐可在正常范围内，随病情进展，尿素氮和血肌酐有不同程度增高。

2. 辅助检查

超声波检查双肾正常大小或缩小，肾皮质变薄或肾内结构紊乱。

3. 肾脏病理检查

慢性肾小球肾炎的病理改变因病因、病情和类型不同而异，可分为如下几型。

（1）系膜增生性肾炎，根据免疫荧光检查可分为 IgA 沉积为主的系膜增生性肾炎和非 IgA 沉积为主的系膜增生性肾炎。

（2）膜性肾病。

（3）局灶性节段性肾小球硬化。

（4）膜增生性肾小球肾炎。

（5）局灶增生性肾小球肾炎。

（6）增生硬化性肾小球肾炎，即在上述各型病变的基础上系膜基质明显增多，且伴有部分全小球性硬化，可以认为是硬化性肾小球肾炎或终末期固缩肾的前期。

三、诊 断 依 据

慢性肾小球肾炎诊断参照 2006 年《慢性肾小球肾炎的诊断、辨证分型及疗效评定》，具体如下。

（1）起病隐匿，进展缓慢，病情迁延。肾功能随病情发展逐渐减退，后期可出现贫血、电解质紊乱、血肌酐升高等情况。

（2）尿常规异常，常有长期持续性蛋白尿或血尿，尿蛋白定量常<3.5g/24h，可有不同程度的水肿、高血压等表现。

（3）病程中可因呼吸道感染等原因诱发急性发作，出现类似急性肾炎的表现。

（4）排除继发性肾小球肾炎后，方可诊断为原发性肾小球肾炎。

四、治　　疗

对有明显水肿、蛋白尿、血尿、高血压等临床表现或合并感染、心力衰竭和急性发作期的患者，应该限制活动，卧床休息，病情缓解后适当锻炼，合理饮食，规律作息，同时应避免劳累、感染、熬夜等加重慢性肾小球肾炎的危险因素，并提倡优质蛋白饮食，对已出现肾功能不全的患者，限制蛋白质及磷的摄入量。控制高血压、减少尿蛋白。慢性肾小球肾炎有多种病理类型，对于已行肾活检，明确病理诊断类型的患者，可在医师指导下合理选用糖皮质激素及免疫抑制剂，并予以规范化治疗。

五、张琪教授临证经验

慢性肾小球肾炎的治疗可分为几种情况，一是水肿与蛋白尿并存，但以水肿表现为重者，应先消水肿，往往随着水肿消失而蛋白尿也消失；二是水肿与蛋白尿并存，但水肿较轻，以蛋白尿表现为主者，以治蛋白尿为主，同时兼治水肿；三是无水肿，或经治水肿消失而蛋白尿不愈者，应以治蛋白尿为主。本部分论述蛋白尿的辨证论治。

将临床常用的几个治法总结如下。

1. 益气养阴，清利湿热法

益气养阴，清利湿热法适用于持续蛋白尿辨证属于气阴两虚，下焦湿热证，症见周身乏力，少气懒言，口干舌燥，食少纳呆，手足心热，无浮肿或微有浮肿，舌淡红或舌尖赤，苔薄白或苔白微腻，脉细数或滑。方用清心莲子饮加减，药物组成：生黄芪 30g、党参 20g、石莲子 15g、地骨皮 15g、柴胡 15g、黄芩 15g、茯苓 15g、麦冬 15g、车前子 15g、白花蛇舌草 30g、益母草 30g、炙甘草 10g。张琪教授认为，蛋白尿从中医角度属水谷之精微下注，补气与清利湿热兼施，有较好的疗效。清心莲子饮为清补兼施之剂。方中党参、生黄芪、炙甘草补气健脾，助气化以治气虚不摄之蛋白尿，但气虚夹热故用地骨皮退肝肾之虚热，黄芩、麦冬、石莲子清心肺之热，茯苓、车前子利湿，益母草活血利湿，白花蛇舌草清热解毒，合之具有益气固摄，清热利湿解毒之功，有补中寓清之妙。

2. 补气健脾，升阳除湿法

补气健脾，升阳除湿法适用于慢性肾小球肾炎水肿消退后，脾胃虚弱，清阳不升，湿邪留恋之证。症见体重倦怠，面色萎黄，饮食无味，口苦而干，肠鸣便溏，尿少，大量蛋白尿，血浆蛋白低，舌质淡，苔薄黄，脉弱。方用升阳益胃汤加减，药物组成：生黄芪 30g、党参 20g、白术 15g、黄连 10g、半夏 15g、陈皮 15g、茯苓 15g、泽泻 15g、防风 10g、羌活 10g、独活 10g、柴胡 15g、白芍 15g、生姜 15g、红枣 3 个、炙甘草 10g。方中党参、生黄芪、白术、茯苓与防风、羌活、独活、柴胡合用，补中有散，发中有收，具有补气健脾胃，升阳除湿之效。国内有文献报道，用祛风药治疗肾炎蛋白尿有效。张琪教授经验体会，风药必须与补脾胃药合用方效，取其风能胜湿升清阳，以利脾之运化之功，脾运健则湿邪除而精微固，于是蛋白尿遂得消除。

3. 健脾补肾，益气摄精法

健脾补肾，益气摄精法适用于脾肾两虚，精微外泄引起的蛋白尿，症见腰痛腰酸，倦怠乏力，头晕耳鸣，夜尿频多，尿清长，或遗精滑泄，舌质淡红，舌体胖，脉沉或无力。方用参芪地黄汤加味，药物组成：熟地黄 20g、山萸肉 15g、山药 20g、茯苓 20g、泽泻 15g、牡丹皮 15g、生黄芪 30g、党参 20g、土茯苓 30g、薏苡仁 20g、桑椹子 20g、芡实 20g、菟丝子 20g、枸杞子 20g、金樱子 20g、炙甘草 15g。本法针对肾气不足，固摄失司，精微外泄之病机而设。方中熟地黄、山萸肉补益肾阴而摄精气，山药、茯苓健脾渗湿，党参、生黄芪益气健脾，芡实、金樱子固摄精气。桑椹子、菟丝子、枸杞子补肾，肾中真阴真阳皆得补益，阳蒸阴化，肾气充盈，精微得固，而诸症自消。若以肾阴虚表现为主，症见口干咽燥，手足心热，尿色黄赤，脉细数等，加知母 20g、黄柏 20g、女贞子 15g、墨旱莲 20g。

4. 健脾益肾，清利湿热法

健脾益肾，清利湿热法适用于慢性肾小球肾炎日久，脾肾虚夹有湿热之证。症见小便浑浊，轻度浮肿，尿蛋白不消，腰酸膝软，倦怠乏力，舌苔白腻，脉沉缓。方用山药固下汤，药物组成：生山药 30g、芡实 15g、莲子肉 15g、黄柏 15g、车前子 15g、山萸肉 15g、萆薢 20g、菟丝子 15g、益母草 20g、甘草 10g。本方用生山药、芡实、莲子肉健脾固摄，山萸肉、菟丝子补肾固精，黄柏、车前子、萆薢、益母草清利湿热，补中有清，通补兼施，适于慢性肾小球肾炎属脾肾两虚夹湿热者。

5. 清热利湿解毒法

清热利湿解毒法适用于湿热毒邪蕴结下焦，精微外泄之证。症见慢性肾小球肾炎日久，水肿消退或无水肿，尿蛋白仍多，腰痛，尿黄赤或尿浑浊，口干咽痛、口苦、舌质红，苔白腻，脉滑数。方用利湿解毒饮，药物组成：土茯苓 25g、萆薢 20g、白花蛇舌草 30g、萹蓄 20g、淡竹叶 15g、生山药 20g、薏苡仁 20g、滑石 20g、通草 10g、白茅根 25g、益母草 30g、金樱子 15g。慢性肾小球肾炎日久多夹湿热，湿热不除则蛋白尿不易消除。

六、临证感悟

（1）慢性肾小球肾炎临床常见、多发，临床症状多不明显，有的可表现为水肿、腰酸痛，一部分患者通过体检发现蛋白尿、蛋白尿伴有血尿或单纯血尿为主。多伴有高血压，有的患者初发为高血压，未查尿常规，按照原发性高血压治疗，效果不佳，未引起重视，肾功能受损出现乏力等症状后才发现蛋白尿，所以发现高血压一定先查尿常规和肾功能，排除肾性高血压。

（2）少量蛋白尿口服中药后，蛋白即可以转阴，但是大量蛋白尿需要中西医结合治疗。

（3）出现轻中度水肿用中药治疗即可以消退。

（4）顽固不愈的蛋白尿在中医辨证治疗的基础上需加用通络药如地龙、土鳖虫等。

七、病案举例

病案 1　孙某，男，50 岁，2016 年 5 月 25 日初诊。

主诉：泡沫尿 2 年，双下肢浮肿 1 个多月。

现病史：2 年前因泡沫尿，查尿蛋白 2+，曾口服中药等治疗，尿蛋白波动在 2+~3+。未肾活检。1 个月前出现双下肢浮肿就诊。

初诊：双下肢浮肿，倦怠乏力，腰痛，偶有胁痛，舌质红、苔黄，脉沉。

既往史：患者有慢性肾小球肾炎病史 2 年。

辅助检查：尿常规示尿蛋白 2+，潜血 3+，红细胞 0~2 个/HPF；肾功能：血肌酐 56μmol/L。彩超提示双肾大小正常，双肾弥漫性改变。

查体：血压 150/90mmHg。

西医诊断：慢性肾小球肾炎。

中医诊断：水肿（脾肾两虚，湿热内蕴证）。

治则治法：补脾益肾，清热利湿。

方药：参芪地黄汤加味，用药如下。

生黄芪 40g　党参 15g　生地黄 20g　山萸肉 20　山药 20g　茯苓 20g　牡丹皮 15g　泽泻 15g　莲子肉 20g　延胡索 15g　川楝子 15g　黄柏 15g　苍术 15g　牛膝 20g　车前草 20g　芡实 20g。

14 剂，水煎，每日 1 剂，分 2 次温服。

二诊　2016 年 6 月 10 日。服 14 剂后复诊，倦怠乏力、腰痛减轻，双下肢轻度浮肿，自觉小腹凉，舌淡红、苔薄白，脉沉。查尿常规：尿蛋白 1+，潜血 2+。加乌药 10g，续服。

三诊　2016 年 6 月 24 日。体力增加，浮肿消退，尿常规：尿蛋白±，隐血 2+。继续前方加减治疗半个月。

按　慢性肾小球肾炎属于祖国医学"水肿""尿血""尿浊""肾风"等范畴。慢性肾小球肾炎表现为蛋白尿、血尿、高血压、水肿，或伴有肾功能减退。慢性肾小球肾炎临床表现不尽相同，其主要病机都为脾肾功能失调。蛋白尿属于中医精微物质，《素问·六节藏象论》曰："肾者，主蛰，封藏之本，精之处也。"《素问·经脉别论》曰："饮入于胃，游溢精气，上输于脾，脾气散精，上归于肺，通调水道，下输膀胱，水精四布，五经并行。"脾主升清，脾气不足，清阳不升，精微下注，肾虚，失封藏之能，则精微物质随小便排出，蛋白尿的产生责之于肺脾肾三脏的虚损，正气不足，无力统摄。在治疗过程中标本兼顾，补脾益肾，收敛固涩，减少精微物质流出以固本，同时活血化瘀、利水、行气治标。本案属脾肾两虚，湿热内蕴。故重用生黄芪、党参补脾气，六味地黄丸补肾涩精，车前草利水消肿。延胡索、川楝子活血行气止痛，黄柏、苍术清热燥湿，芡实、莲子肉健脾收敛固涩。牛膝滋肾，强筋健骨。治疗慢性肾小球肾炎时临床表现见血尿较重则酌加小蓟、白茅根、藕节、茜草等凉血止血；蛋白量较大则酌加收敛固涩之品。外感邪气尤其是风寒之邪易加重该病的进展，重用生黄芪或酌加防风以固表。

病案 2　韩某，女，42 岁，2017 年 7 月 23 日初诊。

主诉：腰痛、尿中泡沫多 1 年余。

现病史：患者 1 年多以前出现腰痛，渐渐出现尿中泡沫增多。半年前于哈尔滨医科大学某附属医院查尿蛋白 3+，血压不高，无浮肿，诊断为慢性肾小球肾炎，肾活检病理诊断为Ⅰ期膜性肾病（27 个肾小球，2 个球性硬化，肾小管上皮细胞空泡及颗粒变性，无萎缩，无炎症细胞浸润，肾小球基底膜增厚，少量钉突样结构），具体用药不详，病情无缓解，为求中医治疗来诊。

初诊：患者尿中泡沫多，腰痛，乏力，大便时稀，舌质淡红，苔薄白，舌边有齿痕，脉沉弦。

辅助检查：尿液分析+沉渣示尿蛋白 2+；尿蛋白定量 5.26g/24h。肾功能正常。彩超提示双肾大小正常，双肾轻度弥漫性改变。

查体：血压 130/80mmHg。

西医诊断：慢性肾小球肾炎；病理诊断：Ⅰ期膜性肾病。

中医诊断：尿浊（脾肾两虚，湿浊内蕴证）。

治则治法：健脾补肾，活血利湿。

方药：以自拟肾炎消白方加减，用药如下。

生黄芪 30g　党参 20g　炒山药 20g　土茯苓 30g　薏苡仁 20g　芡实 20g　金樱子 20g

桑椹子 20g　三棱 15g　莪术 10g　当归 20g　莲子肉 20g　怀牛膝 15g　防风 15g。

14 剂，水煎，每日 1 剂，分 2 次温服。

二诊　2017 年 7 月 29 日。患者尿中泡沫减少，腰痛，乏力，舌质淡红，苔薄白，舌边有齿痕，脉沉弦。尿蛋白 3+，尿蛋白定量 4.26g/24h，肝功能：TP 59.5g/L，血脂：TG 2.69mmol/L，Cr 52.5μmol/L。尿蛋白减少，继续予自拟肾炎消白方加减，加炒白术 15g、车前草 15g。

三诊　2017 年 8 月 12 日。患者尿中泡沫减少，腰痛，乏力缓解，尿热，舌质淡红，苔薄白，脉沉弦。尿蛋白定量 3.21g/24h。继续予前方加减治疗。

四诊　2017 年 8 月 26 日。患者腰痛，眼睑浮肿，尿中泡沫减少，夜尿频，小腹胀，舌质淡红，苔薄白，脉沉弦。尿蛋白 3+，尿蛋白定量 4.17g/24h。考虑患者现以肾阳虚为主，故以益气补肾，温阳化气利水为法，以济生肾气丸加减治疗，用药如下。

生黄芪 30g　党参 15g　生地黄 15g　山萸肉 20g　炒山药 20g　茯苓 15g　牡丹皮 15g　肉桂 10g　杜仲 20g　牛膝 20g　车前草 15g　乌药 15g　炮姜 10g　冬瓜皮 20g　桑椹子 20g　菟丝子 15g　炙甘草 15g。

14 剂，水煎，每日 1 剂，分 2 次温服。

五诊　2017 年 9 月 16 日。患者腰痛消失，仍有眼睑浮肿，尿中泡沫增多，咽痛，小腹已不胀，夜尿次数减少，舌质偏红，苔薄白，脉沉弦。尿蛋白 3+，尿蛋白定量 3.96g/24h。予补气，健脾利湿，补肾，清热治法，用药如下。

生黄芪 30g　党参 15g　柴胡 15g　黄芩 15g　莲子肉 20g　生地黄 20g　茯苓 20g　炙甘草 15g　五加皮 20g　冬瓜皮 20g　怀牛膝 20g　桑椹子 20g　金樱子 20g　芡实 20g　防风 12g　炒白术 15g。

14 剂，水煎，每日 1 剂，分 2 次温服。

六诊　2017 年 9 月 30 日。患者眼睑浮肿消退，尿中泡沫多，大便稀不成形，时有胃脘胀满，右胁不适，舌质淡红，苔薄白，舌边有齿痕，脉沉弦。尿蛋白定量 2.5g/24h。给予健脾疏肝理气治法，药用四君子汤合四逆散加味，用药如下。

党参 20g　炒白术 20g　茯苓 15g　炙甘草 15g　砂仁 7g　柴胡 15g　白芍 20g　枳壳 15g　怀牛膝 20g　仙茅 15g　防风 15g　白豆蔻 10g　黄芩 10g。

14 剂，水煎，每日 1 剂，分 2 次温服。

七诊　2017 年 10 月 14 日。患者尿中泡沫减少，大便仍稀不成形，时有胃脘胀满减轻，右胁不适，小腹胀，舌质淡红，苔薄白，舌边有齿痕，脉沉弦。尿蛋白 3+，尿蛋白定量 2.46g/24h。继续前方加减治疗，加炮姜、乌药温脾暖下焦行气，用药如下。

党参 20g　炒白术 20g　茯苓 15g　炙甘草 15g　柴胡 15g　白芍 20g　枳壳 15g　怀牛膝 20g　仙茅 15g　防风 15g　白豆蔻 15g　炮姜 10g　乌药 15g　炒薏苡仁 20g　冬瓜皮 20g　桑椹子 20g　刘寄奴 20g　苏木 15g。

14 剂，水煎，每日 1 剂，分 2 次温服。

八诊　2017 年 10 月 28 日。患者尿中泡沫减少，大便已成形，时有胃脘胀满减轻，右胁不适缓解，小腹不胀，舌质淡红，苔薄白，舌边有齿痕，脉沉弦。尿蛋白 3+，尿蛋白定量 2.09g/24h，继续前方加减治疗。

九诊　2017 年 11 月 11 日。患者尿中泡沫量少，大便正常，右胁不适缓解，舌质淡红，苔薄白，舌边有齿痕，脉沉弦。尿蛋白 3+，尿蛋白定量 2.05g/24h，血脂：总胆固醇 6.31mmol/L、低密度脂蛋白胆固醇 4.01mmol/L，肝功能：白蛋白 39.4g/L，球蛋白 21.7g/L。继续前方加减治疗。

十诊　2017 年 11 月 25 日。患者尿中少量泡沫，时有胃胀，大便时稀，舌质淡红，苔薄白，舌边有齿痕，脉沉弦。经期未化验。治以益气健脾，行气补肾固涩，用药如下。

生黄芪 25g　党参 15g　炒山药 20g　炒白术 20g　茯苓 20g　炙甘草 15g　厚朴 10g　生姜 10g　砂仁 7g　苏木 15g　刘寄奴 20g　白扁豆 20g　桑椹子 20g　怀牛膝 20g　芡实 20g　金樱子 20g。

14 剂，水煎，每日 1 剂，分 2 次温服。

十一诊　2017 年 12 月 9 日。患者尿中少量泡沫，胃胀偶作，舌质淡红，苔薄白，舌边有齿痕，脉沉弦。尿蛋白 2+，尿蛋白定量 0.74g/24h，继续治以益气健脾，行气补肾固涩，用药如下。

生黄芪 30g　党参 15g　炒白术 20g　茯苓 20g　炙甘草 15g　生姜 10g　砂仁 5g　厚朴 10g　苏木 15g　刘寄奴 20g　芡实 20g　金樱子 20g　桑椹子 20g　牛膝 20g　神曲 20g　莲子 20g。

14 剂，水煎，每日 1 剂，分 2 次温服。

十二诊　2018 年 1 月 6 日。患者近日外感，尿中泡沫增多，下肢略肿，右胁下痛，舌质淡红，苔薄白，舌边有齿痕，脉沉。查尿液分析+沉渣：尿蛋白 3+，尿蛋白定量 2.37g/24h。治以健脾补肾、疏肝、温阳化气，用药如下。

党参 20g　炒白术 20g　茯苓 20g　芡实 20g　柴胡 15g　白芍 20g　桂枝 15g　泽泻 15g　桑椹子 20g　金樱子 20g　炙甘草 15g　刘寄奴 20g　生姜 10g　川牛膝 20g　淫羊藿 20g　枳壳 15g。

14 剂，水煎，每日 1 剂，分 2 次温服。

十三诊　2018 年 1 月 20 日。现患者腰痛，劳累后发作，脑鸣，耳鸣，夜尿多，尿中泡沫减少，右胁下痛，正值经期，舌质淡红，苔薄白，脉沉弦。血压 130/80mmHg。治以疏肝理气、补肾活血、潜阳，方用四逆散合六味地黄丸加味，用药如下。

柴胡 15g　白芍 20g　枳壳 15g　炙甘草 15g　川牛膝 20g　生地黄 15g　山萸肉 20g　炒山药 20g　茯神 15g　煅龙骨 20g　煅牡蛎 20g　桑椹子 20g　芡实 20g　苏木 15g　刘寄奴 20g　川芎 15g。

14 剂，水煎，每日 1 剂，分 2 次温服。

十四诊　2018 年 2 月 3 日。现患者仍有耳鸣，脑鸣减轻，腰痛时发作，尿中泡沫消失，夜尿减少，右胁下痛，大便每日 1 行，夜尿量多于白天，入夜咽痒而咳，舌质淡红，苔薄白，舌边有齿痕，脉沉。尿蛋白定量 0.55g/24h。治以补肾健脾活血，六味地黄丸合四君子汤加减，用药如下。

生地黄 15g　山萸肉 20g　炒山药 20g　川牛膝 20g　党参 15g　炒白术 20g　茯苓 15g　炙甘草 15g　苏木 15g　刘寄奴 20g　延胡索 15g　菟丝子 20g　川芎 15g　桑椹子 20g　淫羊藿 15g　沙参 10g。

14 剂，水煎，每日 1 剂，分 2 次温服。

十五诊　2018 年 2 月 27 日。现患者耳鸣及脑鸣均减轻，夜尿基本消失，入夜咽痒而咳，咳白黏痰，尿中泡沫消失，右胁下疼减轻，舌质淡红，苔薄白，舌边有齿痕，脉沉。尿蛋白

1+，尿蛋白定量 0.20g/24h。病情好转，继续前方加减治疗。

十六诊 2018 年 3 月 17 日。患者时腰酸痛，舌质淡红，苔薄白，脉沉。尿蛋白 2+，尿蛋白定量 0.23g/24h。予院内制剂肾炎消白颗粒 1 袋，每日 2 次冲服。

2018 年 3 月 31 日至 2018 年 9 月 29 日。患者无明显不适感，口服肾炎消白颗粒 1 袋，每日 2 次冲服。每月查尿蛋白定量，波动在 0.12～0.17g/24h。

2018 年 12 月 1 日患者无明显不适感，舌质淡红，苔薄白，脉沉。尿蛋白定量 0.08g/24h。停药。

2021 年 12 月 3 日复查尿蛋白阴性。

按 秉承张琪教授的学术思想，认为慢性肾脏病之常见症状水肿、蛋白尿、血尿与脾肾相关，其病机关键为脾、肾功能失调，三焦气化失司，慢性肾脏病虽然临床表现特点不尽相同，但就其疾病演变过程分析，与肺、脾、肾功能失调密切相关，尤其脾肾虚损是慢性肾病的病机关键，补脾益肾是慢性肾病的主要治法，创立从脾肾论治慢性肾病的学术思想。本人传承张琪教授的学术思想，将其应用于临床。此患者以腰痛、尿中泡沫多为首发症状，发现大量蛋白尿，行肾活检病理诊断为膜性肾病，临床诊断为慢性肾小球肾炎。综观舌脉症，以腰痛、尿中泡沫多为主要症状，伴有乏力，大便时稀，舌边有齿痕，中医辨证病位在脾肾，为脾肾两虚，湿浊内蕴证。先予院内自拟方肾炎消白方健脾补肾利湿，四诊患者腰痛，眼睑浮肿，夜尿频以肾虚为主症，给予济生肾气丸加减治疗，六诊患者出现大便稀不成形，时有胃脘胀满的症状，以脾虚为主，又以四君子汤、四逆散合补肾药加减治疗，十三诊患者出现耳鸣、脑鸣、夜尿多为主的肾虚症状，予六味地黄丸合四君子汤加减治疗。经健脾补肾、利湿活血中药治疗，尿蛋白逐渐减少，11 个月尿蛋白消失停药。继续随诊 3 个月，病情未复发。现代医学指出，膜性肾病大量蛋白尿治疗为用足量激素加环磷酰胺或小剂量激素加环孢素或他克莫司治疗。本患者因其现代医学治疗无效而选择中医，从 2017 年 7 月到 2018 年 9 月经以健脾补肾、利湿活血为法的单纯中医治疗 14 个月取得较好的疗效，病情痊愈。

病案 3 徐某，男，43 岁，2021 年 9 月 25 日初诊。

主诉：泡沫尿 1 个多月。

现病史：2021 年 8 月因劳累后出现泡沫尿，查尿蛋白定量 9.08g/24h，予肾肝宁胶囊、黄葵胶囊、金水宝胶囊等治疗后尿蛋白定量为 5.08g/24h，后又复查尿蛋白定量为 6.08g/24h，于哈尔滨医科大学某附属医院肾活检，病理诊断为 II 期膜性肾病，给予对症治疗后尿蛋白定量为 7.2g/24h，血浆白蛋白为 36g/L，为求中医治疗就诊。

初诊：患者泡沫尿，大便不成形，黏腻不爽，时有浮肿，目眶黑，舌质暗，苔白，脉沉滑。

既往史：慢性乙型病毒性肝炎（大三阳）病史。

辅助检查：生化五项示血浆白蛋白 36g/L，总蛋白 59.3g/L，甘油三酯 4.64mmol/L，余正常。乙肝大三阳：DNA 定量 $2.13e \times 10^8$，抗磷脂酶 A2 受体抗体 38.83RU/ml。尿液分析+沉渣：尿蛋白 3+。尿蛋白定量 7.2g/24h。彩超提示双肾大小正常，双肾弥漫性改变。

查体：血压 120/80mmHg。

西医诊断：慢性肾小球肾炎，膜性肾病。

中医诊断：尿浊（脾肾两虚，湿浊瘀血证）。

治疗：

（1）厄贝沙坦每日 75mg 口服。

（2）黄葵胶囊每次 2.5g，每日 3 次。

（3）中药自拟方益气健脾补肾，活血，方药如下。

生黄芪 30g　党参 15g　生山药 20g　炒白术 20g　茯苓 20g　葛根 20g　生薏苡仁 20g　芡实 20g　金樱子 25g　桑椹子 25g　川芎 15g　赤芍 20g　女贞子 15g　白扁豆 15g　白豆蔻 7g　丹参 15g。

水煎，每日 1 剂，分 2 次温服。

二诊　2021 年 10 月 9 日。现患者大便仍不成形、每日 2 次，晨起目干涩、畏寒，双下肢胫前略肿，遇凉则容易腹泻，舌质淡暗，苔白，脉沉滑。查尿蛋白定量 4.35g/24h；肝功能：谷丙转氨酶 44U/L；肾功能：血肌酐 78μmol/L；血脂：总胆固醇 5.34mmol/L，甘油三酯 4.2mmol/L。血压 120/88mmHg。

治疗：①因服用厄贝沙坦后血压低、头晕停用。②中药前方减白扁豆，加干姜 5g。

三诊　2021 年 10 月 30 日。现患者大便仍稀、每日 3 行，畏寒消失，下午胫前略肿，晨起目干涩减轻，时有腰酸，排尿后尿道不适，夜尿量多于白天，舌质淡暗，苔薄黄，脉沉滑。尿蛋白定量 3.49g/24h。血压 118/89mmHg。方药如下。

生黄芪 40g　党参 20g　山药 20g　炒白术 20g　葛根 20g　茯苓 15g　芡实 20g　金樱子 25g　川芎 15g　赤芍 20g　炙甘草 15g　白豆蔻 15g　干姜 3g。

水煎，每日 1 剂，分 2 次温服。

四诊　2021 年 11 月 20 日。现患者大便仍稀、每日 1 行，目眶黑变淡，面色萎黄，下午胫前略肿，晨起目干涩减轻，夜尿量多于白天，入睡困难，泡沫尿，舌质淡暗，苔薄黄，脉沉滑。尿蛋白定量 3.94g/24h。血压 120/86mmHg。前方加杜仲 20g、牛膝 20g 补肾。

五诊　2021 年 12 月 14 日。现患者大便成形，下午胫前略肿，尿中泡沫时多时少，行彩超后右胁不适，尿有灼热感，尿黄，上楼则腿软，目干涩减轻，舌质淡红，苔薄白，脉沉滑。尿蛋白定量 3.31g/24h。前方去掉干姜加上木瓜 15g、炒薏苡仁 20g、石韦 20g、车前草 20g。

六诊　2022 年 1 月 8 日。现患者大便正常，下肢胫前略肿，尿中泡沫多，时有尿灼热，目干涩减轻，仍有上楼则腿软，舌质淡红，苔白，脉沉滑。尿蛋白定量 3.19g/24h。肝功能：血浆白蛋白 36.7g/L，总蛋白 63.3g/L，血脂：甘油三酯 3.36mmol/L。前方减去木瓜，加冬瓜皮 20g、女贞子 15g、杜仲 20g。

七诊　2022 年 3 月 1 日。现患者双下肢胫前微肿，尿中仍有泡沫，仍腿软，尿时热，舌质淡红，苔白，脉沉滑。尿蛋白定量 1.88g/24h，抗磷脂酶 A2 受体抗体＜5RU/ml。尿α1 微球蛋白 37.8mg/L。血压 120/88mmHg。

生黄芪 40g　党参 20g　山药 20g　炒白术 20g　芡实 15g　葛根 20g　金樱子 25g　川芎 15g　赤芍 15g　白豆蔻 10g　穿山龙 20g　车前草 20g　薏苡仁 20g　女贞子 15g　萹蓄 15g　山萸肉 15g　葫芦巴 20g。

水煎，每日 1 剂，分 2 次温服。

八诊　2022 年 4 月 6 日。尿蛋白定量 1.25g/24h，肝功能：血浆白蛋白 29.9g/L，总蛋白 64.8g/L，现患者右胁下胀痛，晨起尿中泡沫多，尿时热，时有下肢略肿，大便不成形，每日 2 次，腿软减轻，舌质偏红，苔白，脉沉滑。彩超提示肝脏实质弥漫性改变，脂肪肝，肝囊肿。前方加减，加柴胡 15g、白芍 20g、丹参 20g、延胡索 15g。

九诊 2022 年 5 月 10 日。现患者尿中仍有泡沫，尿时热，大便正常，舌质淡红，苔白，脉沉滑。尿蛋白定量 0.82g/24h，肝功能：谷丙转氨酶 90U/L，血浆白蛋白 36.9g/L，总蛋白 63.8g/L，血脂：甘油三酯 2.76mmol/L。前方减延胡索，加香附 20g。

2022 年 6 月 25 日至 2022 年 8 月 4 日。患者无明显不适感，舌质淡红，苔白，脉沉滑。给予院内制剂肾炎消白颗粒 10g，每日 2 次，冲服。尿蛋白定量 0.25～0.15g/24h。停药。

按 此患者为慢性肾小球肾炎、膜性肾病，因患有乙型病毒性肝炎，担心西药伤肝，寻求中医治疗。患者就诊时泡沫尿，大便不成形，黏腻不爽，时有浮肿，目眶黑，舌质暗，大便不成形为脾虚湿盛之象；浮肿、目眶黑为肾阳虚；辨证为脾肾两虚、湿浊瘀血，从 2021 年 9 月 21 日到 2022 年 8 月 4 日给予健脾补肾活血治疗后尿蛋白逐渐减少，经过 10 个月的治疗尿蛋白转阴，浮肿消退，目眶黑消失，病情痊愈。

第五节　糖尿病肾脏病

糖尿病肾脏病（diabetic kidney disease，DKD）是糖尿病的主要微血管并发症之一，是导致终末期肾病（end stage kidney disease，ESKD）的首要病因。

2015 年 ADA 糖尿病防治指南中正式使用糖尿病肾脏病的概念。

糖尿病肾脏病指慢性高血糖所致的肾脏损害，病变可累及全肾，包括肾小球、肾小管间质、肾血管等，并不仅仅局限于肾小球。糖尿病肾病（DN）侧重于病理诊断，指糖尿病引起的肾小球病变。

糖尿病肾脏病是糖尿病最常见和最严重的合并症之一，其定义是在排除其他原因导致的慢性肾脏病前提下，1 型或 2 型糖尿病（DM）患者出现微量蛋白尿（尿白蛋白/尿肌酐 30～300mg/g）或者大量蛋白（尿白蛋白/尿肌酐＞300mg/g），或者估算肾小球滤过率下降[＜60ml/（min·1.73m^2）]者。糖尿病肾脏病是由慢性高血糖所致的肾损害，病变可累及全肾，临床上以持续白蛋白尿和（或）估算肾小球滤过率进行性下降为主要特征，可进展为终末期肾病。

随着我国糖尿病患病率的暴发式增长，糖尿病肾脏病患者数量也随之增加。多项流行病学研究结果显示，糖尿病肾脏病在糖尿病患者中的发生率为 20%～40%。《中国肾脏疾病数据网络（CK-NET）2016 年度报告》中指出，2016 年我国住院患者中慢性肾脏病（CKD）的最常见原因是糖尿病肾脏病（占 26.70%）。糖尿病肾脏病一旦进入大量蛋白尿期后，进展至终末期肾病的速度约为其他肾脏病变的 14 倍。2019 年一项纳入约 26 万 2 型糖尿病患者的回顾性研究显示，随着慢性肾脏病的进展，2 型糖尿病相关慢性肾脏病患者合并心血管疾病的患病率也随之升高，慢性肾脏病 4～5 期患者心血管病患病率甚至达到了 50.9%，糖尿病肾脏病已成为糖尿病致残、致死的主要并发症之一。

一、临　床　表　现

糖尿病肾脏病是一个慢性的过程，早期临床表现不明显，当病情发展到一定阶段以后，可出现下列临床表现。

1. 蛋白尿

蛋白尿是糖尿病肾脏病重要的临床表现。早期可以是间歇性的、微量的白蛋白尿；后期常常是持续性的、大量的蛋白尿。微量白蛋白尿，是指尿白蛋白/尿肌酐为 30～300mg/g，或尿白蛋白排泄率为 20～200μg/min，或 30～300mg/d。大量白蛋白尿是指尿白蛋白/尿肌酐持续＞300mg/g，或尿白蛋白排泄率＞200μg/min，或＞300mg/d，或者是尿蛋白定量＞0.5g/d。

2. 高血压

糖尿病肾脏病中高血压的发生率很高，晚期糖尿病肾脏病患者多有持续、顽固的高血压。高血压与肾功能的恶化有关。

3. 水肿

在临床糖尿病肾脏病期，随着尿蛋白的增加和血清白蛋白的降低，患者可出现不同程度的水肿，尤其是肾病综合征和心功能不全的患者，可出现全身高度水肿，甚至胸腔积液、腹水，同时合并尿量减少。

4. 肾病综合征

部分患者可发展为肾病综合征，表现为大量蛋白尿（＞3.5g/d）、低蛋白血症（血白蛋白＜30g/L）、脂质代谢异常及不同程度的水肿。合并肾病综合征的患者常在短期内发生肾功能不全。

5. 肾功能异常

1 型糖尿病肾脏病的早期，肾小球滤过率增高。随着病程的进展，肾小球滤过率降至正常，然后逐渐下降，并出现血尿素氮和肌酐升高，后进展到肾功能不全、尿毒症。

2 型糖尿病肾脏病少有肾小球滤过率增高的现象。糖尿病肾脏病的肾功能不全与非糖尿病肾脏病肾功能不全比较，具有以下特点。

（1）蛋白尿相对较多。

（2）肾小球滤过率相对不很低。

（3）肾体积缩小不明显。

（4）贫血出现较早。

（5）心血管并发症较多、较重。

（6）血压控制较难。

二、实验室检查

1. 尿蛋白

随着病情进展出现大量白蛋白尿，即尿白蛋白/尿肌酐＞300mg/g 或尿白蛋白排泄率＞200μg/min 或尿白蛋白定量＞300mg/d 或尿蛋白定量＞0.5g/d。早期可表现为微量白蛋白尿，尿白蛋白/尿肌酐 30～300mg/g。

2. 肾功能

随着病程的进展，肾小球滤过率逐渐下降，并出现血尿素氮和肌酐升高，后进展到肾功能不全、尿毒症。

3. 尿蛋白电泳

尿蛋白分子量的大小及比例可以更好地分析 DKD 肾脏损伤程度。

三、诊断依据

1. 诊断标准

本病诊断参考《中国糖尿病肾脏病防治指南（2021年版）》。

目前糖尿病肾脏病通常是根据持续存在的白蛋白尿和（或）估算肾小球滤过率下降、同时排除其他原因引起的慢性肾脏病而做出的临床诊断。在明确糖尿病作为肾损害的病因并排除其他原因引起慢性肾脏病的情况下，至少具备下列一项者可诊断为糖尿病肾脏病。

（1）排除干扰因素的情况下，在 3～6 个月的 3 次检测中至少 2 次尿白蛋白/尿肌酐 ≥30mg/g 或尿蛋白排泄率≥30mg/24h（≥20μg/min）。

（2）估算肾小球滤过率<60ml/（min·1.73m^2）持续 3 个月以上。

（3）肾活检符合糖尿病肾脏病的病理改变。

2. 病理诊断

糖尿病肾脏病的基本病理特征是肾小球系膜基质增多、基底膜增厚和肾小球硬化，包括弥漫性病变、结节性病变和渗出性病变，早期表现为肾小球体积增大（表3-2）。

表3-2　2010年美国肾脏病理学会糖尿病肾脏病肾小球病理分级标准

分级	描述	标准
Ⅰ级	单纯肾小球基膜增厚	光学显微镜下显示无或轻度特异性改变；电子显微镜提示肾小球基膜增厚；女性＞395nm，男性＞430nm（年龄≥9岁）；病理改变未达Ⅱ、Ⅰ或Ⅳ级
Ⅱa级	轻度系膜基质增宽	＞25%的肾小球有轻度系膜基质增宽；病理改变未达Ⅲ、Ⅳ级
Ⅱb级	重度系膜基质增宽	＞25%的肾小球有重度系膜基质增宽；病理改变未达Ⅲ、Ⅳ级
Ⅲ级	结节性硬化（Kimmelstiel-Wilson病变）	1个以上结节性硬化；病理改变未达Ⅳ级
Ⅳ级	晚期糖尿病肾小球硬化	总肾小球硬化＞50%，同时存在Ⅰ～Ⅲ级病理改变

3. 临床分期

糖尿病肾脏病的 Mogensen 分期分五期，如表3-3所示。

表3-3　Mogensen 分期

分期	特征	具体描述
Ⅰ	肾小球高滤过和肾脏肥大期	GFR 增加，病理检查仅见肾小球体积增大
Ⅱ	正常白蛋白尿期	此期患者无明显的临床表现，静息时，UAER 正常（<20μg/min），在应激状态或运动时，UAER 可轻度升高（≥20μg/min），休息后恢复正常。GFR 正常或轻度增高。肾脏病理表现为肾小球基膜增厚，系膜区基质堆积
Ⅲ	早期糖尿病肾脏病或持续微量白蛋白尿期	UAER 持续升高至 20～200μg/min，或 UACR 达 30～300mg/g，而尿常规检测蛋白多为阴性，可伴血压升高。肾脏病理出现肾小球结节样病变和小动脉玻璃样变
Ⅳ	临床糖尿病肾脏病或大量白蛋白尿期	白蛋白尿进一步增多，UAER＞200μg/min，UACR≥300mg/g 或尿蛋白定量＞500mg/24h，GFR 持续下降。病理上出现典型的 Kimmelstiel-Wilson 结节，并出现部分肾小球荒废现象
Ⅴ	肾衰竭期	GFR 呈进行性下降，甚至<15ml/（min·1.73m^2），尿毒症症状明显，需要透析治疗。尿蛋白量可因肾小球硬化而减少。病理检查可见普遍的结节性肾小球硬化，并在这一背景下出现多数肾小球荒废现象

注：GFR 为肾小球滤过率；UAER 为尿蛋白排泄率；UACR 为尿白蛋白/肌酐比值。

四、治　疗

糖尿病肾脏病的防治应强调早期筛查、早期诊断、早期治疗，一体化综合管理。对于尚未发生糖尿病肾脏病的患者应特别注意危险因素的管理。常见的危险因素包括高血糖、高血压、血脂代谢异常、超重或肥胖等。①控制血糖，糖化血红蛋白（HbA1c）的目标值＜7%；②控制血压，血压的目标值＜130/80mmHg；③调节血脂，低密度脂蛋白胆固醇（LDL-C）的目标值＜100mg/dl；④控制蛋白摄入，推荐摄入0.8g/（kg·d）；⑤控制体重，体重指数（BMI）目标值在18.5～24.9kg/m²。多项研究表明，通过危险因素干预可预防糖尿病肾脏病的发生，对于已确诊糖尿病肾脏病的患者，更应强调危险因素的干预，从而延缓糖尿病肾脏病进展。FIDELIO-DKD研究中国亚组分析结果显示，非奈利酮在中国2型糖尿病合并慢性肾脏病患者中，显著降低主要肾脏复合终点风险达41%，具有明确的降尿蛋白作用达30%，且持续48个月。临床使用须满足eGFR≥25ml/（min·1.73m²），血钾＜4.8mmol/L，同时监测血钾水平。

对于已进入慢性肾衰竭的患者，治疗原则是尽早给予促红细胞生成素纠正贫血。估算肾小球滤过率降至15ml/min时应准备开始透析，早期透析能提高生活质量，改善预后。透析方式包括腹膜透析和血液透析，临床医生可根据患者的具体情况决定透析方式。有条件的糖尿病肾脏病慢性肾衰竭患者，可行肾移植或胰-肾联合移植。

五、张琪教授临证经验

糖尿病肾脏病属中医"肾消"范畴，因与消渴病日久而产生的水肿、肾消、关格尤为相似，宋代赵佶于《圣济总录·卷第五十九·消渴门·消肾》提出"肾消"之病名，其书中记载："论曰消肾者，由少服石药，房室过度，精血虚竭，石势孤立，肾水燥涸，渴引水浆，下输膀胱，小便利多，腿胫消瘦，骨节酸疼，故名消肾。"

张琪教授认为，糖尿病肾脏病是由糖尿病日久血糖控制不佳，病情逐渐进展导致的严重微血管并发症之一。因其病程日久，病根沉痼，病机错综复杂，证候变化多端，且大多屡经中西药治疗，每每虚实并见，寒热错杂。辨证为本虚标实，虚实夹杂，本虚多属脾肾两虚，标实为湿浊瘀血。

张琪教授认为，糖尿病肾脏病相当于"脾瘅"。《素问·奇病论》曰："帝云：有病口甘者，病名为何？何以得之？岐伯曰：此五气之溢也，名曰脾瘅。夫五味入口，藏于胃，脾为之行其精气，津液在脾，故令人口甘也。此肥美之所发也。此人必数食甘美而多肥也，肥者令人内热，甘者令人中满，故其气上溢，转为消渴。"消渴之人多因过食膏粱厚味，炙煿之品或过食辛辣、饮酒过度等伤及脾胃。即病之后，多误用寒凉之品或饮水量多，更伤脾胃。久病耗伤，脾脏虚损，脾肾同病。

糖尿病肾脏病早期多见气阴两虚型，系因糖尿病自身阴虚为本，燥热为标，阴虚燥热，日久耗气伤津。阴虚以肾阴亏虚为主，兼及肺肝，气虚以脾气虚多见，气阴两虚常并存。糖尿病肾脏疾病中期由于病情迁延，气阴两伤日久，阴损及阳，引起脏腑功能严重失调以致脾肾两虚，肾失封藏，精微下泄，而出现蛋白尿；水液代谢失常，水湿内停则见浮肿等症状。《诸病源候论》云："水病无不由脾肾虚所为，脾肾虚则水妄行，盈溢皮肤而令身体肿满。"《圣济总录》云："消渴日久肾气受伤，肾主水，肾气虚衰，气化失常，开阖不利，水流聚于体内而出现水肿。"

糖尿病肾脏病晚期，血清肌酐、尿素氮逐渐上升，肾功能损伤，多见脾肾虚衰型，出现周身浮肿、乏力、畏寒、胸闷、气短等症。

张琪教授认为，瘀血不仅是糖尿病肾脏病的主要病理基础，而且贯穿糖尿病肾脏病的始终。糖尿病肾脏病病程冗长，疾病日久不愈，必致血瘀，即"久病必瘀""久病入络"。此外，肾失开阖，清浊不分，湿浊内壅或湿毒伤络，血行不畅，故而成瘀；湿浊郁而化热，"血受热则煎熬成块"。加之热灼津液，耗伤营血，以致血中津少，质黏而稠成瘀。瘀阻肾络，常使蛋白尿顽固难消。"瘀血化水，亦发水肿，是血瘀而兼水也"。水与血相互影响，是糖尿病肾脏病各期典型特征。

张琪教授认为，湿浊也是糖尿病肾脏病发病的主要病理因素，并强调有形之湿及重视无形之湿。糖尿病肾脏病患者素有过食肥甘厚味的病史，伤及脾胃，化湿生痰，故多数患者体胖、身重、困倦、嗜睡，同时伴有胆固醇、甘油三酯及低密度脂蛋白胆固醇的明显升高，这类患者临床多见于糖尿病肾脏病早期，虽无浮肿、尿少症状，却是湿浊的主要原因。有形之湿多与脾肾相关，"诸湿肿满，皆属于脾"，脾失健运，水湿内停，"气化不速而湿浸于外"（《金匮要略心典·痉湿暍病》）；肾阳不足，温煦气化功能失常，水液代谢和分清泌浊功能障碍，导致湿浊内留，清浊相混，出现周身浮肿、尿少、尿浊，甚则尿闭。

张琪教授按照虚实治疗糖尿病肾脏病，以补肾活血为大法，重视益气养阴、补脾肾、祛湿、活血化瘀通络。

（一）扶正

1. 益气养阴法

益气养阴法适用于糖尿病肾脏病早期气阴两虚证，症见口干多饮，疲倦乏力，腰脊、下肢酸软，舌质红，苔燥，脉弦滑。方用益气滋阴饮，药物组成：生黄芪 50g、党参 20g、玉竹 20g、生地黄 25g、怀山药 25g、枸杞子 20g、天冬 20g、菟丝子 15g、女贞子 15g、玄参 20g。方中党参、生黄芪益气；玉竹补中益气、止消渴、润心肺；生地黄凉血生血、补肾水；怀山药、枸杞子、女贞子、菟丝子补肝肾、生精益气；玄参滋阴清热。诸药合用具有补肝肾，滋阴润燥，生津止渴之作用。本方党参、生黄芪益气为不可缺少之药，其他补肾滋阴之药亦可用，如熟地黄、覆盆子、麦冬、天花粉、牡丹皮。常选用苍术与玄参、生黄芪与葛根治血糖、尿糖。多尿日久不愈常加入附子、肉桂等药以温助肾中阳气，俾"阳生阴长""阴平阳秘"。少量蛋白尿伴有湿热者可用局方清心莲子饮加减治疗。

2. 脾肾双补法

脾肾双补法适用于糖尿病肾脏病脾肾两虚证，症见泡沫尿，浮肿，神倦乏力，腰膝酸软，口干，心烦，舌质红，苔薄白或少苔，脉滑。方用参芪地黄汤加味，药物组成：熟地黄 20g、山茱萸 15g、山药 20g、茯苓 20g、泽泻 15g、牡丹皮 15g、生黄芪 30g、党参 20g、菟丝子 20g、金樱子 20g、枸杞子 20g、玉竹 20g、天冬 15g、石莲子 20g、桃仁 15g、丹参 20g、赤芍 15g。方中以熟地黄、山萸肉、菟丝子、枸杞子、玉竹、天冬补益肾阴而摄精气，以冀阴中求阳；茯苓、山药健脾渗湿。可酌加党参、生黄芪健脾益气，补虚扶正；金樱子、石莲子收敛固摄。桃仁、丹参、赤芍活血化瘀。

3. 健脾补肾、温阳法

健脾补肾、温阳法适用于糖尿病肾脏病晚期脾肾虚衰证，症见面色晦暗无华，纳少呕恶，口中腥臭，尿少甚则尿闭，周身浮肿，倦怠嗜卧，腰痛，甚则胸闷腹胀，脉沉细。治以健脾补肾温阳，方用济生肾气丸加减，药物组成：熟地黄 20g、山萸肉 15g、山药 20g、茯苓 20g、泽泻 15g、牡丹皮 15g、肉桂 10g、附子 15g、生黄芪 30g、党参 20g、怀牛膝 20g、车前子 20g、菟丝子 20g、金樱子 20g。方中熟地黄、山萸肉补益肾阴而摄精气，生黄芪、党参补气健脾，山药、茯苓、泽泻健脾渗湿，牡丹皮清虚热，桂附补命门真火而引火归原，再加金樱子以固摄精气，菟丝子以填肾精。若呕吐，纳差，口吐秽浊，加藿香、竹茹；腰冷痛、畏寒加杜仲、肉苁蓉；尿少浮肿或尿闭加猪苓、车前子、萹蓄、瞿麦，或用大黄泄浊。

（二）祛邪

1. 活血化瘀法

活血化瘀法适用于糖尿病肾脏病日久不愈，症见浮肿日久不消，腰痛如折，皮肤瘀斑，舌紫暗，脉涩结代。方用桃红四物汤加味，药物组成：连翘 20g、当归 15g、生地黄 20g、桃仁 15g、红花 15g、枳壳 15g、赤芍 15g、川芎 15g、柴胡 20g、葛根 20g、牡丹皮 15g、丹参 20g、炙甘草 15g、大黄 7g。本方由桃红四物汤（桃仁、红花、当归、川芎、生地黄、赤芍）合四逆散（柴胡、枳壳、炙甘草、赤芍）加桔梗、牛膝而成。方中以桃红四物汤活血化瘀而养血，防纯化瘀之伤正；四逆散疏理肝气，使气行则血行；加桔梗引药上行达于胸中（血府）；牛膝引瘀血下行而通利血脉。诸药相合，组成理气活血之剂。本方以活血化瘀而不伤正、疏肝理气而不耗气为特点，达到行气活血、祛瘀止痛的功效。

2. 清热利湿法

清热利湿法适用于脾湿胃热，湿热互结中焦，脾运失职证，症见周身浮肿，或顽固性水肿，腹胀满，呕恶不食，口苦，尿短赤，舌淡红或舌尖赤，苔薄白或苔白微腻，脉滑。方用中满分消丸加减，药物组成：党参 15g、白术 15g、茯苓 20g、干姜 10g、砂仁 10g、黄连 15g、黄芩 15g、知母 15g、猪苓 20g、姜黄 15g、厚朴 20g、枳实 15g、半夏 15g、陈皮 15g、泽泻 20g。方中党参、白术、茯苓等健脾除湿，干姜、砂仁温脾阳而燥湿，四苓散淡渗利湿，二陈汤化痰湿，使湿浊除，脾阳健而清阳升；枳实、厚朴行气散满除胀；黄连、黄芩苦寒泄热除痞满，知母助芩、连滋阴清热，热清则浊阴降，清升浊降则胀满自除。方以四君子汤、四苓散、二陈汤、泻心汤组方，对脾胃不和、湿热中阻证，利尿消肿。对湿热弥漫三焦，症见头面全身浮肿，腹胀大，小便不利，或尿黄、便秘者，方用加味疏凿饮子加海藻、二丑软坚逐水饮。

3. 温阳化气行水法

温阳化气行水法适用于脾肾阳虚、水湿内停证，症见周身浮肿，按之没指，身体困重，脘腹膨隆胀满，面白少华，形寒肢冷，尿短少，呕恶纳少，舌淡嫩苔白滑，脉沉缓或沉迟；方用决水汤合济生肾气丸加减，方药组成：茯苓 30~50g、肉桂 15g、车前子 40g、泽泻 25g，猪苓 20g、王不留行 20g、白术 15g、大腹皮 20g、槟榔 20g、木瓜 20g、陈皮 15g、厚朴 15g、木香 10g。肿甚加海藻 20g、牡蛎 20g、二丑各 15g。决水汤出自陈士铎《辨证录》，由茯苓、车前子、王不留行、肉桂、赤小豆组成。本方重用茯苓、车前子。其功散瘀利水，健脾温肾。张琪教授在原方基础上加入海藻、牡蛎、二丑、槟榔、泽泻、猪苓、木香、厚朴治疗高度浮肿者。方中茯苓、泽泻、猪苓、车前子清热利水使水从小便而出。肉桂温肾阳，肾阳充则恢复其开阖功能，小便自利；王不留行善于通利血脉，行而不住，走而不守，且有利尿作用，故有活血利尿消肿之功；水与气同出一源，气滞则水停，气顺则水行，故用木香、厚朴行气导滞利水。海藻为治腹水之要药。海藻、牡蛎、二丑可软坚散结、攻逐水饮，以之治大腹水肿；槟榔破坚攻积，使水从大便排出。

六、临证感悟

（1）糖尿病肾脏病病情进展迅速，大量蛋白尿进展至肾功能损伤约 5 年的时间。透析时间相对较早，多因高度水肿引起心力衰竭而提前进入透析。

（2）临证根据张琪教授辨证思路，辨证早期以气阴两虚为主，病情逐渐发展，阴损及阳，出现肾阳虚，高度浮肿，用决水汤加味治疗效果较好。

（3）疾病早期少量蛋白尿以益气养阴补肾为法，能控制蛋白尿，大量蛋白尿伴有浮肿辨证以清热利湿或温阳化气行水为法，治疗疗效较好。活血化瘀贯穿疾病的始终。

（4）糖尿病肾脏病并发症多累及多个器官，治疗较为困难，早期预防糖尿病肾脏病的发生很重要，糖尿病肾脏病早期应该引起高度重视，积极治疗可以控制病情的进展。待病情进展至大量蛋白尿阶段病情很难控制。

七、病案举例

病案 1　张某，男，71 岁，2018 年 12 月 4 日初诊。

主诉：泡沫尿 2 年余，双下肢浮肿 3 个月余。

现病史：2 年前因尿中有泡沫，查尿蛋白阳性，未引起重视。3 个月前出现眼睑及下肢轻度浮肿，于大庆某医院查尿常规示尿蛋白 2+，血压高，诊断为糖尿病肾脏病，经用降糖药等治疗，尿蛋白 3+，为求中医治疗来诊。

初诊：现患者全身乏力，腰痛，眼睑及下肢轻度浮肿，大便时稀，舌红少苔，脉弦有力。

既往史：糖尿病病史 20 余年。

辅助检查：空腹血糖 8.9mmol/L，尿蛋白 3+，肾功能：血肌酐 89μmol/L，尿素氮 6.0mmol/L。眼底检查：糖尿病视网膜病变Ⅲ期。彩超提示双肾大小正常，双肾弥漫性改变。

西医诊断：糖尿病肾脏病。

中医诊断：虚劳（肾阴虚、脾气虚兼血瘀证）。

治则治法：滋补肾阴、益气健脾，佐以活血之法。

处方：生地黄 20g　山萸肉 20g　生山药 30g　茯苓 20g　牡丹皮 15g　泽泻 15g　枸杞子 20g　女贞子 20g　玉竹 20g　菟丝子 20g　天冬 15g　太子参 20g　五味子 15g　桃仁 15g　丹参 20g　赤芍 15g　葛根 15g　牡丹皮 15g　生黄芪 20g。

水煎，每日 1 剂，分 2 次温服。

二诊　2018 年 12 月 25 日。服上药后全身乏力减轻，眼睑及下肢浮肿减轻，舌红少苔，脉滑。尿蛋白 2+。病情缓解，继续前方案以参芪地黄汤加味治疗。

处方：生黄芪 30g　太子参 20g　熟地黄 20g　山萸肉 20g　山药 20g　茯苓 15g　牡丹皮 15g　泽泻 15g　知母 15g　女贞子 20g　枸杞子 20g　菟丝子 20g　牛膝 15g　水蛭 10g

丹参 20g　赤芍 15g　益母草 30g。

水煎，每日 1 剂，分 2 次温服。

三诊　2019 年 1 月 9 日。患者下肢有轻度浮肿，眼睑浮肿消退，困倦，乏力，手指尖麻痛，脉弦滑，舌红，少苔。尿蛋白 1+～2+。患者存在高凝状态，伴有血瘀，故以血府逐瘀汤化裁活血化瘀，与益气滋肾阴药合用。

处方：山萸肉 20g　枸杞子 20g　女贞子 20g　生黄芪 30g　当归 15g　生地黄 20g　红花 15g　桃仁 15g　枳壳 15g　赤芍 15g　柴胡 15g　川芎 15g　水蛭 10g　牡丹皮 15g　丹参 20g　益母草 30g。

水煎，每日 1 剂，分 2 次温服。

四诊　2019 年 2 月 20 日。服用前方后，下肢轻度浮肿，脉弦滑。尿蛋白 1+，尿微量白蛋白定量 785mg/g。病情好转，继续治以活血化瘀，补肾阴益气。

处方：生黄芪 30g　枸杞子 20g　女贞子 15g　熟地黄 20g　山萸肉 20g　水蛭 10g　丹参 20g　桃仁 15g　当归 20g　生地黄 20g　红花 15g　川芎 15g　赤芍 20g　益母草 30g　牡丹皮 15g　鸡血藤 30g　炙甘草 15g。

水煎，每日 1 剂，分 2 次温服。

按　糖尿病以气阴两虚贯穿始终，病程日久，"穷必及肾"，肾阴亏耗，气阴两虚。糖尿病肾脏病缠绵难愈，病程日久，加之气虚无力推动血液运行，形成血瘀。病情发展至肾功能衰竭期主要以脾肾虚衰兼夹湿浊、瘀血毒邪等证，虚实夹杂，治疗应根据各期不同时机和临床特征确定治法和选方用药。糖尿病肾脏病无论哪一期均有血瘀之象，活血化瘀之药为必用之品，只是轻重而已。本案患者以乏力、浮肿、蛋白尿为主症，舌红少苔，脉弦有力，中医辨证为肾阴虚、脾气虚兼血瘀证。故治疗以补肾阴、益气健脾、活血化瘀为治则。用参芪地黄汤加枸杞子、女贞子、玉竹、菟丝子、天冬益气补肾阴，桃仁、丹参、赤芍活血化瘀。二诊患者体力增加、浮肿减轻，加水蛭活血通络。三诊患者困倦、手指尖麻痛，瘀血内停阻络，不通则痛，出现麻痛。血瘀则脑失所养而困倦，故予血府逐瘀汤加水蛭、益母草活血化瘀，合用补肾阴之品，经过四诊加减治疗，取得较好疗效。

病案 2　张某，男，62 岁，2018 年 9 月 4 日初诊。

主诉：乏力、腰痛 1 年余。

现病史：该患者 1 年前因腰痛、乏力于哈尔滨医科大学某医院查血肌酐 117μmol/L，诊断为糖尿病肾脏病，给予海昆肾喜胶囊、尿毒清颗粒等治疗，血肌酐维持在 110～120μmol/L。2018 年 6 月查血肌酐 127μmol/L，9 月查血肌酐 144μmol/L，尿蛋白 2+ 而来诊。

初诊：现患者腰痛、乏力、尿中泡沫多，夜尿频，双下肢酸痛，足尖麻木，大便干燥，舌质淡红，苔白，脉沉。

既往史：2 型糖尿病病史 20 余年，现使用胰岛素治疗。高血压病史 5 年余。

辅助检查：肾功能：血肌酐 144μmol/L，尿素氮 9.67mmol/L，尿蛋白 2+。彩超提示双肾大小正常，双肾弥漫性改变。

西医诊断：2 型糖尿病肾脏病，慢性肾脏病 3 期。

中医诊断：虚劳（脾肾两虚，瘀血内停证）。

治则治法：补肾活血益气。

方药如下。

生地黄 15g　山萸肉 20g　山药 20g　茯苓 20g　牡丹皮 15g　泽泻 15g　川牛膝 20g　生黄芪 25g　当归 20g　鸡血藤 20g　茵陈 15g　白豆蔻 15g　葫芦巴 25g　巴戟天 20g　枸杞子 20g　茯神 15g　杜仲 20g　葛根 15g。

28 剂，水煎，每日 1 剂，分 2 次温服。

二诊　2018 年 11 月 23 日。乏力减轻，腰痛消失，尿中少量泡沫，大便每日 1 次，舌质淡红，苔薄白，脉沉。查血肌酐 118μmol/L。血压 130/80mmHg。处方如下。

生地黄 15g　山萸肉 20g　山药 20g　茯苓 20g　牡丹皮 15g　泽泻 15g　川牛膝 20g　生黄芪 30g　当归 20g　鸡血藤 20g　葫芦巴 25g　巴戟天 20g　枸杞子 20g　丹参 20g　杜仲 20g　沙苑子 15g。

28 剂，水煎，每日 1 剂，分 2 次温服。

三诊　2019 年 1 月 22 日。现患者大便秘结，每 1~2 日 1 行，余无不适感。肾功能：血肌酐 106μmol/L，空腹血糖 7.4mmol/L，餐后 2 小时血糖 9.0mmol/L。

生黄芪 30g　当归 20g　生地黄 15g　熟地黄 20g　山萸肉 20g　山药 20g　茯苓 20g　牡丹皮 15g　川牛膝 20g　女贞子 15g　大黄 7g　连翘 25g　川芎 15g　赤芍 20g　枸杞子 20g　枳壳 15g　茵陈 15g。

28 剂，水煎，每日 1 剂，分 2 次温服。

四诊　2019 年 4 月 30 日。现患者一般状态良好，夜尿 4~5 次，大便每日 1~2 行，黏腻，舌质偏红，苔白，脉沉滑。血肌酐 115.9μmol/L，血尿酸 503.5μmol/L。处方如下。

生黄芪 30g　党参 15g　生地黄 15g　熟地黄 20g　山萸肉 20g　山药 20g　茯苓 20g　牡丹皮 15g　川牛膝 20g　菟丝子 20g　川芎 15g　赤芍 20g　枸杞子 20g　女贞子 15g　丹参 20g　土茯苓 30g　萆薢 20g。

28 剂，水煎，每日 1 剂，分 2 次温服。

五诊　2019 年 5 月 30 日。现患者乏力，夜尿 4~5 次，大便每日 1~2 行，不黏腻，舌质淡红，苔白，脉沉滑。血肌酐 117.3μmol/L，尿蛋白阴性。处方如下。

生黄芪 30g　党参 15g　生地黄 15g　熟地黄 20g　山萸肉 20g　山药 20g　茯苓 20g　牡丹皮 15g　川牛膝 20g　菟丝子 20g　川芎 15g　赤芍 20g　枸杞子 20g　女贞子 15g　丹参 20g　茵陈 15g　紫苏叶 15g　肉桂 3g。

28 剂，水煎，每日 1 剂，分 2 次温服。

六诊　2019 年 7 月 23 日。现患者乏力，夜尿 2~3 次，大便每日 1 行，舌质淡红，苔白，脉沉滑。血肌酐 103.9μmol/L，尿蛋白阴性。血糖 6.63mmol/L。前方续服。处方如下。

生黄芪 30g　党参 15g　生地黄 15g　熟地黄 20g　山萸肉 20g　山药 20g　茯苓 20g　牡丹皮 15g　川牛膝 20g　菟丝子 20g　川芎 15g　赤芍 20g　枸杞子 20g　女贞子 15g　丹参 20g　茵陈 15g　紫苏叶 15g　肉桂 3g。

28 剂，水煎，每日 1 剂，分 2 次温服。

七诊　2019 年 9 月 3 日。现患者时感乏力，夜尿 2~3 次，大便每日 1 行，舌质淡红，苔白，脉沉滑。血肌酐 85.1μmol/L，尿素氮 5.99mmol/L，血压 130/80mmHg。处方如下。

生黄芪 30g　党参 15g　生地黄 15g　熟地黄 20g　山萸肉 20g　山药 20g　茯苓 20g　牡丹皮 15g　川牛膝 20g　菟丝子 20g　茵陈 15g　丹参 20g　赤芍 20g　巴戟天 20g　葛根 15g

草薢 20g　紫苏叶 15g　炒薏米 20g。

28 剂，水煎，每日 1 剂，分 2 次温服。

八诊　2019 年 12 月 24 日。现患者时感乏力、腰痛，夜尿 2～3 次，大便每日 1 行，舌质淡红，苔白，脉沉滑。血肌酐 90.2μmol/L，血压 130/80mmHg。继续前方 2 日 1 剂口服。

按　糖尿病以气阴两虚贯穿始终，病程日久，"穷必及肾"，肾阴亏耗。糖尿病肾脏病缠绵难愈，病程日久，加之气虚无力推动血液运行，形成血瘀。病情发展至肾功能衰竭期主要以脾肾虚衰兼夹湿浊、瘀血毒邪等证，虚实夹杂，治疗应根据各期不同时机和临床特征确定治法和选方用药。糖尿病肾脏病无论哪一期均有血瘀之象，活血化瘀贯穿疾病始终。本案患者腰痛、乏力、尿中泡沫多，夜尿频，双下肢酸痛，足尖麻木，大便干燥，舌质淡红，苔白，脉沉。辨证为脾肾两虚，瘀血阻络，给予补肾活血治疗，六味地黄丸滋补肾阴；川牛膝、葫芦巴、巴戟天、枸杞子、杜仲补肾；生黄芪补气；当归、鸡血藤活血通络；茵陈、白豆蔻化湿。血肌酐逐渐下降，又予参芪地黄汤加活血药治疗。经过一年零 3 个月的治疗，血肌酐下降，病情好转，汤剂减量，巩固治疗。

病案 3　李某，女，39 岁，2015 年 11 月 17 日初诊。

主诉：眼睑及双下肢浮肿 1 周。

现病史：该患者 1 周前外感发热，出现眼睑及双下肢浮肿。于当地抗炎治疗后水肿无缓解。11 月 17 日查尿蛋白 3+，尿糖 2+，血浆白蛋白 31.1g/L，为求系统治疗来诊。

初诊：患者身困乏力，气短，口燥咽干，纳食不佳，夜尿频多，肢体麻木，面浮肢肿，舌淡紫，苔薄，脉沉。

既往史：2 型糖尿病病史 1 年。

辅助检查：尿蛋白 3+，尿糖 2+。葡萄糖 7.43mmol/L，血浆白蛋白 31.1g/L，血肌酐 62.9μmol/L，彩超：左肾 10.7cm×4.9cm×4.4cm，实质厚 1.5cm，右肾 10.4cm×4.5cm×4.2cm，实质厚 1.4cm。超声提示左肾小囊肿伴囊壁钙化。肺 CT 提示左肺门占位性病变，左侧胸腔积液。血红蛋白 108g/L。尿蛋白定量 1.41g/24h。抗核抗体、ANCA 均为阴性。尿微量白蛋白定量 2890mg/g，尿微量蛋白/尿肌酐 1950.58mg/g。甲状腺功能：T_3 2.88pmol/L，C3、C4 正常。肝炎系列正常。眼底检查示双眼糖尿病视网膜病变Ⅲ期，双眼黄斑病变。

查体：血压 138/99mmHg。心率 90 次/分。

西医诊断：2 型糖尿病；慢性肾炎；肺炎。

中医辨证：脾肾气虚兼血瘀证。

治则治法：益气健脾补肾利湿，活血化瘀。

方药：生黄芪 40g　党参 20g　茯苓 30g　白术 15g　山药 20g　薏苡仁 20g　土茯苓 50g　牛膝 15g　车前子 20g　益母草 30g　桑椹子 25g　金樱子 20g　白花蛇舌草 30g　半枝莲 30g　苏木 20g。

水煎，每日 1 剂，日 2 次温服。

建议肾活检，患者拒绝，给予中药治疗。

二诊　2015 年 12 月 22 日。患者周身浮肿，颜面尤甚，口干咽干，小便不利，大便秘结，纳少，舌质红，苔白厚，脉沉滑。实验室检查：血浆白蛋白 31.5g/L，肌酐 85.7μmol/L，血红蛋白 92g/L，尿蛋白定量 3.78g/24h。心脏彩超提示心包少量积液，心动过速。肺 CT 提示左肺门增大伴左肺下叶肺炎，双侧胸腔积液，心包积液。方药：疏凿饮子加减。

茯苓 30g　木通 15g　泽泻 15g　槟榔 15g　羌活 15g　秦艽 15g　五加皮 15g　大腹皮 20g　火麻仁 20g　桂枝 15g　猪苓 20g　白术 20g　山药 20g　车前子 20g　淡竹叶 20g　姜皮 15g。

水煎，每日 1 剂，日 2 次温服。

给予雷公藤多苷片每日 6 片治疗。

三诊　2016 年 1 月 1 日。乏力，周身浮肿稍减轻，口干咽干好转，尿少、尿浊，腰酸痛，眠差，舌质淡红，苔白，脉沉。方药如下。

生黄芪 40g　党参 20g　生地黄 15g　山萸肉 20g　山药 20g　茯苓 20g　牡丹皮 15g　泽泻 15g　牛膝 20g　车前子 20g　桂枝 15g　仙茅 15g　淫羊藿 15g　葫芦巴 20g　巴戟天 15g　生牡蛎 20g　生龙骨 20g　百合 20g　茯神 25g　槟榔 20g　木瓜 20g　泽兰 20g　益母草 20g　五加皮 15g　冬瓜皮 15g。

水煎，每日 1 剂，日 2 次温服。

四诊　2018 年 3 月 28 日。患者 2016～2017 年间断复诊，口服雷公藤多苷片。查尿蛋白 3+，白细胞 50 个以上/HPF，尿蛋白定量 4.46g/24h，血肌酐 115.0μmol/L，血浆白蛋白 27.3g/L。行肾活检术，病理为结节性糖尿病肾小球硬化症。给予中药益气补肾活血治疗。

五诊　2019 年 5 月 12 日。周身重度水肿，身体困重，腰痛，乏力，腹胀气短，尿少，舌淡胖，舌边齿痕，苔白厚，脉沉细。化验血红蛋白 82.00g/L，血肌酐 283.4μmol/L，尿蛋白 3+。方药如下。

茯苓 30g　车前子 20g　王不留行 20g　肉桂 15g　大腹皮 20g　槟榔 20g　姜黄 15g　川芎 15g　泽兰 20g　冬瓜皮 20g　巴戟天 20g　女贞子 15g　葫芦巴 25g　菟丝子 20g。

水煎，每日 1 剂，日 2 次温服。

六诊　2019 年 6 月 19 日。水肿减轻，腹胀气短缓解，自觉乏力，腰酸腿软，尿量增多，舌淡胖，舌边齿痕，苔白厚，脉沉细。化验血肌酐 258.5μmol/L，尿蛋白 3+。方药如下。

茯苓 30g　车前子 30g　王不留行 20g　肉桂 15g　木瓜 15g　槟榔 20g　姜黄 15g　川芎 15g　大腹皮 20g　冬瓜皮 20g　白术 20g　巴戟天 20g　泽兰 20g　葫芦巴 20g　白豆蔻 15g。

水煎，每日 1 剂，日 2 次温服。

七诊　2019 年 7 月 8 日。水肿渐消，尿中泡沫明显，乏力、腰酸腿软好转，24h 尿量约 2000ml，舌淡胖，舌边齿痕，苔白厚，脉沉细。化验血肌酐 337.2μmol/L，尿蛋白 3+。方药如下。

茯苓 30g　车前子 30g　王不留行 20g　肉桂 15g　木瓜 15g　槟榔 20g　姜黄 15g　川芎 15g　大腹皮 20g　冬瓜皮 20g　白术 20g　巴戟天 20g　泽兰 20g　葫芦巴 20g　白豆蔻 15g　牛膝 20g　菟丝子 20g。

水煎，每日 1 剂，日 2 次温服。

2019 年 8 月患者因浮肿，尿少，胸闷气短不能平卧，行血液透析治疗。

按　祖国医学认为糖尿病肾脏病是消渴久治不愈，伤阴耗气，痰热郁瘀互结阻于络脉，为虚实相兼，本虚标实之证候。初期给予健脾补肾，利湿活血，后期水肿加重，用决水汤化裁治疗温阳行气利水，浮肿消退，后期反复水肿出现心力衰竭进行透析治疗。糖尿病肾脏病中后期伴发水肿，且逐渐加重至重度水肿出现心力衰竭，是关系疾病转归的重要阶段，应采取利尿与中医辨证论治的中西医结合的积极治疗措施，争取最大程度延缓病程进展。本患者因间断用药，蛋白尿逐渐增多，病情进展迅速，预后不良。

第六节　过敏性紫癜性肾炎

过敏性紫癜性肾炎（Henoch-Schönlein purpura nephritis，HSPN）是过敏性紫癜（Henoch-Schönlein purpura，HSP）的肾损害，是一种常见的继发性肾小球肾炎。过敏性紫癜性肾炎常表现为血尿、蛋白尿，部分患者可伴高血压和肾功能不全。过敏性紫癜性肾炎患者可因致敏原性质不同、个体反应性差异及血管炎累及的器官和病变程度不同，在临床和肾脏病理上呈现不同的改变，对治疗的反应和预后也有较大差异。部分儿童患者可自愈。

2006年欧洲抗风湿联盟（European League Against Rheumatism）和儿科风湿病学会（the Pediatric Rheumatology Society，PRES）鉴于其病理特征，即血管壁内存在异常的IgA沉积，将其定义为IgA血管炎（IgAV）。2008年安卡拉共识会议（Ankara Consensus Conference）进行了更新。2012年国际教堂山共识会议（Chapel Hill Consensus Conference，CHCC2012）正式将其命名修订为IgAV，伴有肾损害者称为过敏性紫癜性肾炎（HSPGN）。

一、临 床 表 现

1. 全身表现

过敏性紫癜通常累及皮肤、胃肠道、关节和肾脏，但临床上并不是所有患者均有上述全部器官受累的表现。皮肤病变通常发生在四肢，也可发生于其他部位，表现为出血性皮疹，压之不褪色，皮疹分界清晰，或融合成片。皮肤活检可见IgA免疫复合物沉积。25%～90%的患者出现胃肠道表现，如腹部绞痛、恶心、呕吐和血便。关节病变常累及的部位是踝关节和膝关节，表现为关节痛或关节肿胀。

2. 肾脏表现

过敏性紫癜肾脏受累情况报道不一，尿常规检查发现40%～60%的过敏性紫癜患者发生过敏性紫癜性肾炎。一般情况下，全身症状和体征出现数天或数周后发生活动性肾脏病变，表现为镜下血尿和蛋白尿。儿童患者即使无肾脏病临床表现，尿检仍能发现红细胞超出正常范围。一些患者临床表现为肾病综合征，少数患者出现肾功能不全表现。肾外临床表现与肾脏病变严重程度无明显相关性。部分患者可以肾脏损害的表现作为过敏性紫癜的首发表现。

二、实验室检查

过敏性紫癜患者血常规和血清补体水平基本正常。急性期近一半患者血清IgA升高，但与临床表现的严重程度和病程无关。部分患者血清中发现了一系列异常的IgA抗体，包括IgA类风湿因子、含有IgA和IgG的循环免疫复合物、IgA型抗心磷脂抗体、IgA与纤粘连蛋白聚合物、IgA抗α-galactosyl抗体和IgA型抗中性粒细胞胞质抗体，虽然含IgA和IgG的循环免疫复合物、IgA类风湿因子和IgA抗α-galactosyl的血清浓度可能与临床肾脏病表现存在相关，但上述抗体与该病的关系尚有待进一步证实。此外，部分患者还存在冷球蛋白。

三、诊 断 依 据

1. 诊断标准

本病诊断标准参照中华医学会儿科学分会肾脏学组《紫癜性肾炎诊治循证指南（2016）》。在过敏性紫癜病程 6 个月内，出现血尿和（或）蛋白尿。其中血尿和蛋白尿的诊断标准如下。

（1）血尿：肉眼血尿或 1 周内 3 次镜下血尿红细胞≥3 个/HPF。

（2）蛋白尿：满足以下任一项者。

1）1 周内 3 次尿常规定性示尿蛋白阳性。

2）24h 尿蛋白定量＞150mg 或尿蛋白/尿肌酐（mg/mg）＞0.2。

3）1 周内 3 次尿微量白蛋白高于正常值。

极少部分患儿在过敏性紫癜急性病程 6 个月后，再次出现紫癜复发，同时首次出现血尿和（或）蛋白尿者，应争取进行肾活检，如为 IgA 系膜区沉积为主的系膜增生性肾小球肾炎，仍可诊断为紫癜性肾炎。

2. 临床分型

孤立性血尿型；孤立性蛋白尿型；血尿和蛋白尿型；急性肾炎型；肾病综合征型；急进性肾炎型；慢性肾炎型。

3. 病理改变

过敏性紫癜性肾炎的病理改变类似于 IgA 肾病的病理改变。过敏性紫癜性肾炎典型的光镜检查特点为系膜增生性肾炎，可伴不同程度新月体形成。系膜病变包括系膜细胞增多和系膜基质增宽，可为局灶性或弥漫性。严重情况下，肾小球内出现中性粒细胞和单个核细胞浸润，甚至出现节段性袢坏死。某些病例的病理表现类似于膜增生性肾炎，肾小球基底膜出现"双轨征"。新月体可为节段性或环性，开始为细胞性、之后为纤维细胞性或纤维性。肾小管萎缩和肾间质纤维化程度与肾小球损伤程度一致。

免疫荧光检查可见以 IgA 为主的免疫球蛋白在肾小球内沉积，IgG、IgM 和 C3 常伴随沉积。主要沉积部位是系膜区，也可见于内皮下。

电镜检查可见肾小球系膜区有电子致密物沉积，伴系膜细胞增殖和系膜基质增多。电子致密物也可见于内皮下。免疫电镜证实电子致密物主要是 IgA 伴 C3 和 IgG 沉积。严重新月体形成时出现肾小球毛细血管壁断裂。

过敏性紫癜性肾炎标准按 1974 年国际儿童肾病研究（ISKDC）和 2000 年中华医学会儿科学分会肾脏学组制订，分为六级。Ⅰ级：肾小球轻微异常；Ⅱ级：单纯性系膜增生；Ⅲ级：系膜增生伴 50%以下肾小球新月体形成和（或）节段损害；Ⅳ级：系膜增生伴 50%～75%肾小球有新月体形成和（或）节段损伤；Ⅴ级：系膜增生伴 75%以上肾小球有新月体和（或）节段损伤；Ⅵ级："假性"膜增生性肾炎。

1996 年 Bohle 等对肾小管间质的病理分级如下。

（+）级：轻度小管变形扩张。

（++）级：间质纤维化、小管萎缩＜20%，散在炎症细胞浸润。

（+++）级：间质纤维化、小管萎缩占 20%～50%，散在和（或）弥漫性炎症细胞浸润。

（++++）级：间质纤维化、小管萎缩＞50%，散在和（或）弥漫性散在和（或）弥漫性炎症细胞浸润。

四、治　疗

本病有一定的自限性，特别是儿童病例。对一过性尿常规异常者不需特殊治疗，但应注意观察尿常规变化。

急性期应卧床休息、注意保暖、停用可疑过敏药物及食物，避免接触可疑过敏原。腹痛明显和便血者可应用 H_2 受体阻滞剂、肌内注射维生素 K_1、阿托品等。酌情采用抗过敏、抗感染、降压治疗。其他治疗参考 IgA 肾病。

Huang X 等回顾性分析了其中心患有过敏性紫癜并经活检证实肾脏受累的成年患者。对长期肾脏生存和预后因素也进行了评估，研究随访期间，4.6%的患者发生了终末期肾病。终末期肾病的 5 年和 10 年累积肾脏存活率分别为 96.4%和 88.6%。患者的最佳治疗目标可能是将蛋白尿降低到＜0.4g/d，并控制高血压，以预测过敏性紫癜性肾炎患者良好的肾脏预后。基线尿蛋白、肾功能不全、肾小球硬化和肾小管萎缩/间质纤维化是肾脏病预后的独立预测因子。

五、张琪教授临证经验

张琪教授经过多年临床实践总结出，过敏性紫癜性肾炎的发病关键是外感毒热之邪，或热蓄日久，蓄结成毒，毒热迫血妄行，损伤脉络或饮食、劳倦、情志所伤导致脏腑内伤，阳气过旺而蕴生内热，血溢于脉外，渗于肌肤，发为紫斑；毒热循经下侵于肾，损伤脉络，而为溺血。经治疗毒邪渐去，而血热搏结或用药不当，致血热内瘀，日久迁延，虚火内生，舍于肾与膀胱，迫血妄行，而尿血反复不愈。病久耗伤气血，损及脾肾，而成热邪未去、正气已伤之虚实夹杂之候。邪热滞留，脾肾亏虚，精微不固，而致尿中红细胞、蛋白日久不消。

根据其证候表现及病机演变特点，设立三步论治法，注重药物的配伍选择，但应针对具体病情，灵活应用。如关节痛加怀牛膝、赤芍、地龙、桑寄生等；腹痛重用白芍、炙甘草等；久服激素而出现明显副作用者，可配伍解毒活血之品，皆可明显提高疗效。

1. 清热解毒、凉血止血法

清热解毒、凉血止血法适用于毒热蕴结，迫血妄行，所致肌肤突然出现红色紫斑，分布稠密，痛痒不显，舌红绛，脉滑数等症状。方用犀角地黄汤加味，药物组成：水牛角 20g、生地黄 15g、白芍 15g、牡丹皮 15g、侧柏叶 20g、焦栀子 10g、墨旱莲 15g、女贞子 20g、白茅根 30g、小蓟 20g、茜草 20g、蒲公英 20g、金银花 20g、白花蛇舌草 20g、生地榆 20g、炙甘草 15g。

犀角地黄汤首载于唐代孙思邈《备急千金要方》，为热毒炽盛于血分、迫血妄行所致出血而设，为清热凉血之剂，既能清热解毒，又能凉血散瘀，兼以养阴。由犀角（现以水牛角代替）、生地黄、芍药、牡丹皮四味药组成。因热蕴下焦，每与湿邪搏结，致湿热蕴结于下，故常加白花蛇舌草、萹蓄、木通、白茅根、瞿麦等清利湿热以止血。此类患者初起紫斑甚者，当重在清热解毒；若尿血重者，当重在清利湿热毒邪以止血。若兼有风邪表证者，以紫斑瘙痒、肢节痛，遇风甚，鲜红成片而突发为特点，可酌加荆芥、防风、牛蒡子、升麻等疏风解毒之品，然用量不宜大，防化燥伤阴。

2. 清热凉血、活血止血法

清热凉血、活血止血法适用于血热内瘀，阴虚火旺，脉络损伤所致紫癜时隐时现，尿血色暗红，或尿如酱油色，或镜下血尿，排尿涩痛不畅，小腹胀满，腰痛，便秘，手足心热，或兼咽痛，扁桃体红肿，舌暗红或舌尖红少津，苔白燥，脉滑数有力。方用自拟桃黄止血汤。药物组成：大黄 7.5g、桃仁 20g、小蓟 30g、白茅根 30g、生地黄 20g、侧柏叶 20g、山栀子 10g、蒲黄 15g、桂枝 10g。方中桃仁活血润燥，大黄泻热结，二药为主药配伍泻热开结，热除则血止。此方乃根据桃核承气汤意，除大黄、桃仁泻热逐瘀外，桂枝温通以防寒凝，小蓟、侧柏叶、白茅根、生地黄、山栀子诸药凉血清热止血，合而为清热止血之有效方剂。

3. 清热利湿、疏风止血法

清热利湿、疏风止血法适用于湿热内蕴而致皮肤紫癜反复出现，紫癜色深红，口苦，口中黏腻，晨起口中异味，时腹痛，关节痛，大便不爽，舌质红，苔白腻，脉沉。方用当归拈痛汤加减，药物组成：当归 20g、苦参 15g、苍术 15g、猪苓 15g、防风 10g、升麻 15g、羌活 15g、泽泻 15g、茵陈 15g、黄芩 10g、葛根 15g、黄芩 15g、白术 20g、山药 20g、薏苡仁 30g、紫草 15g。当归拈痛汤出自金代名医张元素的《医学启源》，方由"羌活、防风、升麻、葛根、白术、苍术、当归、人参、炙甘草、酒浸苦参、炒黄芩、酒洗知母、酒炒茵陈、猪苓、泽泻"组成，原方治湿热为病。肢体烦痛，肩背沉重，胸膈不利，遍身疼，下注于胫，肿痛不可忍。张琪教授常以此方加减治疗过敏性紫癜性肾炎辨证属于风湿热邪内蕴，灼伤脉络，或外感风湿热邪循经入侵于肾所致者。其组方特点为用羌活、独活以散风除湿，猪苓、泽泻甘淡利湿，苍术、白术健脾燥湿，苦参、黄芩、茵陈、知母苦寒清热除湿，升麻、葛根解毒清热，引清气上行以散风湿，再加当归补血活血。诸药合用，祛风清热利湿止血，上下分消湿热，使壅滞得以宣通。

4. 益气养阴、清热利湿法

益气养阴、清热利湿法适用于气阴两虚、湿热内蕴证，症见皮肤紫癜反复发作，倦怠乏力，气短，心悸，口干，咽干，手足心热，泡沫尿，食欲不振，小便色黄，舌质红，白苔或少苔，脉沉或兼数者。方药：清心莲子饮加减，药物组成：生黄芪 30g、党参 15g、地骨皮 15g、麦冬 15g、茯苓 15g、柴胡 15g、黄芩 15g、车前子（包煎）15g、石莲子 15g、白花蛇舌草 30g、益母草 30g、炙甘草 15g。加减：阴虚较重，加生地黄 15g、玄参 15g；血尿重，加大蓟 20g、小蓟 15g、白茅根 20g、蒲黄（包煎）15g、侧柏叶 15g；口干舌燥甚，加天花粉 15g、北沙参 15g。

5. 健脾益气、凉血止血法

健脾益气、凉血止血法适用于脾气虚，脾失统血证。症见：病程较久，耗伤正气，气血不足，长期站立则紫癜复现，伴有乏力、心悸、蛋白尿、血尿，倦怠乏力、腰膝酸软、舌淡嫩、脉细弱。方用归脾汤加减，药物组成：当归 15g、白术 15g、太子参 20g、生黄芪 20g、茯神 15g、远志 15g、酸枣仁 15g、木香 10g、桂圆肉 15g、生姜 15g、大枣 5 个、炙甘草 15g、仙鹤草 20g、茜草 20g、侧柏叶 20g、生山药 20g、地榆 15g。此方出于严用和《济生方》，原方治"思虑过度，劳伤心脾，以致血不归经，而为健忘、不寐、怔忡等症"。归脾汤气血双补，以补气为主，使脾健气血生化有源，统血摄血有权。仙鹤草、茜草、侧柏叶、地榆凉血止血。如果脾阳虚者可用黄芪建中汤加味治疗。

6.滋补肾阴、凉血止血法

滋补肾阴、凉血止血法适用于外感疫毒之邪，日久伤及肾阴，肾阴亏耗，相火妄动，热迫血行而致尿血，或蛋白尿，口干，五心烦热，舌质红，少苔，脉细数。方用六味地黄丸加味，药物组成：熟地黄 20g、山萸肉 15g、山药 20g、牡丹皮 15g、茯苓 15g、泽泻 15g、知母 20g、黄柏 15g、茜草 20g、阿胶（烊化）15g、炙甘草 15g。本方由《小儿药证直诀》之六味地黄丸加味而来。阴虚火旺之尿血，既不可用桂附以助阳伤阴，又不可用苦寒之剂以直折其热，必以"壮水之主，以制阳光"，则诸症自除。本方以大补真阴之六味地黄汤加知母、黄柏以滋阴清热，使水升火降则诸症可平；茜草、阿胶育阴止血，治阴虚火动之出血最宜。如尿血较重，也可加入三七、墨旱莲、生地炭、仙鹤草等止血药，标本兼顾。

六、个人临证感悟

（1）在过敏性紫癜病程6个月内出现血尿和（或）蛋白尿可诊断为过敏性紫癜性肾炎，病理为 IgA 血管炎，为常见的继发性肾小球肾炎，多见于儿童。

（2）过敏性紫癜性肾炎有以血尿为主者，有以蛋白尿为主者，有以蛋白尿和血尿并见者。临床观察血尿不宜消退，蛋白尿难消。儿童较容易治愈，但有病情迁延不愈者、进展至肾衰竭者。

（3）根据张琪教授的临床经验，病之初期舌红苔不厚者以清热凉血解毒为主，舌苔厚者以清热利湿解毒为主，病情迁延，紫癜反复出现者以归脾汤、黄芪建中汤治疗，蛋白尿、血尿反复不愈者以清心莲子饮、知柏地黄丸、参芪地黄汤等治疗。

七、病案举例

病案1 李某，女，19岁，2020年3月31日初诊。

主诉：双下肢皮肤紫癜3天。

现病史：3天前外感后出现双下肢皮肤紫癜，口服维生素 C、钙片治疗无缓解，为求中医治疗来诊。

初诊：双下肢皮肤紫癜，色鲜红，不痒，舌质红，苔白，脉数。

既往史：10年前患过敏性紫癜性肾炎，激素治疗后转阴。

辅助检查：尿蛋白±，红细胞8～10个/HPF，白细胞3～5个/HPF，血红蛋白125g，尿蛋白定量 0.15g/24h。

彩超：左肾 10.3cm×4.3cm×4.2cm，实质厚 1.3cm；右肾 9.7cm×4.6cm×4.2cm，实质厚 1.3cm。双肾大小正常。

查体：下肢皮肤紫癜，色鲜红。

西医诊断：过敏性紫癜性肾炎。

中医诊断：紫斑（毒热迫血妄行证）。

治则治法：清热凉血解毒。

方药：生地黄 20g　水牛角 20g　赤芍 20g　牡丹皮 15g　玄参 15g　白芍 20g　炙甘草 15g　连翘 20g　紫草 15g　石膏 20g　肉豆蔻 7g　白茅根 20g。

7 剂，水煎，每日 1 剂，分 2 次温服。

二诊　2020 年 4 月 7 日。紫癜消退，查尿蛋白阴性，隐血±，红细胞 1～3 个/HPF，尿蛋白定量 0.19g/24h。

按　过敏性紫癜是由于病原体感染、某些药物、食物过敏等原因，体内形成 IgA 或 IgG 类循环免疫复合物，沉积于真皮上层毛细血管而引起血管炎，易合并肾炎。属于中医之"紫斑"证，又称为"肌衄"及"葡萄疫"。张琪教授认为，毒热迫血妄行是引起过敏性紫癜性肾炎的主要原因。外感毒热之邪，毒热迫血妄行，损伤脉络，血溢于脉外，渗于肌肤，发为紫斑；毒热循经下侵于肾，损伤脉络，而为溺血，《黄帝内经》谓："胞移热于膀胱，则癃溺血。"本案外感后出现双下肢皮肤紫癜，色鲜红，伴有镜下血尿，辨证为毒热迫血妄行，治疗以清热凉血解毒为主，方以犀角地黄汤加减。方中生地黄、水牛角、赤芍、牡丹皮、石膏清热凉血；白芍、炙甘草养阴；玄参、连翘清热解毒；紫草清热凉血、活血解毒、透疹消斑；白茅根清热凉血止血，利尿通淋；肉豆蔻温中防凉药伤脾胃。经 1 周治疗紫癜消退，血尿消失，病情痊愈。

病案 2　肖某，女，29 岁，2017 年 7 月 19 日初诊。

主诉：反复双下肢皮肤紫癜 3 年余，泡沫尿 1 周。

现病史：2014 年食用海鲜后出现双下肢皮肤紫癜，渐出现泡沫尿，查尿蛋白 1+，红细胞 8～10 个/HPF，诊断为过敏性紫癜性肾炎，给以抗过敏、中药等治疗，皮肤紫癜反复出现，给予甲泼尼龙治疗紫癜消退，尿蛋白转阴，红细胞正常，甲泼尼龙逐渐停用。1 周前感冒后出现双下肢皮肤紫癜，查尿蛋白 1+，红细胞 8～10 个/HPF，为求中医治疗来诊。

初诊：双下肢皮肤紫癜，乏力，舌质红，苔薄白，脉沉滑。

既往史：健康。

辅助检查：尿蛋白 1+，红细胞 8～10 个/HPF，生化各项指标均正常。彩超：双肾大小形态正常，实质回声增强，双肾轻度弥漫性改变。

查体：血压 110/80mmHg，心率 84 次/分，双下肢皮肤紫癜。

西医诊断：过敏性紫癜性肾炎。

中医诊断：紫斑（气阴两虚证）。

治则治法：益气养阴、清热凉血。

方药：生黄芪 30g　党参 20g　莲子肉 20g　地骨皮 15g　柴胡 15g　茯苓 20g　麦冬 15g　车前子 15g　桑椹子 20g　芡实 20g　金樱子 20g　白茅根 20g　仙鹤草 20g　侧柏叶 20g　茜草 20g　连翘 25g　女贞子 15g。

二诊　2017 年 7 月 31 日。复查尿蛋白 1+，红细胞 3～4 个/HPF。服药后双下肢皮肤紫癜消失，乏力，舌质淡红，苔薄白，脉弦。继续前方加减治疗。

三诊　2017 年 8 月 14 日。复查尿蛋白阴性，红细胞 1～3 个/HPF。

按　本患者患过敏性紫癜性肾炎经激素治疗后病情痊愈，但感冒后复发，双下肢皮肤紫癜，出现蛋白尿、镜下血尿，伴有乏力，舌质红。根据张琪教授经验，认为此患者既往紫癜性肾炎病史，感受热毒之邪，则热邪多伤及气阴，乏力，辨证为气阴两虚，热迫血行，故拟方以益气养阴扶正为主，而以清热利湿凉血为辅，共为标本兼治之法；经过 20 余剂治疗病情痊愈。2022 年育一男婴，身体健康。

病案 3　丁某，女，21 岁，2018 年 8 月 18 日初诊。

主诉：反复周身紫斑4年余，尿中泡沫多6个多月，加重1个多月。

现病史：4年多以前接触建筑材料后出现双下肢皮肤紫癜，伴有胃痛，于北安市某医院就诊诊断为"过敏性紫癜"，治疗具体用药不详，效果不佳，于哈尔滨医科大学某附属医院查尿蛋白2+，诊断为"过敏性紫癜性肾炎"，给予激素治疗痊愈。6个多月前因尿中泡沫多伴胃痛，双下肢散在皮下出血点，我院住院查尿蛋白2+，诊断为"过敏性紫癜性肾炎"，给予抗炎、抗过敏等治疗尿蛋白转阴出院。此后尿中泡沫时多时少，紫癜时有复发，胃痛时作，尿蛋白1+～3+。1个多月前患者因劳累后尿中泡沫增多伴尿色鲜红，皮肤紫癜，查尿蛋白2+，红细胞10～15个/HPF，于我院住院治疗。

初诊：尿中泡沫多，皮肤紫癜，时有胃痛，大便时稀，舌质淡，苔白，脉沉。

既往史：既往健康。

辅助检查：尿液分析+沉渣示尿蛋白2+、潜血2+，红细胞10～15个/HPF。尿微量白蛋白64.8mg/L，尿蛋白定量0.17g/24h。肾功能正常。彩超：双肾大小形态正常，实质回声略增强。

查体：血压90/60mmHg，心率80次/分。

西医诊断：过敏性紫癜性肾炎。

中医诊断：紫斑（脾阳虚，湿浊内蕴证）。

治则治法：温中健脾利湿。

方药：方以黄芪建中汤加减，用药如下。

生黄芪20g 桂枝15g 白芍15g 白豆蔻15g 炙甘草15g 炒薏苡仁20g 茯苓15g 炒白术15g 神曲15g 生姜10g。

7剂，水煎，每日1剂，分2次温服。

二诊 2018年8月27日。现尿中泡沫减少，皮肤紫癜消退，时有胃痛，大便时稀，舌质淡，苔白，脉沉。尿液分析+沉渣：尿蛋白-、潜血2+，红细胞6～8个/HPF。尿微量白蛋白28.4mg/L，尿微量白蛋白/尿肌酐51.6mg/g，尿蛋白定量0.14g/24h。病情减轻，继续前方7剂治疗。

三诊 2018年9月4日。现尿中少量泡沫，皮肤紫癜未复发，胃痛次数减少，大便时稀，舌质淡，苔白，脉沉。继续予黄芪建中汤加减治疗。方药如下。

生黄芪25g 桂枝10g 白芍15g 白豆蔻15g 炙甘草15g 炒薏苡仁20g 升麻5g 茜草15g 茵陈10g 生姜15g。

14剂，水煎，每日1剂，分2次温服。

四诊 2018年9月25日。现患者尿中泡沫减少，皮肤紫癜未复发，胃痛偶作，手凉，大便时稀，舌质淡，苔白，脉沉。尿液分析+沉渣：尿蛋白阴性、潜血1+，红细胞1～3个/HPF。尿蛋白减少，紫癜消退，故继续前方7剂治疗。

五诊 2018年10月6日。现患者尿中泡沫减少，皮肤紫癜未现，胃痛未作，手凉，大便时稀，舌质淡，苔白厚，脉沉。尿液分析+沉渣：尿蛋白±、潜血1+，红细胞3～5个/HPF，尿蛋白定量0.10g/24h。方以黄芪建中汤加减，前方减茵陈、茜草，加黄芩10g、佩兰10g、藕节15g化湿，具体方药如下。

生黄芪25g 桂枝7g 白芍15g 黄芩10g 升麻5g 生姜15g 炙甘草15g 白豆蔻10g 生白术20g 佩兰10g 藕节15g。

7 剂，水煎，每日 1 剂，分 2 次温服。

六诊 2018 年 10 月 13 日。现患者尿中泡沫消失，皮肤紫癜未现，胃痛未作，手变温，大便日 1 行时稀，舌质淡红，苔白，脉沉。尿液分析+沉渣：尿蛋白-、白细胞 1+，白细胞 4～5 个/HPF。病情基本痊愈，前方加减治疗，方药如下。

生黄芪 25g 黄芩 10g 甘草 15g 藕节 15g 炒白术 15g 莲子 15g 桔梗 15g 茵陈 10g 当归 15g 白豆蔻 7g 生姜 10g。

14 剂，水煎，每日 1 剂，分 2 次温服。

随访：2022 年 6 月 25 日紫癜未复发。

按 过敏性紫癜多为感受热邪，热蓄日久，蓄结成毒，毒热迫血妄行，损伤脉络，血溢于脉外、渗于肌肤，发为紫斑，治疗以清热凉血解毒为主。本患者双下肢皮肤紫癜反复发作，每逢胃痛即出现紫癜，平素怕冷，考虑病位在脾胃，脾主四肢肌肉，脾虚失统，则血溢脉外，发为紫癜，故辨证为脾阳虚之紫斑，予黄芪建中汤加味治疗温中健脾利湿而病愈。生黄芪健脾益气，桂枝、生姜温阳散寒，白芍缓急止痛，白豆蔻芳香化湿温脾，炒薏苡仁利湿，升麻升阳，茜草止血。诸药合用温中健脾利湿，经加减变化调理胃痛消失，紫癜消退，蛋白尿、血尿逐渐减少而愈。

第七节 高血压肾病

原发性高血压造成的肾脏结构和功能改变，称为高血压肾损害，是导致终末期肾病的重要原因之一。其病变主要累及肾脏入球小动脉、小叶间动脉和弓状动脉，故又被称为小动脉性肾硬化症。此病在西方国家是导致终末期肾衰竭的第二位疾病，在我国发病率也在日益增长。发病机制可能与高血压导致肾脏血流动力学改变有关，也可能存在有非血流动力学的参与。根据患者临床表现和病理改变的不同，一般将本病分成良性高血压肾硬化症和恶性高血压肾硬化症。良性高血压肾硬化症是良性高血压长期作用于肾脏引起的，主要呈现肾脏小动脉硬化和继发性肾实质缺血性病变。恶性高血压肾硬化症是指在原发性高血压基础上发展为恶性高血压，终致肾脏损伤。如果早期能够积极有效地控制血压，将会对阻断高血压与肾脏损害之间的恶性循环起到非常重要的作用。

高血压是终末期肾病（ESRD）的第二大病因，仅次于糖尿病，也是终末期肾病患者中第二大最常诊断的原发疾病，流行病学研究已经记录了超过 30 000 名美国人与患有持续性高血压相关。在多危险因素干预试验（MRFIT）中，有 332 544 名男性入组，高血压被报道与随后的终末期肾病的发展相关。

一、临床表现

患者有长期未得到有效控制的高血压病史，病程中可见到血肌酐和尿素氮逐渐增高，可出现蛋白尿。

1. 蛋白尿

尿中蛋白量一般轻度增高（<1g/d），少数表现为非肾病范围的蛋白尿，除非伴有急剧进展的高血压或肾血管性高血压，罕有肾病范围的蛋白尿。高血压患者出现微量白蛋白尿提示

肾小球毛细血管选择通透性受损，是肾小球高滤过的一个临床标志，同时也代表全身内皮系统功能受损。临床显性蛋白尿的出现提示继发肾小球损伤。近年来的研究显示，高血压可导致肾小球足细胞的损伤，使肾滤过屏障受损。

2. 肾功能受损

轻到中度原发性高血压患者已经存在血管阻力增加，肾血流量减少而肾小球滤过率（GFR）可正常或升高（呈高灌注、高跨膜压、高滤过状态）。严重高血压或原发性高血压的晚期阶段可出现肾小球滤过率的下降。预示着出现了功能肾单位不可逆的组织学损伤。在高血压的晚期常常有远端肾小管浓缩功能受损，表现为夜尿增多，并可出现尿浓缩试验检查异常。

3. 其他靶器官损伤

高血压患者除肾受损外，还常伴有其他靶器官的损伤，集中体现在心脑血管病变。患者可出现左心室肥厚，心脏增大，心功能改变。心电图（ECG）和超声心动图（UCG）上均可有表现。对神经系统有异常的患者，应进行头颅 CT、MRI 等检查，了解有无脑血管病变。此外，眼底检查可见到小动脉硬化，动静脉直径比例改变，如出现眼底出血、渗出和视乳头水肿，则肯定是严重高血压并发症。

二、实验室检查

肾小管性蛋白尿、尿 NAG 及 β2 微球蛋白增高等，部分存在中度蛋白尿及少量红细胞尿，以及肾功能进行性减退。24h 尿蛋白定量一般不超过 1～1.5g。

三、诊 断 依 据

本病诊断依据参照高血压肾病诊治中国专家共识组成员《高血压肾病诊断和治疗中国专家共识（2022）》。

（1）在确诊高血压之后的病程中（5～10 年）逐渐出现微量白蛋白尿或轻中度的蛋白尿，或出现肾功能损害等临床表现。

（2）有高血压家族史，或伴有其他靶器官损害，如左心室肥厚、冠状动脉粥样硬化性心脏病（冠心病）、外周血管疾病等。

（3）相对正常的尿沉渣，镜检时有形成分少。

（4）除外其他病因导致肾病的可能。

（5）肾穿刺活检病理符合高血压引起的肾小动脉硬化。

高血压肾病的典型病理表现为肾小动脉内膜增厚，和（或）细小动脉玻璃样变，进而导致肾小球及肾小管缺血性改变。

需要指出的是，高血压肾病的诊断主要基于临床表现，通常并不常规进行肾穿刺活检进行病理证实。但如怀疑有其他肾小球疾病继发的高血压及导致的肾损害，必要时仍应行肾穿刺活检或其他系统检查以帮助做出正确诊断。

四、治　疗

积极有效地控制高血压是避免或减轻其对靶器官（包括肾在内）造成损害的根本措施。AASK 研究显示，只要能够充分控制血压达标，那么在达标范围内的不同血压水平之间在临床终点事件的发生无明显区别。ALLHAT 研究也证实，在同等水平血压控制情况下，不同降压制剂之间在减少临床心血管事件上无差别。因此，积极降压使血压达标是治疗的第一要义。对不合并蛋白尿的，将血压目标值定为＜140/90mmHg；合并蛋白尿者，降压目标值为＜130/80mmHg。在治疗过程中，应注意正确的血压监测以助于评估。24h 动态血压监测能更好地估计患者的真实血压和节律，与远期心血管事件、肾损害的预后更为密切相关。同时，还能更好地评价降压治疗的效果及优化治疗方案。对于高血压患者的治疗包括非药物治疗（生活方式和饮食的调整）及药物治疗。

五、张琪教授临证经验

张琪教授认为高血压性肾病病位多在肾、肝、脾，早期以肝肾阴虚为主，后期多为脾肾两虚，故本病病机本虚多为脾肾两虚，肝肾阴虚，标实多兼夹痰浊、瘀血等，证属本虚标实，虚实夹杂，病情难愈。根据其病机特点，病症结合，辨证施治，多采用滋阴补肾、平肝潜阳，补脾益肾、活血化瘀，化湿浊、解毒活血等标本同治法治疗。

1. 滋阴补肾、平肝潜阳法

滋阴补肾、平肝潜阳法适用于肝肾阴虚、肝阳上亢证，症见眩晕，头目胀痛，视物模糊，心烦少寐，耳鸣，咽干，腰膝酸软，舌红苔薄黄或少苔，脉弦细或弦数。方用自拟育阴潜阳汤治疗，药物组成：代赭石 30g、怀牛膝 20g、生龙骨 20g、生牡蛎 20g、石决明 20g、钩藤 15g、生地黄 20g、白芍 20g、枸杞子 15g、菊花 15g、玄参 20g、炙甘草 10g。方中代赭石重镇降逆，用怀牛膝引血下行，使虚阳归于下元；再配生龙骨、生牡蛎、石决明、钩藤、菊花清肝热，平肝潜阳；白芍、枸杞子、生地黄、玄参滋阴以制阳。诸药配伍，用于临床以高血压肾病肝肾阴虚表现为主者。

2. 补脾益肾、活血化瘀法

补脾益肾、活血化瘀法适用于脾肾亏虚，瘀血内蕴证。症见倦怠乏力，腰膝酸软，面色少华、舌质淡，苔薄，脉沉细或沉弱等，伴有肌肤甲错，腰痛如刺，舌紫暗或有瘀点瘀斑者，为兼夹瘀血阻络之证，治疗宜补肾活血化瘀，方用参芪地黄汤合解毒活血汤加减，药物组成：熟地黄 20g、山萸肉 20g、山药 20g、茯苓 20g、牡丹皮 15g、泽泻 15g、生黄芪 30g、太子参 20g、桃仁 15g、红花 15g、当归 15g、赤芍 15g、葛根 20g、柴胡 15g、丹参 20g、川芎 15g、大黄 10g、连翘 20、生地黄 20g、枳壳 15g、炙甘草 15g。方中太子参、生黄芪补气健脾，气足则血得摄，脾健则血自统；六味地黄汤补肾以固摄；连翘、葛根、柴胡、炙甘草清热解毒；桃仁、红花、赤芍、生地黄活血散瘀、凉血清热；气为血帅，气行血行，故复佐少量枳壳理气，以助活血之力。全方共奏补脾益肾，清热解毒，活血化瘀之效。

3. 化湿浊、解毒活血法

化湿浊、解毒活血法适用于痰浊瘀血证，症见腰膝酸软，头痛少寐，恶心、呕吐，面色青晦不泽，食欲不振，舌紫少苔或无苔，或舌有瘀斑，脉弦。方用加味解毒活血汤加减，药物组成：连翘25g、桃仁20g、红花15g、当归20g、葛根20g、赤芍20g、柴胡15g、怀牛膝20g、枳壳15g。对于高血压肾病的中医药治疗，因其病机错综复杂，临床表现变化差别大，证候变化多端，故治疗上不能固守一方一药，应需辨证入微，论治得法，制方严谨，用药精当才能达到最终的治疗目的。

六、临证感悟

（1）高血压肾病主要累及肾脏入球小动脉、小叶间动脉和弓状动脉，以血管管腔狭窄、玻璃样变性为主，导致肾小球缺血性硬化，所以蛋白尿不多，如果血压控制达标，病情进展较缓慢。

（2）本病多由于高血压日久及肾，本虚标实，本虚多为脾肾两虚、肝肾阴虚，标实多兼夹痰浊、瘀血。

（3）病初辨证以肝肾阴虚为主，根据张琪教授经验用育阴潜阳汤效果较好，血压下降，病情好转，后期以补肾活血为主治疗。

七、病案举例

病案1　刘某，男，31岁，肇源县人，2018年5月3日初诊。

主诉：头晕、乏力9天。

现病史：2018年4月24日因头晕、视物重影，于肇源县某医院查尿蛋白2+，血肌酐166μmol/L，予厄贝沙坦、吲达帕胺、黄葵胶囊、尿毒清颗粒、肾复康等治疗。5月2日查血肌酐190.6μmol/L，血压190/130mmHg，为求明确诊断及中医治疗而来诊。

初诊：头晕，视物模糊，乏力，大便每日1次，舌质淡红，苔薄白，舌体大，脉沉紧。

既往史：高血压病史10余年。

辅助检查：尿蛋白1+，尿微量蛋白100mg/L，尿微量蛋白/尿肌酐191.38mg/g，尿β2微球蛋白7.27mg/L。血常规正常。肝功能：谷丙转氨酶210U/L，谷草转氨酶102U/L，γ-谷氨酰转移酶83U/L，乳酸脱氢酶296U/L，α-羟丁酸脱氢酶249U/L，白蛋白正常。心肌酶正常。肾功能：尿素氮10.33mmol/L，肌酐175.6μmol/L，尿酸363.8μmol/L，血清胱抑素C 2.94mg/L。

彩超：双肾弥漫性改变，左肾11.0cm×4.8cm×4.5cm，实质厚1.3cm；右肾11.7cm×4.2cm×4.0cm，实质厚1.3cm。

西医诊断：恶性高血压，高血压肾病，慢性肾衰竭，慢性肾脏病3期；肝功能异常。

中医诊断：眩晕（肾虚肝阳上亢证）。

治则治法：滋阴潜阳，息风，补肾。

治疗：

（1）方选镇肝熄风汤加减。白芍20g　天冬15g　天麻5g　钩藤15g　生龙骨20g　生牡蛎20g　当归15g　怀牛膝20g　五味子15g　山萸肉20g　山药20g。

水煎，每日1剂，分2次温服。

（2）降压：缬沙坦氨氯地平片1片，每日1次。

（3）保肝降酶：复方联苯双酯片1片，每日3次。

（4）建议患者住院治疗，明确病因和系统治疗，患者拒绝住院。故于门诊治疗。

二诊　2018年5月17日。现患者时有视物模糊，乏力，夜尿1次，大便正常，舌质淡红，舌体大，舌苔白，脉弦。血压150/110mmHg。实验室检查：肝功能示谷丙转氨酶22U/L，谷草转氨酶23U/L，γ-谷氨酰转移酶41U/L，乳酸脱氢酶175 U/L；肾功能：尿素氮9.94mmol/L，肌酐151.2μmol/L，尿酸322.2μmol/L，血清胱抑素C 2.63 mg/L。尿蛋白1+，尿糖±，尿微量蛋白162mg/L，尿微量蛋白/尿肌酐83mg/g。病情好转，血压下降，治疗以补肾为主，予六味地黄丸加减加补肾活血之品，用药如下。

熟地黄15g　山萸肉20g　生山药20g　牡丹皮15g　茯苓15g　牛膝20g　葛根20g　白芍20g　天麻15g　女贞子15g　枸杞子20g　杜仲20g　菟丝子20g　土茯苓30g　生黄芪25g　丹参20g　川芎15g。

水煎，每日1剂，分2次温服。

继续降压，停复方联苯双酯片。

参地补肾胶囊4粒，每日3次口服。

三诊　2018年6月21日。现患者视物清晰，时感乏力，夜尿1次，大便正常，舌质红，舌体大，舌苔薄白，脉弦。血压160/100mmHg。肝功能：谷丙转氨酶15U/L，谷草转氨酶18U/L，γ-谷氨酰转移酶23U/L，乳酸脱氢酶159U/L，α-羟丁酸脱氢酶150U/L，白蛋白正常。肾功能：尿素氮8.87mmol/L，肌酐139.9μmol/L，尿酸334.7μmol/L，血清胱抑素C 2.31mg/L。离子正常。尿蛋白1+，尿糖-，尿微量蛋白119mg/L，尿微量蛋白/尿肌酐74.36mg/g。

患者血肌酐下降，视物转清，继续给予补肾活血之汤剂及继续降压，继续口服参地补肾胶囊治疗。

四诊　2018年8月13日。现患者乏力，夜尿1次，大便正常，舌质红，舌体大，舌苔薄白，脉弦。血压150/100mmHg。血常规正常。肾功能：尿素氮8.19mmol/L，肌酐115.4μmol/L；离子正常。尿蛋白1+，尿微量蛋白127mg/L，尿微量蛋白/尿肌酐94.85mg/g。血肌酐继续下降，效不更方。

五诊　2018年9月17日。现患者时感乏力，夜尿1次，大便正常，舌质红，舌苔薄白，脉沉弦。血压140/110mmHg。肾功能：尿素氮9.72mmol/L，肌酐105.1μmol/L。尿蛋白1+，尿微量蛋白257mg/L，尿微量蛋白/尿肌酐186.5mg/g。

病情逐渐好转，继续前方加减治疗，方药如下。

党参20g　生黄芪30g　当归15g　葛根20g　丹参20g　川芎15g　熟地黄15g　山萸肉20g　生山药20g　牡丹皮15g　茯苓15g　泽泻15g　牛膝20g　菟丝子20g　刘寄奴20g。

水煎，每日1剂，分2次温服

六诊　2018年10月20日。现患者乏力，夜尿1次，大便正常，入睡困难，舌质红，舌体大，舌苔薄白，脉沉弦。血压140/100mmHg。肾功能：尿素氮11.62mmol/L，肌酐106.9μmol/L尿酸376μmol/L。尿蛋白1+，尿微量蛋白118mg/L，尿微量蛋白/尿肌酐57.48mg/g。患者入睡困难，前方加茯神安神。

七诊　2018年11月20日。现患者腰痛，夜尿1次，大便稀，1~2日1行，舌质红，舌苔薄白，脉沉。血压140/92mmHg。肾功能：尿素氮9.00mmol/L，肌酐92.3μmol/L尿酸274μmol/L。尿蛋白1+，尿微量蛋白235mg/L，尿微量蛋白/尿肌酐222.46mg/g。患者病情缓解，血肌酐正常，但腰痛，故前方加杜仲补肾强腰；大便稀加白豆蔻温脾。

按　中医并无高血压病名，高血压的主症为眩晕。本患者因头晕、视物模糊，发现血压升高、血肌酐升高，辨证为眩晕之肾虚肝阳上亢证，《灵枢·海论》曰："髓海不足，则脑转耳鸣，胫酸眩冒，目无所见，懈怠安卧。"根据急则治其标、缓则治其本原则，治以滋阴潜阳、息风、补肾，方用镇肝熄风汤加补肾之品。二诊病情好转，血压下降，血肌酐下降，治疗以补肾为主，予六味地黄丸加减加补肾活血之品，经过七诊加减变化治疗血肌酐由175.6μmol/L 下降至 92.3μmol/L，为正常范围，肾功能恢复，病情好转。本案高血压肾病先滋阴潜阳息风，再补肾活血治疗，病情好转。

病案 2　王某，男，66 岁，2021 年 10 月 13 日初诊。

主诉：乏力时轻时重 11 年，加重 2 周。

现病史：11 年前因倦怠乏力，于当地医院查尿蛋白 2+，血肌酐 153μmol/L。于我院反复住院给予益气补肾活血中药治疗病情好转。近 1 年查血肌酐 167μmol/L。2 周前出现腿凉，乏力就诊。

初诊：患者腿凉如冰感、倦怠乏力，纳可，大便时稀，舌质淡紫，苔薄白，脉沉。

实验室检查：尿蛋白 2+，血肌酐 191.5μmol/L，尿素氮 7.84mmol/L。尿α1 微球蛋白80.4mg/L，尿微量白蛋白 141mg/L，血红蛋白 147g/L，尿蛋白定量 0.75g/24h。

彩超：左肾 9.1cm×4.0cm×3.7cm，实质厚 1.1cm，左肾 0.9cm×0.7cm 无回声区。右肾9.4cm×4.4cm×4.0cm，实质厚 1.1cm。双肾弥漫性改变，左肾囊肿。

甲功五项：正常。

西医诊断：高血压肾病，慢性肾脏病 3 期。

中医诊断：慢性肾衰（脾肾阳虚证）。

治则治法：益气补肾温阳活血。

方药：中药自拟方，用药如下。

生黄芪30g　党参15g　生地黄20g　山萸肉20g　茯苓20g　牡丹皮15g　泽泻15g　附片10g　杜仲20g　肉桂10g　鸡血藤20g　狗脊20g　川芎15g　巴戟天20g　桑寄生20g肉苁蓉20g　葛根20g　红花15g　川芎15g　紫苏叶20g。

水煎，每日 1 剂，分 2 次温服。

二诊　2021 年 11 月 1 日。现患者腿凉如冰感减轻，倦怠乏力，遇凉则大便时稀，舌质淡紫，苔薄白，脉沉。查肾功能：血肌酐 176.6μmol/L，尿素氮 7.74mmol/L。前方加减如下。

党参15g　生地黄20g　山萸肉20g　附片15g　干姜3g　肉桂10g　巴戟天20g　杜仲20g　石斛20g　枸杞子20g　桑寄生20g　肉苁蓉20g　葛根20g　茯苓20g　泽泻15g　川芎15g　红花15g。

水煎，每日 1 剂，分 2 次温服。

三诊　2022 年 5 月 8 日。患者腰酸乏力，腿凉较前减轻，大便正常，舌质暗，苔薄白，脉沉。实验室检查：血肌酐 193.7μmol/L，尿素氮 12.81mmol/L。尿蛋白 1+。治以益气补肾温阳，活血通络，方药如下。

生黄芪30g　党参15g　生地黄20g　山萸肉20g　生山药20g　巴戟天20g　女贞子15g枸杞子20g　赤芍15g　川芎15g　怀牛膝20g　附片10g　肉桂7g　炙甘草15g　葛根20g鸡血藤20g　独活15g　桑寄生20g。

水煎，每日 1 剂，分 2 次温服。

四诊 2022 年 5 月 22 日。患者腰酸乏力减轻，腿凉较前缓解，余无不适感。复查血肌酐 177.4μmol/L，尿素氮 12.81mmol/L。尿蛋白 1+。继续前方加减治疗。

五诊 2023 年 3 月 14 日。2 周前感染甲流后乏力加重伴有心慌，查血肌酐 195μmol/L。患者乏力、腰痛，眠差，腿凉，手背凉，时有心悸，舌质淡紫，苔白，脉沉。尿蛋白 1+，尿蛋白定量 0.58g/24h。生化：血糖 7.24mmol/L，甘油三酯 1.98mmol/L，尿素氮 10.33mmol/L，血肌酐 192μmol/L，血清胱抑素 C 1.6mg/L。尿α1 微球蛋白 123mg/L，尿微量白蛋白 130mg/L，尿β2 微球蛋白＞10mg/L。彩超：左肾 10.1cm×4.4cm×4.0cm，实质厚 1.3cm，左肾 1.7cm×1.0cm 无回声区。右肾 9.4cm×4.2cm×4.0cm，实质厚 1.3cm。双肾弥漫性改变，左肾囊肿。

中药自拟方，用药如下。

生黄芪 40g   党参 20g   生地黄 20g   山萸肉 20g   生山药 20g   茯苓 20g   牡丹皮 15g   肉桂 20g   干姜 7g   巴戟天 20g   肉苁蓉 20g   丹参 20g   赤芍 20g   葛根 20g   土茯苓 30g   绵萆薢 20g   砂仁 7g   茵陈 15g。

水煎，每日 1 剂，分 2 次温服。

六诊 2023 年 3 月 28 日。现患者乏力、腰痛，眠差，腿凉减轻，手背凉，舌质淡紫，苔薄白，脉沉。肾功能：尿素氮 7.03mmol/L，血肌酐 172μmol/L，血清胱抑素 C 1.77mg/L。病情缓解，前方减茵陈，继续治疗。

七诊 2023 年 4 月 4 日。患者乏力、腰酸减轻。肾功能：尿素氮 7.47mmol/L，血肌酐 167.3μmol/L，血清胱抑素 C 1.71mg/L。病情缓解，继续前方治疗。

按 本病案高血压肾病、肾功能损伤，于我院间断口服中药以益气补肾活血为主治疗维持 11 年病情稳定。但患者渐出现腿凉逐渐加重如冰感，中医辨证为肾阳虚衰，温煦失司，阳虚火不暖土，故时有腹泻，治疗以益气补肾，温阳活血为法，自拟方中党参益气健脾；生地黄、山萸肉、巴戟天、杜仲、石斛、枸杞子、桑寄生、肉苁蓉补肾。附片、干姜、肉桂、炙甘草为四逆汤加肉桂补火助阳、回阳救逆、温阳补肾；附片大辛大热上助心阳以通脉、中温脾阳而散寒、下补肾火而回阳，为峻补元阳；干姜辛热，温中散寒，温阳守中，回阳通脉；炙甘草补脾阳，益肾阳，后天与先天互助，且调和药性以防姜附燥烈伤阴；肉桂引火归原。川芎、红花、葛根活血化瘀。经治疗血肌酐下降，腿凉症状基本消失。

病案 3 于某，男，61 岁，2023 年 2 月 6 日初诊。

主诉：泡沫尿 7 个多月，加重 1 周。

现病史：该患者 7 个多月前自觉尿中泡沫多，于当地医院查尿蛋白 1+，未系统治疗。近期尿中泡沫多来诊。

初诊：患者尿中泡沫多，大便黏腻，乏力，口干，舌质红，苔薄白，脉沉。

既往史：2 型糖尿病病史 10 余年，高血压病史 10 余年，冠心病病史 10 年。

辅助检查：尿蛋白±，尿糖 4+；尿素氮 9.16mmol/L，血肌酐 87.9μmol/L，尿酸 487μmol/L；葡萄糖 7.99mmol/L，总胆固醇 7.3mmol/L，甘油三酯 6.47mmol/L；尿α1 微球蛋白 14.1mg/L，尿微量白蛋白 93.5mg/L，尿β2 微球蛋白 0.835mg/L。尿蛋白定量 0.84g/24h。

彩超：左肾 10.6cm×4.7cm×4.5cm，实质厚 1.4cm，左肾上极实质处可见 2.5cm×2.3cm 实性为主的囊实混合回声团。右肾 9.8cm×5.1cm×4.6cm，实质厚 1.3cm。双肾弥漫性改变。肾脏 CT 左肾上极可见混杂结节影 2.2cm×1.9cm，值 13～74Hu，CT 提示左肾上极异常密度影，建议查增强 CT。

眼底：双眼白内障、双眼高血压眼底。

西医诊断：高血压肾病；2 型糖尿病。

中医诊断：尿浊（气阴两虚、湿热内蕴证）。

治疗：

（1）中药以局方清心莲子饮加减，治以益气养阴、利湿补肾活血，用药如下。

生黄芪 30g　党参 20g　柴胡 15g　黄芩 15g　麦冬 15g　茯苓 20g　车前子 20g　牡丹皮 15g　石莲子 20g　芡实 20g　金樱子 20g　土茯苓 30g　炒薏苡仁 20g　白豆蔻 15g　山药 20g　丹参 20g　山萸肉 20g。

水煎，每日 1 剂，分 2 次温服。

（2）降压、降糖治疗。

（3）肿瘤科就诊。

二诊　2023 年 6 月 27 日。患者于黑龙江省某肿瘤医院行左肾肿瘤切除术后 2 个月。现患者乏力，尿中泡沫多，大便正常，腰酸，舌质淡红，苔薄白，脉沉。

辅助检查：尿蛋白±，尿糖 2+；尿素氮 9.16mmol/L，血肌酐 103.3μmol/L，尿酸 644.9μmol/L；葡萄糖 6.91mmol/L，总胆固醇 7.3mmol/L，甘油三酯 5.25mmol/L；尿α1 微球蛋白 15.2mg/L，尿微量白蛋白 74.9mg/L，尿β2 微球蛋白 0.262mg/L。尿蛋白定量 1.03g/24h。左肾 10.4cm×5.4cm×5.00cm，实质厚 1.3cm，右肾 9.7cm×5.00cm×4.5cm，实质厚 1.3cm，双肾回声稍改变。

中药自拟方益气补肾活血，用药如下。

生黄芪 30g　党参 15g　生地黄 20g　山萸肉 20g　茯苓 20g　牡丹皮 15g　泽泻 15g　巴戟天 20g　女贞子 15g　菟丝子 20g　枸杞子 20g　丹参 20g　赤芍 20g　芡实 20g　金樱子 20g　牛膝 20g。

水煎，每日 1 剂，分 2 次温服。

三诊　2023 年 7 月 15 日。辅助检查：尿蛋白±，尿糖 1+；尿素氮 9.16mmol/L，血肌酐 86.4μmol/L。继续前方加减治疗。

四诊　2023 年 10 月 31 日。现患者乏力，尿中泡沫多，大便正常，尿黄，舌质红，苔白厚，脉沉。查生化：血糖 9.7mmol/L，尿素氮 10.63mmol/L，肌酐 103μmol/L，尿酸 426.7μmol/L。尿蛋白 1+，尿蛋白定量 0.77g/24h；尿β2 微球蛋白 0.047mg/L，α1 微球蛋白 70.1mg/L；血红蛋白 138g/L。中药以益气补肾，活血清热利湿，用药如下。

生黄芪 20g　生地黄 20g　山萸肉 20g　茯苓 20g　牡丹皮 15g　泽泻 15g　巴戟天 20g　女贞子 15g　菟丝子 20g　枸杞子 20g　丹参 20g　赤芍 20g　芡实 20g　金樱子 20g　牛膝 20g　土茯苓 30g　绵萆薢 20g　苍术 7g　茵陈 15g　黄柏 10g。

水煎，每日 1 剂，分 2 次温服。

按　本案患者以尿中泡沫多为主症，属于中医"尿浊"范畴，伴见大便黏腻，乏力，口干，舌质红，故中医辨证为气阴两虚，湿热内蕴，给以局方清心莲子饮加减治疗。彩超发现左肾占位性病变，故于肿瘤医院行肿瘤切除术，病理诊断为透明细胞癌，术后患者血肌酐偏高，尿蛋白增多，再次就诊，给予益气补肾活血法治疗，尿蛋白减少，目前在治疗中。

第八节 狼疮性肾炎

狼疮性肾炎（lupus nephritis，LN）是系统性红斑狼疮（systemic lupus erythematosus，SLE）常见和重要的内脏并发症。我国狼疮性肾炎发病率高，随着社会工业化，环境污染加重，有不断升高的趋势。狼疮性肾炎是我国常见的继发性肾小球疾病之一，也是导致系统性红斑狼疮患者死亡的主要原因。近年来免疫抑制剂的研究进展使狼疮性肾炎的疗效不断提高、预后改善，多数情况下病情能够得到控制。

狼疮性肾炎临床表现多样化，程度轻重不一，对治疗的反应和预后也不一样。系统性红斑狼疮好发于育龄期女性，发病不仅受个体遗传背景、自身免疫状态等因素影响，环境因素、性腺功能等也在其中起重要作用。不同种族中发病率存在显著差异。

不同种族狼疮性肾炎患者的肾脏预后不同，白色人种预后最好，非洲人最差，而亚洲人预后中等。黑色人种患者和西班牙裔患者预后较差，终末期肾病和死亡率增加。这可能是由于增殖性弥漫性狼疮性肾炎的发病率较高，由遗传易感性介导的肾病综合征伴严重高血压，以及获得适当护理的机会有限和治疗依从性差。

一、临 床 表 现

系统性红斑狼疮多见于生育期女性，男女比例为 1∶（7～9.5）。系统性红斑狼疮是全身性疾病，在肾脏受累的同时，常常伴有肾外其他脏器的损害，病程常常迁延。

（一）肾脏表现

狼疮性肾炎的临床表现呈多样性，可为无症状蛋白尿和（或）血尿、高血压，也可表现为肾病综合征、急性肾炎综合征或急进性肾炎综合征等。

蛋白尿是狼疮性肾炎常见的临床表现，约 25% 的患者出现肾病综合征。镜下血尿多见，肉眼血尿发生率低（6.4%），部分患者还会出现白细胞尿和管型尿。血尿、白细胞尿和管型尿的多少一定程度上反映肾脏病变的活动性。少数患者还出现肾小管功能障碍，表现为肾小管性酸中毒及钾代谢紊乱。

15%～50% 的狼疮性肾炎患者存在高血压，伴有肾功能损伤，严重者表现为少尿、高血压、肾功能进行性减退。

（二）肾外表现

（1）全身症状：活动期患者多有全身症状，包括发热、全身不适、乏力、纳差和消瘦。

（2）皮肤与黏膜：面部蝶形红斑、盘状红斑、口腔溃疡、光敏感、脱发、雷诺现象、网状青斑、肢端血管炎等。

（3）肌肉关节：肌痛、肌无力、肌炎、关节炎、关节痛等。

（4）浆膜炎：胸膜炎、心包炎。

（5）血液系统：溶血性贫血、白细胞和（或）血小板减少，淋巴结炎。

（6）神经系统：持续性偏头痛、性格改变、认知障碍、舞蹈病、神经麻痹、脑血管意外、昏迷、癫痫发作等。

（7）其他：累及心血管［心肌损害、心律失常、心绞痛、疣状心内膜炎（Libman-Sacks 心内膜炎）等］、肺（间质性肺炎、肺血管炎、肺动脉高压等）、消化系统（食欲减退、腹痛、腹水、肝酶升高、脾大等）；出现口干、眼干、视网膜血管炎；反复流产、血栓形成。

二、实验室检查

（1）抗核抗体（ANA）是系统性红斑狼疮的特征性抗体，阳性率高达 98%；抗 dsDNA 抗体阳性率为 40%～90%，高滴度抗 dsDNA 抗体是系统性红斑狼疮活动的标志；抗 Sm 抗体阳性率为 20%～76%，对系统性红斑狼疮的诊断也具有较高的特异性。

（2）低补体血症，C3 和 C4 同等程度下降，或 C4 下降更显著；其他自身抗体阳性（如抗 SSA 抗体、抗 SSB 抗体、抗组蛋白抗体、抗磷脂抗体、抗红细胞抗体、抗淋巴细胞抗体等），同时伴有球蛋白升高、C 反应蛋白升高、血沉增快等。

三、诊 断 依 据

育龄期女性患者，临床上出现多系统损害，包括皮肤黏膜、肌肉关节、浆膜、肾脏、血液系统、神经系统等，并出现自身抗体异常，应高度考虑系统性红斑狼疮。几乎所有的系统性红斑狼疮患者都存在肾组织受损的组织学、免疫病理或超微结构改变。

（一）诊断标准

本病的诊断参照 2019 年《中国狼疮性肾炎诊断和治疗指南》。

狼疮性肾炎是系统性红斑狼疮的肾脏损害，因此狼疮性肾炎首先必须符合系统性红斑狼疮的诊断。目前采用系统性红斑狼疮的诊断标准是由美国风湿病学会拟定的，11 条诊断条件中如有 4 条以上符合就能诊断为系统性红斑狼疮，1997 年美国风湿病学会修订的系统性红斑狼疮的诊断标准如下。出现以下一项即可诊断为系统性红斑狼疮。

（1）蛋白尿持续＞0.5g/24h。

（2）细胞管型。

（3）活动性尿沉渣。

（二）系统性红斑狼疮活动性评价

系统性红斑狼疮疾病活动性评价指标较多，国内多采用系统性红斑狼疮-DAI（疾病活动性指数）来判断，具体评分如下。

（1）神经系统症状：包括癫痫样发作（8 分）、精神症状（8 分）、器质性脑病（8 分）、视网膜受累视力改变（8 分）、脑神经受累（8 分）、狼疮性头痛（8 分）及新发生的脑血管意外（8 分）。

（2）血管炎（8 分）：如甲周微血管栓塞和片状出血。

（3）肾脏损害：包括新发作的蛋白尿（4 分）、管型尿（4 分）、血尿（4 分）和脓尿（4 分）。

（4）肌肉关节：关节炎（4 分）、肌炎（4 分）。

（5）皮肤黏膜：新发皮疹（2分）、脱发（2分）、黏膜溃疡（2分）。

（6）浆膜炎：胸膜炎（2分）、心包炎（2分）。

（7）免疫学指标：补体低（2分）、dsDNA阳性（2分）。

（8）其他：发热（1分）、血小板低（1分）、血白细胞低（1分）。

系统性红斑狼疮-DAI＞10分提示系统性红斑狼疮活动。

（三）病理

狼疮性肾炎治疗方案的选择需以肾活检病理类型为基础。因此，在治疗前应积极行肾活检明确肾脏病理类型。

1. 病理分型

狼疮性肾炎的病理分型主要根据肾小球光镜组织学、免疫荧光或电镜改变的特征，参考国际肾脏病学会/肾脏病理学会（ISN/RPS）2018年修订的狼疮性肾炎的分型。

Ⅰ型　轻微系膜性狼疮性肾炎。

Ⅱ型　系膜增生性狼疮性肾炎。

Ⅲ型　局灶性狼疮性肾炎。

Ⅳ型　弥漫性狼疮性肾炎。

Ⅴ型　膜性狼疮性肾炎。

Ⅵ型　严重硬化型狼疮性肾炎。

2. 免疫荧光

狼疮性肾炎患者肾小球免疫荧光通常以IgG沉积为主，并出现C4、C1q与C3共沉积。IgG、IgA、IgM以及C3、C4、C1q染色均阳性，称之为"满堂亮"。对狼疮性肾炎的诊断有重要的提示意义。免疫复合物在小管-间质沉积也是狼疮性肾炎的特点之一。各型均可见小管-间质免疫荧光染色阳性（以Ⅳ型突出）。

狼疮性肾炎除累及肾小球外，肾小管间质和血管也常受累，伴间质和血管病变者肾功能损害往往较重，对治疗的反应差，预后不好。

四、治　疗

狼疮性肾炎的治疗应包括免疫抑制剂治疗和针对相关表现及并发症的支持治疗。免疫抑制剂治疗的强度应根据临床表现、血清学检查结果及肾脏病变的组织学活动度确定。对系膜性和增生性狼疮性肾炎，免疫抑制剂治疗的强度与病变的严重程度一致。因此Ⅲ型和Ⅳ型狼疮性肾炎的免疫抑制剂治疗强于Ⅱ型狼疮性肾炎的免疫抑制剂治疗，但是在疾病发展过程中Ⅱ型狼疮性肾炎也可进展到Ⅲ型或Ⅳ型。对于单纯的膜性狼疮性肾炎，何种治疗最佳，仍存在较大的争议。由于单纯的膜性狼疮性肾炎可表现出不同程度的蛋白尿，但发生肾衰竭的危险相对较小，而免疫抑制剂的副作用较大，因而出现了不同的治疗方案，目前尚没有比较公认的最佳方案。当局灶或弥漫增生性狼疮性肾炎与膜性同时存在时，对患者的治疗应依据增生病变的情况而定。

支持治疗包括严格控制高血压和高脂血症。高血压是狼疮性肾炎非活动期肾功能恶化和肾储备能力丧失的一个重要因素，同时高血压和高血脂又是心脑血管并发症的关键因素。随着医学的发展，死于狼疮活动的越来越少，血管疾病已成为系统性红斑狼疮病史较长的患者的主要并发症。ACEI 和 ARB 在狼疮性肾炎中的肾保护作用有待证实，但是越来越多的医生把这类药物用于狼疮性肾炎的治疗。

同时对肾外表现应予以重视，如狼疮脑需要强化免疫抑制剂治疗。

狼疮性肾炎静止超过 6～9 个月，而且肾功能正常，才可考虑妊娠。

五、张琪教授临证经验

张琪教授根据狼疮性肾炎的病因病机和临床症状，认为其属于中医"阴阳毒""丹疹""痹证（五脏痹）""肾着""肾脏风毒""温毒发斑""蝶疮流注""红蝴蝶""蝴蝶丹""水肿""腰痛""虚劳"等病证的范畴。

张琪教授认为，狼疮性肾炎的发病原因分内因和外因。内因多为先天禀赋不足，肝肾亏虚；七情内伤，阴阳失调，气血逆乱，络脉瘀阻；营卫不和，卫外不固；劳累过度，房事不节，伤及肾阴。外因多与感受外界六淫疫疠之邪毒有关，多见日光暴晒，服食热毒之品，热毒之邪燔盛为患；外发肌表则关节肿痛、面部及四肢红斑，内攻脏腑，轻则咳嗽、心悸，重则高热、腰痛，诸多因素作用，日久伤津耗气，正气虚损，呈现出气阴两虚之证；随着病情迁延，后期常因久病，阴损及阳，致阳气衰微而成阴阳俱衰，五脏俱损，脾失健运，肾虚失司，水湿内停而表现为水肿；肾失封藏，精微外泄，而表现为蛋白尿。故狼疮性肾炎病位与肝、脾、肾三脏有关，病机为本虚标实，以肾精亏虚为本，以湿、瘀、热毒为标。肾精亏虚贯穿病程始终，湿、瘀、热毒是诱发疾病活动，加重疾病进展的重要因素，两者相互影响。临床表现多为虚实互见、寒热错杂、本虚标实，使疾病反复发作，缠绵不愈。

张琪教授针对病情的不同阶段和临床表现进行辨证论治，分为热毒炽盛、气阴两虚、肝肾阴虚、脾肾阳虚四型，以清热解毒凉血、益气养阴、滋养肝肾、健脾益肾为治疗法则。

1. 清热解毒凉血法

清热解毒凉血法适用于急性活动期多见热毒炽盛证，起病急，面部红斑隐隐，关节红肿疼痛，尿赤，便秘，血尿，甚则神昏谵语，抽搐，舌红绛，苔黄，脉洪大而数或脉弦而数。方用凉血解毒汤，药物组成：水牛角 30g、生地黄 20g、牡丹皮 15g、赤芍 20g、黄芩 10g、金银花 30g、连翘 20g。方中水牛角清热凉血解毒；生地黄清热养阴，以防热毒伤阴。牡丹皮、赤芍清热凉血，助水牛角、生地黄凉血，又能散血化瘀。黄芩清上焦心肺之热，肺热清则清肃下行。金银花、连翘清热解毒。全方共奏清热解毒，凉血而无冰伏留瘀之弊。夹瘀血明显者，加桃仁、红花、茜草、益母草、泽兰等；如高热不退，加生石膏、大青叶等；如皮肤红斑明显者，加紫草等。

2. 益气养阴法

益气养阴法适用于急性活动期得到控制，进入亚急性或慢性期，标实之热毒渐退，出现气阴两虚之本虚证，症见乏力倦怠，少气懒言，手足心热，自汗盗汗，口燥咽干，口干不欲饮水，大便先干后溏，舌淡或舌红，苔薄白，脉细弱或细数。方用清心莲子饮加减，药物组成：生黄芪 50g、党参 20g、地骨皮 20g、麦冬 20g、茯苓 15g、柴胡 15g、黄芩 15g、车前子 20g、石莲子 15g、白花蛇舌草 30g、益母草 30g、炙甘草 15g。方中石莲子为君清心火、涩精；生黄芪、党参补气升阳；地骨皮、麦冬滋阴，黄芩清上焦心肺之热；车前子、茯苓淡渗利湿，柴胡疏散肝胆之郁热。补气与养阴、清热利湿、秘精合用相辅相成。若以阴虚证较重者如五心烦热，咽赤口干，小便黄赤，舌质红少苔，脉细数或滑数，宜加生地黄、玄参；如伴有血尿者可加大蓟、小蓟、白茅根、蒲黄、侧柏叶等清热凉血止血；如兼有轻度下肢浮肿者，可加牛膝、车前子；如兼有心悸、气短者，可加五味子、炙甘草等。

3. 滋养肝肾法

滋养肝肾法适用于慢性期多见肝肾阴虚证，症见低热盗汗，面赤咽干，五心烦热，耳鸣脱发，两目干涩，腰酸乏力，关节肌肉隐痛，小便短赤，大便干结，心悸，舌红少苔，脉细数。方用杞菊地黄汤加减，药物组成：枸杞子20g、菊花15g、熟地黄20g、山茱萸15g、山药20g、牡丹皮15g、茯苓20g、泽泻15g、菟丝子20g、金樱子20g、玉竹20g、石斛20g。方中熟地黄、山萸肉、枸杞子、玉竹、石斛滋补肾阴，山药、茯苓、泽泻健脾渗湿，牡丹皮清虚热，再加金樱子以固摄精气，菟丝子以填肾精。夹有瘀血者，加丹参、泽兰；若阴虚阳亢而有头晕、耳鸣者，加僵蚕、菊花、磁石等。

4. 健脾益肾法

健脾益肾法适用于慢性期及病程后期多见脾肾阳虚证，症见神疲倦怠、面浮肢肿，腰酸乏力，形寒肢冷，面色少华，腹胀纳少，大便稀溏，尿少甚则尿闭，胸闷心悸，气短不能平卧，舌淡胖嫩，苔白滑，脉沉弱。方药：肾气丸合真武汤加减，药物组成：熟地黄20g、山萸肉15g、山药20g、茯苓20g、泽泻15g、牡丹皮15g、肉桂7g、菟丝子20g、枸杞子20g、金樱子20g、附子（先煎）15～20g、茯苓30g、白术25g、白芍25g、干晒参15g、麦冬15g、五味子15g、益母草30g、红花15g、桃仁15g、生姜15g、炙甘草15g。方中熟地黄、山萸肉、枸杞子补益肾阴而摄精气；山药、茯苓健脾渗湿；肉桂、附子补命门真火而引火归原，再加菟丝子、金樱子以固摄精气；参、术、苓、草益气健脾；白芍、五味子、麦冬敛阴滋阴；参、附、术为温热燥药，故伍以敛阴滋阴之剂，相辅顾护阴液，防其燥热耗阴。两方一者温补肾阳，一者健脾利水，紧贴病机，相辅相成，共筑温补肾阳、健脾利水之功。益母草活血利水，桃仁、红花活血散瘀。

若伴胸腔积液者加葶苈子泻肺平喘、利水消肿，用于心力衰竭水肿皆有效，用量宜大，一般在20～30g。兼有气血两虚者加生黄芪、当归、制何首乌；纳差腹胀者加鸡内金、白豆蔻、陈皮；若腹水身肿者加大腹皮、椒目、生姜皮、益母草、郁李仁；气行则水行，可酌加行气药，如大腹皮、槟榔、厚朴、白豆蔻、木香等；尿血者加仙鹤草、小蓟、藕节、白茅根；腰膝酸软者加杜仲、续断。

六、临证感悟

（1）狼疮性肾炎为系统性疾病，可累及多个脏器，累及肾脏者病情较重。张琪教授辨病与辨证相结合，中医辨证治疗能减轻西药的副作用，而且加快疾病的恢复，中西医结合，优势互补。

（2）狼疮性肾炎急性发作期常用激素联合免疫抑制剂，副作用大，容易合并感染，表现为热毒炽盛证，当治以清热解毒。根据张琪教授经验，激素为"阳刚之品"，初期大剂量应用会导致阳亢耗阴，阴液受损，表现出阴虚火旺症状，治疗上应及时予益气养阴清热。在激素减量过程中，出现脾肾阳虚之象，宜配合巴戟天、葫芦巴、淫羊藿等温阳之品。

（3）狼疮性肾炎激素治疗疗程较长，容易出现骨质疏松症，或股骨头坏死，影响患者的生活，故在使用激素阶段用补肾壮骨之药如补骨脂、骨碎补、杜仲、续断等。

七、病 案 举 例

病案1　王某，女，43岁，2018年3月13日初诊。

主诉：双下肢水肿1个多月。

现病史：1个多月前出现双下肢水肿，于当地医院查尿蛋白3+，潜血3+，红细胞满视野/HPF，血浆白蛋白20g/L，血红蛋白102g/L，给予利尿消肿等对症治疗未见好转，遂来门诊求治。

初诊：患者周身浮肿，脘腹胀满，腰酸，纳差，小便不利，胸闷，大便稀溏，舌质淡，苔白滑，脉沉缓。

既往史：系统性红斑狼疮病史1年，血压升高1月余。

辅助检查：白细胞 2.01×10^9/L，血红蛋白61g/L，血小板 91×10^9/L；尿素氮7.51mmol/L，血肌酐116.5μmol/L，血浆白蛋白16.3g/L；补体C3 0.51g/L，C4 0.07g/L；抗dsDNA（±），抗RNP（+），抗ANA主要滴度1：1000；尿蛋白3+，尿潜血3+，镜检红细胞40～50个/HPF；尿蛋白定量2.06g/24h。超声示心包积液，双肾轻度弥漫性病变，CT示左侧胸腔积液。彩超：左肾12.5cm×5.5cm×4.9cm，实质厚1.7cm；右肾12.4cm×5.4cm×4.9cm，实质厚1.7cm。超声提示双肾轻度弥漫性改变。

西医诊断：狼疮性肾炎。

中医诊断：水肿（脾虚不运，气滞水蓄证）。

治疗：

（1）注射用甲泼尼龙琥珀酸钠静脉滴注。

（2）中药治以健脾行气利水，方用茯苓导水汤加减。方药如下。

茯苓30g　生白术20g　木瓜20g　桑白皮20g　大腹皮15g　冬瓜皮20g　木香10g　泽泻15g　车前子25g　槟榔20g　砂仁10g　益母草30g　厚朴20g　枳实20g。

7剂，水煎，每日1剂，分2次温服。

二诊　2018年3月19日。患者周身浮肿减轻，食欲渐增，腹胀，尿量增多，大便日2～3次，舌质淡，苔白滑，脉沉缓。查尿蛋白3+，尿潜血3+，镜检红细胞30～40个/HPF，血肌酐106.6μmol/L，血浆白蛋白18.5g/L；白细胞 6.54×10^9/L，血红蛋白90g/L，血小板 177×10^9/L；于上方加苏木20g，白花蛇舌草30g，半枝莲30g，用法同前。

三诊　2018年3月26日。患者周身浮肿明显减轻，尿中多泡沫，乏力，纳少，小便深黄，舌红，苔白，脉细数。化验：血肌酐94.8μmol/L，尿蛋白3+，镜检红细胞25～30个/HPF。白细胞 9.18×10^9/L，血红蛋白90g/L，血小板 247×10^9/L；血浆白蛋白20.1g/L。方药如下。

生黄芪20g　党参15g　柴胡15g　黄芩15g　莲子20g　茯苓30g　车前子20g　炙甘草15g　丹参20g　川芎15g　郁金15g　白芍20g　枳壳15g　砂仁10g　厚朴15g　半枝莲20g　桑椹20g　芡实20g　金樱子20g　益母草30g。

7剂，水煎，每日1剂，分2次温服。

四诊　2018年4月2日。患者仍尿中多泡沫，双下肢浮肿，腰脊酸痛，乏力，大便日2

次不成形，舌质红，苔白腻，脉沉细。化验血肌酐 94.1μmol/L，血浆白蛋白 20.2g/L；尿蛋白 3+，镜检红细胞＞50 个/HPF。血常规：白细胞 7.80×10⁹/L，血红蛋白 82g/L，血小板 182×10⁹/L；尿蛋白定量 3.29g/24h。方药如下。

生黄芪 40g　党参 20g　山药 20g　薏苡仁 20g　土茯苓 50g　牛膝 15g　车前子 25g　生白术 20g　茯苓 25g　桑椹 25g　芡实 20g　金樱子 20g　白花蛇舌草 30g　半枝莲 30g　穿山龙 30g　炙甘草 15g。

7 剂，水煎，每日 1 剂，分 2 次温服。

甲泼尼龙片逐渐减量，加服吗替麦考酚酯片每日 1.5g。

五诊　2018 年 4 月 9 日。服药后尿中泡沫减少，腰酸，食纳尚可，舌质红，苔白腻，脉沉细。化验血肌酐 94.4μmol/L，血浆白蛋白 24.1g/L，尿蛋白 2+，尿中红细胞 20~30 个/HPF，尿蛋白定量 1.07g/24h。补体 C3 0.65g/L，C4 0.18g/L。方药如下。

生黄芪 40g　党参 20g　山药 20g　芡实 20g　金樱子 20g　牛膝 20g　车前子 20g　白芷 15g　半枝莲 20g　穿山龙 20g　炙甘草 15g　莲子 20g　山萸肉 20g　菟丝子 20g。

14 剂，水煎，每日 1 剂，分 2 次温服。

六诊　2018 年 4 月 30 日。患者水肿已消，眠易醒，脘腹痞闷，口苦纳差，大便泄泻，舌质淡红，苔白腻，脉弦细。查血肌酐 73.3μmol/L，血浆白蛋白 30.8g/L，白细胞 8.81×10⁹/L，血红蛋白 94.00g/L，血小板 325×10⁹/L。尿蛋白 3+，镜检红细胞 1~3 个/HPF。24h 尿蛋白定量 2.30g/24h。

方药：生黄芪 30g　党参 15g　山药 20g　土茯苓 30g　白术 20g　柴胡 15g　香附 15g　枳壳 15g　炙甘草 15g　厚朴 10g　芡实 20g　金樱子 20g　桑椹 20g　鬼箭羽 15g　茯神 15g　白芷 15g。

14 剂，水煎，每日 1 剂，分 2 次温服。

七诊　2018 年 6 月 2 日。现乏力，气短，腰部酸痛，时双下肢轻度浮肿，舌质淡红，苔白，脉细数。查血肌酐 54.3μmol/L，血浆白蛋白 33.5g/L，白细胞 6.75×10⁹/L，血红蛋白 106g/L，血小板 316×10⁹/L。尿常规：尿蛋白 3+，尿潜血 2+，镜检红细胞 10~15 个/HPF；尿蛋白定量 1.19g/24h。甲泼尼龙逐渐减量。方药如下。

生黄芪 30g　党参 15g　柴胡 15g　黄芩 15g　车前草 20g　茯苓 20g　牡丹皮 15g　炙甘草 15g　白芷 15g　火麻仁 20g　枳实 15g　芡实 20g　金樱子 20g　鬼箭羽 20g　苏木 15g　刘寄奴 20g　牛膝 20g　冬瓜皮 20g。

14 剂，水煎，每日 1 剂，分 2 次温服。

八诊　2018 年 7 月 17 日。现患者浮肿消退，诸症缓解，舌质淡红，苔白，脉细数。甲泼尼龙规律减量。查血浆白蛋白 36.7g/L，血红蛋白 124g/L，血小板 316×10⁹/L。尿常规：尿蛋白阴性，尿潜血±，镜检红细胞 0~1 个/HPF；尿蛋白定量 0.13g/24h。继续前方案加减治疗。

九诊　2020 年 7 月 1 日。现患者无明显不适感，舌质淡红，苔白，脉沉。甲泼尼龙口服 8mg，停用吗替麦考酚酯片。查血浆白蛋白 36.7g/L，肌酐 72.4μmol/L。血红蛋白 131g/L，血小板 316×10⁹/L。补体 C3 1.06g/L，C4 0.21g/L。尿常规：尿蛋白阴性，尿潜血±，镜检红细胞 0~1 个/HPF；尿蛋白定量 0.13g/24h。

随访结果：2023 年 6 月甲泼尼龙口服 4mg，查尿蛋白-，尿蛋白定量 0.07g/24h，血肌酐

58.3μmol/L。

按　该患来诊时周身浮肿，时脘腹胀满，腰酸，纳差，小便不利，胸闷，大便稀溏，结合舌、脉，辨证属脾虚不运，气滞水蓄之水肿，根据张琪教授治疗肾性水肿的经验，治以健脾行气利水，以茯苓导水汤加减，并用注射用甲泼尼龙琥珀酸钠治疗；二诊时患者症状明显缓解，化验亦较前好转，守前方加减治疗，加白花蛇舌草、半枝莲清热解毒更助利尿消肿；三诊水肿渐消，大量利水后伤阴耗气，治以益气养阴，并加入活血行气之品；四、五、六诊水肿消退后，仍有蛋白尿，患者出现腰酸、乏力、苔腻等脾肾两虚，湿热内蕴之象，标本兼顾，补泻兼施，故以肾炎消白方化裁；七诊以益气养阴之品预防复发，以清心莲子饮调后。本患者经中西医结合治疗病情痊愈。

病案2　齐某，男，16岁，2022年2月21日初诊。

主诉：双下肢浮肿1周。

现病史：20天前出现两颧部对称性蝶形红斑，于当地医院给予硫酸羟氯喹片治疗。1周前出现双下肢浮肿，查血常规三系减少，血肌酐100μmol/L，血浆白蛋白20.0g/L，尿蛋白3+，为求中医治疗来诊。

初诊：患者双下肢水肿，尿中泡沫增多，少气懒言，腹胀纳差，大便溏薄，面色少华，舌胖质淡红，苔白腻，脉沉细。

辅助检查：白细胞 $1.80×10^9$/L，血红蛋白82g/L，血小板 $65×10^9$/L；血肌酐80.9μmol/L，血浆白蛋白18.2g/L；补体C3 0.35g/L，C4 0.06g/L；抗dsDNA（-），抗nRNP/Sm（±），抗RNP（+），抗核抗体主要核型滴度1：320；尿蛋白3+，尿潜血3+；尿蛋白定量5.97g/24h；彩超提示腹水，脾大；胸部CT提示双侧胸腔积液。

彩超：左肾11.9cm×4.4cm×4.3cm，实质厚1.2cm，右肾11.7cm×3.9cm×3.8cm，实质厚1.3cm。超声提示双肾回声改变，腹腔可探及深径10.9cm液性暗区。肝脏轻度弥漫性改变。

查体：血压142/90mmHg。

西医诊断：系统性红斑狼疮，狼疮性肾炎。

中医诊断：水肿（脾虚湿盛证）。

治则治法：健脾和胃，利水消肿。

治疗：

（1）中药以参苓白术散加减，用药如下。

生黄芪30g　党参20g　山药20g　炒白术20g　芡实20g　金樱子20g　薏苡仁20g　白扁豆20g　牛膝20g　车前子20g　鬼箭羽20g　茯苓20g　大腹皮15g　炙甘草15g。

水煎，每日1剂，分2次温服。

（2）注射用甲泼尼龙琥珀酸钠静脉滴注及利尿消肿治疗。

二诊　2022年2月28日。患者双下肢轻度水肿，尿中泡沫多，少气懒言，仍腹胀纳差，大便溏薄，视物不清，舌胖质淡红，苔白腻，脉沉细。

方药：生黄芪30g　党参20g　山药20g　炒白术20g　芡实20g　金樱子20g　薏苡仁20g　牛膝20g　车前子20g　鬼箭羽20g　茯苓20g　大腹皮20g　炙甘草15g　厚朴15g　防己15g　木贼15g　槟榔20g　砂仁10g　密蒙花15g。

水煎，每日1剂，分2次温服。

三诊　2022年3月7日。患者双下肢轻度水肿，尿中泡沫减少，尿黄，腹胀减轻，食纳可，视物不清，舌质淡红，苔白，脉沉细。尿常规：尿蛋白 3+，尿潜血 3+，红细胞 40～50 个/HPF。

方药：生黄芪 30g　党参 20g　山药 20g　炒白术 20g　芡实 20g　金樱子 20g　薏苡仁 20g　牛膝 20g　车前子 20g　鬼箭羽 20g　茯苓 20g　大腹皮 20g　炙甘草 15g　厚朴 15g　木贼 15g　槟榔 20g　砂仁 10g　密蒙花 15g　白茅根 20g　仙鹤草 20g　小蓟 20g。

水煎，每日 1 剂，分 2 次温服。

四诊　2022 年 5 月 25 日。甲泼尼龙规律减量，加用吗替麦考酚酯片 1.5g/d 治疗。患者水肿已消，尿色正常，略有乏力，腰酸，纳食尚可，脱发，大便日 1 次，舌质稍红，苔薄白，脉沉细。化验尿蛋白 2+，尿潜血 3+，红细胞 5～7 个/HPF。尿蛋白定量 3.15g/24h。补体 C3 1.16g/L，C4 0.16g/L。白细胞 5.62×10^9/L，血红蛋白 131g/L，血小板 177×10^9/L；血肌酐 50.8μmol/L，尿素氮 5.48mmol/L，血浆白蛋白 31.4g/L，总蛋白 55.3g/L。方药如下。

党参 20g　炒白术 20g　茯苓 20g　炙甘草 15g　厚朴 15g　山药 20g　芡实 20g　金樱子 20g　砂仁 7g　桑椹 25g　莲子 20g　菟丝子 20g　决明子 20g　女贞子 15g　枸杞子 20g　枳壳 15g。

水煎，每日 1 剂，分 2 次温服。

按　《景岳全书》云："水道不通，则上侵脾胃而为胀。外侵肌肉而为肿，泛及中焦则为呕。"本病由脾虚无力制水，湿困脾土，脾胃升降失司，分清泌浊无权所致，治宜从中焦入手，健脾和胃，利水消肿。患者青少年起病，素体脾胃虚弱，激素和免疫抑制剂治疗过程中易损伤脾胃，治宜顾护脾胃，方选参苓白术散加减，方中党参、山药、炒白术益气健脾，共为君药；生黄芪益气固表、利水消肿，茯苓、薏苡仁淡渗利湿、利尿消肿，共为臣药；佐白扁豆理气和胃、行气化湿；金樱子、芡实益肾固涩；鬼箭羽、车前子、牛膝利水渗湿；大腹皮行气利水消肿；诸药合用利水而不伤阴，扶正而不碍脾。二诊增行气利水用药，酌加密蒙花以明目；三诊继以前方加白茅根、仙鹤草、小蓟以凉血止血；四诊治疗转以四君子汤加减，此期水肿已消，脾气未复，肾失固藏，气血化生乏源，辨证主要为脾肾两虚型。治以滋阴补肾，健脾益气。五脏六腑皆禀赋于中焦脾胃，脾胃一虚，诸脏皆无生气，此时宜先用中药调理脾胃，使胃纳脾运的功能得以恢复，以后天补先天，促进脾肾功能的恢复。

病案 3　王某，女，23 岁，2020 年 4 月 1 日初诊。

主诉：双下肢水肿 1 周。

现病史：2 个月前出现双下皮肤紫癜，未系统治疗。1 周前出现双下肢水肿，颜面淡红色丘疹，于吉林大学某医院查血肌酐 150μmol/L，血浆白蛋白 27.0g/L，尿蛋白 3+，潜血 3+，血压 180/100mmHg，为求中医治疗来诊。

初诊：患者眼睑及双下肢轻度浮肿，精神疲倦，周身乏力，手足心热，头痛，颜面淡红色丘疹，尿色黄，舌红，苔白微腻，脉细数。

辅助检查：白细胞 2.32×10^9/L，血红蛋白 86g/L，血小板 47×10^9/L，尿素氮 14.47mmol/L，血肌酐 183.0μmol/L，血浆白蛋白 20.0g/L；补体 C3 0.19g/L，C4 0.07g/L；抗双链 DNA（+），抗核抗体主要核型滴度 1∶1000；抗心磷脂抗体（+）；尿蛋白 3+，尿潜血 3+；尿蛋白定量 5.97g/24h。

彩超：左肾 12.7cm×5.1cm，右肾 11.6cm×4.5cm，超声提示双肾回声改变。

查体：血压 180/100mmHg，脉搏 87 次/分。

西医诊断：狼疮性肾炎，急性肾衰竭。

中医辨证：水肿（气阴两虚，湿热内蕴证）。

治则治法：益气养阴，清利湿热。

治疗：

（1）注射用甲泼尼龙琥珀酸钠静脉滴注及利尿消肿治疗。

（2）方药：清心莲子饮加减。

生黄芪 30g　党参 15g　柴胡 15g　黄芩 15g　麦冬 20g　莲子 20g　茯苓 20g　牡丹皮 15g　车前子 20g　炙甘草 15g　鬼箭羽 15g　连翘 15g　芡实 15g　金樱子 20g　仙鹤草 20g　山药 20g。

水煎，每日 1 剂，分 2 次温服。

二诊　2020 年 4 月 6 日。患者气力略增，余症变化不明显。于上方加生白术 20g，用法同前。

三诊　2020 年 4 月 14 日。甲泼尼龙片每日晨起顿服 12 片，患者周身较前有力，食纳尚可，浮肿减轻，手足心热，咽痛减轻，小便深黄，舌红，苔白微腻，脉细数。查血肌酐 123.6μmol/L，尿蛋白 2+，镜检红细胞＞50 个/HPF。继续前方加藕节 20g，白茅根 20g，小蓟 20g，用法同前。

四诊　2020 年 4 月 20 日。患者手足心热有所缓解，颜面虚浮而肿，双下肢水肿，尿量减少，尿深黄，舌红，苔白，脉细数。化验血肌酐 105.0μmol/L，尿蛋白 3+，尿中红细胞＞50 个/HPF。上方去柴胡，车前子增至 30g，加茯苓皮 30g、槟榔 20g、牛膝 20g，水煎，每日 1 剂，日 2 次温服。

五诊　2020 年 5 月 7 日。患者尿色较浅，尿中多泡沫，口干口苦，舌淡红，苔白，脉细数。方药如下。

生黄芪 30g　党参 15g　柴胡 15g　白芍 20g　炙甘草 15g　莲子 20g　鬼箭羽 15g　茯苓 20g　仙鹤草 20g　白茅根 20g　小蓟 20g　山药 20g　白豆蔻 15g　芡实 20g　黄芩 10g。

水煎，每日 1 剂，分 2 次温服。

六诊　2020 年 5 月 28 日。甲泼尼龙片每日晨起顿服 11 片。患者乏力，气短，腰部酸痛，舌质淡红，苔薄白，脉细数无力。以参芪地黄汤加减，方药如下。

生黄芪 30g　党参 15g　生地黄 15g　山萸肉 20g　山药 20g　茯苓 15g　牡丹皮 15g　泽泻 15g　牛膝 20g　鬼箭羽 15g　仙鹤草 20g　女贞子 15g　莲子 20g　藕节 20g　菟丝子 20g　枸杞子 20g　芡实 20g。

水煎，每日 1 剂，分 2 次温服。

七诊　2020 年 6 月 23 日。甲泼尼龙片规律减量。患者腰痛乏力症状减轻，脉象转有力，无明显不适。查血肌酐 76.8μmol/L，血浆白蛋白 39.1g/L，尿蛋白 1+，镜检红细胞 10～15 个/HPF。方药如下。

生黄芪 30g　党参 15g　生地黄 15g　山萸肉 20g　山药 20g　当归 15g　白芍 20g　川芎 15g　菟丝子 20g　炙甘草 15g　半枝莲 20g　牛膝 20g　莲子 20g　芡实 20g　金樱子 20g。

水煎，每日 1 剂，分 2 次温服。

随访结果：2021 年 7 月 23 日，肾功能正常，尿检红细胞 3～5 个/HPF，尿蛋白定量 0.59g/24h。

按 长期应用糖皮质激素及免疫抑制剂，有诸多副作用。由于激素有类似温阳壮火中药的作用，患者服用后多因阴阳失衡，升降出入功能紊乱，耗气伤阴，而先期多呈阴虚阳亢，后期表现肾阳衰微证，尤当激素与其他免疫抑制剂合用时，正气耗伤严重，而极易复感外邪，难以痊愈，且易加重病情。据此，张琪教授多用清心莲子饮加减治疗辨证为气阴两虚，兼夹湿热之证。取其益气滋阴，清热秘精之效。《家藏蒙筌》谓："心虚有热，小便赤浊，用清心莲子饮治之。"方中重用生黄芪、党参以补气升阳固摄，使中焦脾胃运化水谷精微功能得以恢复，从而消除尿蛋白；麦冬滋阴清热；黄芩清上焦心肺之热；茯苓、车前子淡渗利湿浊，导湿热从小便而出，使湿热之邪上走化散，中走输布，下走通淋，湿热除而中气自然升发；莲子清心火养脾阴；柴胡疏肝升阳。全方补中有清，清中有涩，择其益气养阴在先，清调湿热为后，为清补兼施之剂。前五诊治以调补脾肾，清利湿热，标本兼治，效不更方，守方略作加减。既能缓解服用激素早、中期所致阴虚热盛证，同时也能提高激素所致的正气虚损。后期阴液得复，脾气、肾气不足为主要矛盾，治疗转以补脾肾固本培元，治以补肾填精，健脾益气，方拟参芪地黄汤加减。张琪教授治疗慢性肾脏病的学术思想之一就是通过恢复人体正气，祛除邪气以恢复人体机能。其善用益气养阴之法遣方用药，并不是单纯运用补气养阴之药，而是补中有攻，寓攻于补，关键是抓住虚实之病机，采取相应的治法，并随病情变化增减药味，终使病情获得缓解。

第九节　高尿酸血症肾损害

尿酸盐在血中浓度呈过饱和状态时即可沉积于肾脏，并造成损害，称为高尿酸性肾病。尿酸或尿酸盐沉积可以引起三种类型的肾损害：急性尿酸肾病、慢性尿酸肾病、尿酸性肾结石。

随着经济的发展，生活方式和饮食结构发生改变，高尿酸血症的患病率持续升高，中国成人高尿酸血症的患病率为 8.4%～13.3%。高尿酸血症可加重肾脏病的进展和心脑血管并发症的发生，是导致终末期肾病、心脑血管疾病和代谢性疾病发生与发展的独立危险因素。流行病学研究显示近年来高尿酸血症的患病率在全球范围内逐渐升高，高尿酸血症是心血管事件，或是心血管导致死亡相关的危险因素。高尿酸血症增加了心血管死亡的风险。

一、临　床　表　现

（一）急性尿酸肾病

急性尿酸肾病多见于肿瘤溶解综合征患者，如淋巴瘤、白血病或骨髓增生性疾病等患者接受放、化疗后，通常发生在化疗后 1～2 天，常见的临床症状为恶心、呕吐、腰痛、腹痛、少尿甚至无尿，重者可昏睡，甚至惊厥。随着少尿时间的延长，可出现水肿和心力衰竭。患者多同时伴有溶瘤综合征的特点，如高钾血症、高磷血症、乳酸酸中毒和低钙血症等。

（二）慢性尿酸肾病

慢性尿酸肾病主要表现为肾间质性损害，如夜尿增多、多尿、尿比重降低等，患者多伴有痛风性关节炎和痛风石，但肾损害与痛风性关节炎的严重程度可不平行。随病情进展，可出现肾小球滤过率下降，但肾功能减退的速度一般较慢。部分患者有尿路结石。患者常合并轻中度高血压、高脂血症、糖尿病或代谢综合征。

（三）尿酸性肾结石

尿酸性肾结石常表现为腰痛和血尿，亦可无任何症状。不少患者有尿结石排出史。纯尿酸结石为黄色或微红色，或呈鱼卵样棕色砂石。结石常为多发性，易形成鹿角形结石。

二、实验室检查

（一）急性尿酸肾病

（1）血尿酸：高尿酸血症典型患者在白血病和淋巴瘤开始放疗或化疗后，出现急性少尿型肾损伤，同时有严重的高尿酸血症，肿瘤破坏导致的高尿酸血症通常会高于 893μmol/L，而其他急性肾损伤一般不高于 714μmol/L。

（2）尿液检查：尿液 pH 低，呈明显的酸性尿，尿中没有有形成分，尿蛋白通常呈阴性。

（3）肾脏病理检查：光镜下可见管腔内尿酸结晶沉积，形成晶体或呈雪泥样沉积物。可阻塞肾小管，近端肾小管扩张，而肾小球结构正常。

（二）慢性尿酸肾病

（1）血液检查：血尿酸高于正常值，患者通常长期存在高尿酸血症。早期肾小球滤过功能尚正常时，尿酸的排泄分数明显增加。

（2）尿液检查：尿常规检查通常无明显的有形成分，尿蛋白阴性或微量，尿比重减低。

（3）肾脏病理检查：光镜下见到尿酸和单钠尿酸盐在肾实质内沉积。间质尿酸结晶来源于集合管。这些结晶体形成核心，周围有白细胞、巨噬细胞浸润及纤维物质包裹。经典的痛风性肾病，痛风石在皮髓交界处及髓质深部沉积，肾穿刺活检不易见到。因此该病通常为临床诊断，和其他慢性肾脏病（CKD）鉴别不清的时候，可肾穿刺活检来除外其他原因的肾脏疾病。

（4）影像学检查：部分患者可有尿路结石。

（三）尿酸性肾结石

（1）血液检查：部分患者血尿酸升高，肾功能受损严重者可有血肌酐和尿素氮升高。

（2）尿液检查：尿 pH 多低于 5.5，可有不同程度血尿和少量蛋白尿，尿沉渣检查可见尿酸结晶。24h 尿液检测测定尿钙、尿磷、尿酸、尿草酸、尿胱氨酸、尿镁和尿枸橼酸有助于了解患者有无代谢异常。

（3）影像学检查：肾脏 B 超可见高回声区伴声影。纯尿酸结石在 X 线片上不显影，但若尿酸结石合并草酸钙或磷酸钙成分而形成混合结石，则 X 线片可见结石影。CT 对尿酸性肾结石的诊断很有帮助。巨大结石可引起肾盂、肾盏变形和肾盂积水而有相应的影像学异常。

（4）结石成分分析：通过对已排出的结石进行化学分析来确定。双能 CT 扫描可帮助区分尿酸结石和钙结石。

三、诊 断 依 据

本病诊断依据参照王海燕、赵明辉主编的《肾脏病学》第 4 版（2021 年，人民卫生出版社）。

（一）急性尿酸肾病

急性尿酸肾病典型患者在白血病和淋巴瘤开始放疗或化疗后，出现急性少尿型肾损伤，同时有严重的高尿酸血症。尿液呈明显的酸性尿，尿中没有有形成分，尿蛋白通常阴性。亦可采取肾活检。

（二）慢性尿酸肾病

结合典型的病史，可诊断慢性尿酸肾病。首先要分析是否有其他导致高尿酸血症合并慢性肾脏病的原因。其次要分析高尿酸血症与肾脏病先后顺序，参考病史及既往体检情况、尿酸的排泄分数判断先后关系。亦可采取肾穿刺活检排除其他因素所致慢性肾脏病。

（三）尿酸性肾结石

单纯的尿酸结石需要超声或静脉肾盂造影诊断。尿酸结石在静脉尿路造影上表现为充盈缺损。B 超检查可作为普查手段或用于不适宜作静脉尿路造影的患者。

四、治 疗

纠正高尿酸血症是防治高尿酸血症肾损害的关键。改变生活方式是重要措施。降低血尿酸水平目前有三个途径：抑制尿酸生成、促进尿酸排泄、促进尿酸分解。

目前国内常用的降尿酸药物包括抑制尿酸合成药物（别嘌醇和非布司他）和促进尿酸排泄药物（苯溴马隆）两类。别嘌醇和非布司他均是通过抑制黄嘌呤氧化酶活性，减少尿酸合成，从而降低血尿酸水平；而苯溴马隆则通过抑制肾小管尿酸转运蛋白-1，抑制肾小管尿酸重吸收而促进尿酸排泄，降低血尿酸水平。

（一）急性尿酸肾病

急性尿酸肾病重在预防，主要防治措施如下。

抑制尿酸生成：可选用黄嘌呤氧化酶抑制剂别嘌醇或非布司他，至少应在肿瘤放、化疗前 48～72h 服用，将血尿酸控制在 300μmol/L 以下。

适当补液或饮水，若无禁忌证，放、化疗期间每日液体摄入量应不低于 3000ml，使尿流率达到 80～100ml/h，以利于磷酸盐和尿酸排泄。水化时应注意尿量，如果尿量没有明显增加，需使用利尿剂，若利尿作用不明显，应减少水化剂量。

碱化尿液：常予静脉滴注碳酸氢盐或口服乙酰唑胺，使尿 pH 维持在 6.5～7.0，但补碱不当可引起碱中毒，加重低钙血症，导致抽搐和惊厥，尿液 pH 过高可降低磷酸钙的溶解性，诱发磷酸盐肾病。

透析治疗：适用于已发生肾衰竭者。血液透析对尿酸的清除效率远高于腹膜透析，血液透析 4～6h 可使血尿酸降低 50%。大多数急性尿酸肾病患者经积极对症或透析治疗后，肾功能可以完全恢复。

（二）慢性尿酸肾病

一旦确诊即开始非药物治疗，疗效不佳者根据尿酸水平及合并症开始药物治疗。出现肾功能损害（G2 期及以上）、尿酸性肾石症患者，血尿酸＞480μmol/L 即开始降尿酸治疗，血尿酸治疗目标值＜360μmol/L。注意避免使用有可能损害肾脏的药物。

（三）尿酸性肾结石

结石直径小于 0.5～1.0cm，且未导致尿路梗阻、感染或疼痛等症状的患者，可考虑一般疗法，增加液体摄入、限制高嘌呤饮食及适当运动，同时可给予碱化尿液治疗，维持尿 pH 为 6.2～6.9；若＞1.0cm 和（或）出现尿路梗阻、感染或疼痛等症状，可酌情采用排石疗法、体外冲击波碎石和（或）手术治疗。

（四）痛风石

痛风石应积极治疗，血尿酸降至 300μmol/L 以下维持 6 个月以上，部分痛风石可逐渐溶解、缩小。对痛风石较大，压迫神经或皮肤表面破溃，久治不愈者可考虑手术治疗，但患者术后仍须接受规范化综合治疗。

五、张琪教授临证经验

高尿酸血症肾损害亦称为痛风性肾病，痛风病名首见于朱丹溪《格致余论》。张琪教授认为本病的病因病机为平素嗜食肥甘厚腻，或由先天禀赋不足，或由外感风寒湿热，而致使湿浊之邪内生，流注关节，阻滞脉络，不通则痛而发病，病久或伤及脾肾，或夹瘀血痰浊，或湿热炼液成石，而致变证丛生，病程日久虚实夹杂。本病分本虚标实，本虚为脾肾气虚、脾肾阳虚、气阴两虚、阴阳两虚，标实为湿热、痰浊、瘀血，治疗本虚以健脾益肾、益气养阴、滋阴助阳为主，标实治以清热利湿、活血化瘀、通络止痛、化痰泄浊为主。

1. 健脾益肾法

健脾益肾法适用于高尿酸血症肾损害缓解期脾肾气虚证，症见面色无华，腰膝酸软，食欲不振，神疲乏力，下肢浮肿，口淡不欲饮，尿频或夜尿多，舌淡红，有齿痕，苔薄，脉细。方用参芪地黄汤加减，药物组成：熟地黄、山茱萸、泽泻、山药、茯苓、牡丹皮、生黄芪、党参、牛膝、肉苁蓉、杜仲等。

2. 益气养阴法

益气养阴法适用于痛风缓解期辨证属于气阴两虚证，腰酸膝软，面色无华，少气乏力，口干咽燥，五心烦热，夜尿频多，筋脉拘急，屈伸不利，大便干结，舌质红，舌体胖，脉弦细无力。方用清心莲子饮加减，药物组成：生黄芪、党参、地骨皮、麦冬、茯苓、柴胡、黄芩、车前子、石莲子、炙甘草等。

3. 滋阴助阳法

滋阴助阳法适用于阴阳两虚证，症见腰酸膝软，极度疲乏，畏寒肢冷，五心烦热，头晕目眩，大便稀溏，夜尿清长，口干欲饮，潮热盗汗，舌淡白、胖嫩，有齿痕，脉沉细。方用金匮肾气丸加减，药物组成：熟地黄、山药、山萸肉、茯苓、牡丹皮、泽泻、附子、肉桂等。

4. 清热利湿、通络止痛法

清热利湿、通络止痛法适用于痛风急性发作期辨证属于湿热内阻，瘀血阻络证，症见关节红热肿痛、变形，关节痛风石形成，或伴发热夜间重，口干不欲饮，小便黄赤，大便黏滞不爽或秘结。舌红，苔黄腻，脉弦数或滑数。方用上中下通用痛风方加减，药物组成：黄柏10g，苍术15g，天南星10g，桂枝15g，威灵仙15g，红花15g，羌活15g，防己15g，白芷15g，桃仁15g，龙胆草10g，川芎15g，神曲15g。方中二妙散黄柏清热、苍术燥湿，龙胆草泻火，防己行水，四者所以治湿与热也；天南星燥痰散风，桃仁、红花活血祛瘀，川芎为血中气药，四者所以治痰与血也；羌活祛百节之风，白芷祛头面之风，桂枝、威灵仙祛臂胫之风，四者所以治风也；加神曲消积。疏风以宣于上，泄热利湿以泄于下，活血燥痰消滞以调于中，所以能兼治而通用也。

5. 活血化瘀、通络止痛法

活血化瘀、通络止痛法适用于瘀血阻络证，症见腰及全身关节刺痛，痛有定处、拒按，口唇、齿龈、爪甲紫暗，肤表赤缕，或腹部青筋外露，面色黧黑或晦暗，肌肤甲错或身有瘀斑，肢麻屈伸不利，病久关节变形。舌质紫暗或有瘀点、瘀斑，脉涩或细。方用解毒活血汤加减，药物组成：桃仁、红花、生地黄、白芍、当归、川芎、鸡血藤、地龙等。

6. 化痰泄浊通络法

化痰泄浊通络法主治瘀血阻络、痰浊内阻证，症见面色萎黄，关节肿痛不红，肢体困重或麻木、屈伸不利。头重昏蒙，胸脘痞闷，纳呆恶心，口干不欲饮，口中黏腻，咳白黏痰。舌质淡胖，苔白厚腻，脉滑或弦。方药以二陈汤加味，药物组成：茯苓、白术、陈皮、法半夏、土茯苓、萆薢、苍术、益母草、炙甘草等。

六、临 证 感 悟

（1）痛风性肾病急性发作期以湿热下注为主要证型，应用上中下通用痛风方效果较好，如果发热者可加用生石膏20～30g。疼痛重者加制川乌10～15g。

（2）痛风石形成以痰浊辨证，用白芥子15g等效果较好。

（3）痛风反复发作10余年，可累及肾脏，肾损伤以肾小管间质损伤为主，可有肾脏结石形成，较难排出。

七、病 案 举 例

病案1 宋某，男，55岁，2018年8月21日初诊。

主诉：倦怠乏力5年余。

现病史：5年多以前因倦怠乏力，查血肌酐100μmol/L。2年前血肌酐162μmol/L，口服中药等治疗血肌酐波动在 150～170μmol/L。1 周前于中国人民解放军某医院查血肌酐

178μmol/L，3 天前查血肌酐 211μmol/L，为求中医治疗来诊。

初诊：倦怠乏力，眼睑浮肿，肢体沉重，关节时痛，舌质淡紫，苔薄白，脉沉。

既往史：痛风病史 20 年，血肌酐升高病史 5 年余，高血压病史 8 年，冠心病病史 2 年余，脑梗死病史 3 年余。

辅助检查：尿蛋白阴性，尿微量白蛋白 116mg/L，尿微量蛋白/尿肌酐 112.83mg/g，尿β2 微球蛋白 3.25mg/L，尿α1 微球蛋白 20.6mg/L。血常规正常。生化五项：尿素氮 10.80mmol/L，肌酐 211.1μmol/L，尿酸 540.1μmol/L，血清胱抑素 C 2.27mg/L，甘油三酯 3.19mmol/L。甲状旁腺激素测定 80.8pg/L。

彩超：左肾 8.1cm×3.5cm×3.3cm，实质厚 0.8cm；右肾 9.3cm×4.1cm×3.9cm，实质厚 0.9cm。右肾下极 1.5cm×1.5cm、0.7cm×0.5cm 无回声。双肾弥漫性改变（符合痛风肾），左肾萎缩，右肾囊肿。

查体：血压 140/85mmHg，心率 72 次/分，手足、膝关节痛风石。

西医诊断：高尿酸血症肾损害，慢性肾脏病 3 期。

中医诊断：慢性肾衰（脾肾两虚、痰浊瘀血证）。

治则治法：补肾健脾益气、活血化痰。

方药：自拟方如下。

生地黄 15g　山萸肉 20g　生山药 20g　茯苓 15g　牡丹皮 15g　怀牛膝 20g　土茯苓 50g　绵萆薢 20g　生薏苡仁 20g　白芥子 15g　石韦 20g　生黄芪 30g　党参 15g　冬瓜皮 20g　车前子 20g　木瓜 15g　威灵仙 20g　女贞子 15g　枸杞子 20g　杜仲 20g。

水煎，每日 1 剂，分 2 次温服。

降压用硝苯地平控释片、美托洛尔治疗。

二诊　2018 年 8 月 31 日。患者仍有倦怠乏力，眼睑浮肿减轻，肢体沉重、关节时痛缓解，舌质淡紫，苔薄白，脉沉。查尿素氮 10.43mmol/L，肌酐 201.8μmol/L，尿酸 508.3μmol/L。前方减威灵仙，加天南星 10g 燥湿化痰、散结消肿。

三诊　2018 年 9 月 6 日。患者倦怠乏力减轻，眼睑浮肿消退，肢体沉重、关节时痛，舌质淡紫，苔薄白，脉沉。尿素氮 5.72mmol/L，肌酐 169.3μmol/L，尿酸 612.9μmol/L，血清胱抑素 C 2.07mg/L。

按　本案痛风病史多年，渐出现血肌酐升高，慢性病程，日久及肾，以倦怠乏力，眼睑浮肿，肢体沉重，关节时痛为主，舌质淡紫，痛风石形成，故中医辨证为脾肾两虚、痰浊瘀血证。给予补肾健脾益气、活血化痰法治疗。方中生地黄、山萸肉、女贞子、枸杞子、杜仲、怀牛膝补肾；生黄芪、党参、生山药、茯苓益气健脾；土茯苓、绵萆薢、生薏苡仁、石韦、冬瓜皮、车前子、木瓜清热利湿解毒；威灵仙、白芥子豁痰利气，散结通络止痛；朱震亨云："痰在胁下及皮里膜外，非白芥子莫能达。古方控涎丹用之，正此义尔。"威灵仙祛风湿、通经络止痛。本病例给予扶正祛邪合用，病情好转。

病案 2　王某，男，61 岁，2018 年 6 月 25 日初诊。

主诉：反复关节痛 15 年，乏力 3 年余，加重半个月。

现病史：15 年前因左踝关节疼痛，诊断为痛风，此后痛风反复发作，间断口服别嘌醇及秋水仙碱治疗。3 年前因乏力发现血肌酐 140μmol/L，1 年前查血肌酐 164μmol/L。半个月前因痛风发作于鹤岗市某医院查血肌酐 205μmol/L，为求中医治疗来诊。

初诊：现患者右足关节红肿热痛，乏力，腰痛，舌质紫红，苔薄白，脉沉。

既往史：痛风病史 15 年，高血压病史 17 年，肾衰竭病史 3 年余，血脂异常病史 20 余年。右膝关节痛风石术后 10 年。

辅助检查：尿蛋白阴性，尿微量白蛋白 166mg/L，尿微量蛋白/尿肌酐 286.67mg/g，尿β2 微球蛋白 4.25mg/L，尿α1 微球蛋白 27.5mg/L。血常规正常。生化五项：尿素氮 10.72mmol/L，肌酐 196.1μmol/L，尿酸 384.4μmol/L，血清胱抑素 C 3.89mg/L，甘油三酯 3.21mmol/L，γ-谷氨酰转移酶 73U/L，球蛋白 36.9g/L。尿蛋白定量 0.57g/24h。

彩超：左肾 9.9cm×4.7cm×4.2cm，实质厚 0.7cm；右肾 10.9cm×4.7cm×4.5cm，实质厚 1.1cm。双肾弥漫性改变。

查体：血压 144/80mmHg，心率 76 次/分，手足、膝、肘关节痛风石。

西医诊断：高尿酸血症肾损害，慢性肾脏病 3 期。

中医诊断：痹证（肾虚湿热下注证）。

治则治法：清热除湿、化痰、活血通络。

方药：上中下通用痛风方加减，用药如下。

黄柏 10g　苍术 15g　天南星 10g　桂枝 15g　威灵仙 15g　红花 15g　羌活 15g　木防己 15g　白芷 15g　桃仁 15g　龙胆草 10g　川芎 15g　连翘 20g　炙甘草 15g。

水煎，每日 1 剂，分 2 次温服。

二诊　2018 年 7 月 4 日。右足关节红肿热痛缓解，查尿素氮 10.58mmol/L，肌酐 203.2μmol/L，尿酸 384.4μmol/L，血清胱抑素 C 3.39mg/L，血红蛋白 131g/L。经上方治疗湿热渐除，给予补肾清热利湿，用药如下。

熟地黄 20g　山萸肉 20g　生山药 20g　茯苓 20g　牡丹皮 15g　泽泻 15g　生黄芪 30g　党参 15g　怀牛膝 20g　土茯苓 50g　绵萆薢 20g　生薏苡仁 20g　连翘 20g　紫苏叶 15g　苍术 15g　枸杞子 20g　黄柏 10g。

水煎，每日 1 剂，分 2 次温服。

三诊　2018 年 7 月 9 日。现患者疼痛消失，乏力、腰痛缓解，舌质暗红，苔薄白，脉沉。查尿素氮 8.33mmol/L，肌酐 173.2μmol/L，尿酸 374.1μmol/L，血清胱抑素 C 3.05mg/L。病情缓解，继续巩固治疗。

按　痛风反复发作 15 年，渐出现肾衰竭 3 年，目前以右足关节红肿热痛为主要表现，属于中医 "痹证" "痛风" 范畴。"风寒湿邪留连于筋骨，则疼痛难已，病深日久，营卫之行涩，皮肤不荣，则麻木不仁；病邪深入，内传于五脏六腑，则导致脏腑之痹"。元代朱丹溪首次在《格致余论·痛风论》中提出 "痛风" 之名，明确提出痛风病因病机，云："彼痛风者，大率因血受热，已自沸腾，其后或涉冷水，或立湿地，或扇风取凉，或卧当风，寒凉外抟，热血得寒，污浊凝涩，所以作痛，夜则痛甚，行于阴也。治法以辛热之剂，流散寒湿，开发腠理，其血得行，与气相和，其病自安。" 其病机为风湿热痰浊痹阻经络，气血不畅，不通则痛，若流注于关节，筋脉失养，则可见关节肿胀畸形。以急则治其标为原则，治以清热除湿、活血通络为法，方用上中下通用痛风方（黄柏、苍术、桂枝、木防己、桃仁、红花、川芎、羌活、白芷、威灵仙、天南星、龙胆草、神曲）加减。上中下通用痛风方是朱丹溪治疗痛风的名方，《丹溪心法》没有明确方名，《丹溪心法·卷四·痛风》仅云 "治上中下疼痛"，《金匮钩玄》命名为 "上中下痛风方"，《丹溪治法心要》称作 "治上中下痛风方"。

方中黄柏清热，苍术燥湿，此二妙散也，龙胆草清热燥湿泻火，土茯苓、绵草薢清热利湿，以治湿与热。朱震亨认为："黄柏，走至阴，有泻火补阴之功，非阴中之火，不可用也。得知母滋阴降火，得苍术除湿清热。"龙胆草，《主治秘诀》云："治下部风湿及湿热，脐下至足肿痛，寒湿脚气。"天南星燥湿化痰，祛风定惊，消肿散结，善祛经络骨节之痰，治风痰肿痛；痛风之病已涉血分，多痰瘀交阻，用桃仁、川芎、红花活血祛瘀，俾痰去瘀行，胶结得以松解；羌活味辛、苦，性温，入肾、膀胱经，《本草品汇精要》中记载："主遍身百节疼痛，肌表八风贼邪，除新旧风湿，排腐肉疽疮。"白芷性辛温，入肺、脾、胃三经，具有祛风湿、活血止痛的作用，《滇南本草》中记载："祛皮肤游走之风，止胃冷腹痛寒痛……周身寒湿疼痛。"威灵仙性味辛温，具有祛风除湿、通络止痛之效；桂枝辛、甘、温，有温经通脉、助阳化气、散寒止痛的作用，《本经疏证》云："凡药须究其体用，桂枝色赤条理纵横……温经通脉，此其体也。"连翘清热解毒。诸多药物相互配伍具有清热利湿，宣畅气机，活血化瘀，通络止痛的作用。疏风以宣于上，泻热利湿以泄于下，活血燥痰消滞以调于中，所以能兼治而通用也。经一周加减治疗，疼痛缓解。湿热渐除，二诊给予补肾清热利湿法治疗病情缓解。

第十节　常染色体显性遗传性多囊肾病

常染色体显性遗传性多囊肾病（ADPKD）为常染色体显性遗传病，患者多在成年后出现双侧肾脏囊肿，随年龄增长，逐渐损害肾脏结构和功能。约有50%遗传给子代。患病率为1/（400～5000）；估算全世界常染色体显性遗传性多囊肾病患者数高达1200万。

常染色体显性遗传性多囊肾病主要表现为双肾多发液性囊肿并进行性进展，破坏肾脏的正常结构和功能，约50%患者在60岁以前进入终末期肾病。常染色体显性遗传性多囊肾病是终末期肾病的第四大病因，占肾脏替代治疗的7%～10%。囊肿来源于肾小管囊液，为肾小管分泌的液体，随年龄增长囊肿数目及大小逐渐地增多和增大。

常染色体显性遗传性多囊肾病主要致病基因有两个：PKD1和PKD2，其突变导致疾病分别约占患者群的85%和15%。10%～15%常染色体显性遗传性多囊肾病患者无阳性家族史，原因包括自发突变、镶嵌型变异、亲代数据缺失等。

一、临床表现

常染色体显性遗传性多囊肾病可累及全身多个器官，其临床表现包括肾内表现、肾外表现和并发症。

1. 肾内表现

（1）腹部肿块、腹部饱胀。

（2）疼痛：以腰痛为主，因出血、感染、结石引起。

（3）尿检异常：可出现蛋白尿、血尿。

（4）肾功能损害：对大多数患者来说，在30～40岁之前其肾功能仍能维持正常。一旦肾小球滤过率开始下降，则每年平均下降幅度为4.4～5.9ml/min。从肾功能受损发展到终末期肾病的时间约为10年，常染色体显性遗传性多囊肾病肾功能恶化的速度明显快于其他肾病引起的肾功能损害。

2. 肾外表现

肾外表现有多囊肝、心脏瓣膜异常、心包积液、颅内动脉瘤（危害最大）、蛛网膜囊肿、脊髓膜囊肿、胰腺囊肿、脾囊肿、肺囊肿、憩室病、卵巢囊肿、精囊囊肿、腹股沟或者腹侧疝、皮下囊肿等。

3. 并发症

（1）高血压：见于 30% 儿童患者，60% 合并慢性肾衰竭患者，在 ESRD 患者中高达 80%。

（2）感染：泌尿道和囊肿感染。

（3）结石。

（4）贫血：出现晚而且轻。少数因缺血刺激肾间质细胞产生促红细胞生成素增多，引起红细胞增多症。

（5）肾细胞癌：少见。

二、影像学检查

影像学检查是常染色体显性遗传性多囊肾病诊断的主要手段，其中 B 型超声是首选检查方法。

典型的超声表现：双肾增大且有多个大小不等的液性暗区，肾实质回声增强。

三、诊 断 依 据

1. 肾脏影像学诊断

对有明确常染色体显性遗传性多囊肾病家族史的患者，主要依靠肾脏影像学方法进行诊断（表 3-4）[参考常染色体显性多囊肾病临床实践指南专家委员会制订的《中国常染色体显性多囊肾病临床实践指南》（第二版）]。

表 3-4　常染色体显性遗传性多囊肾病超声和 MRI 诊断与排除标准

标准	超声			MRI
	15～39 岁	40～59 岁	≥60 岁	
诊断标准	单/双侧肾囊肿≥3 个	每侧肾囊肿≥2 个	每侧肾囊肿≥4 个	肾囊肿总数≥10 个
排除标准	无	每侧肾囊肿<2 个	每侧肾囊肿<2 个	肾囊肿总数<5 个

具有双肾增大和双肾多发囊肿的患者即使无阳性家族史也需考虑常染色体显性遗传性多囊肾病，B 超检查双肾囊肿＞10 个可基本确定诊断。

2. 基因诊断

常染色体显性遗传性多囊肾病主要采用长片段 PCR 联合二代测序（next-generation sequencing，NGS）技术进行检测。

PKD 基因突变检出率大约在 90%，仍有 10% 的突变不能检出。

以下情况应进行常染色体显性遗传性多囊肾病突变基因诊断：

（1）无家族史散发的常染色体显性遗传性多囊肾病患者。

（2）常染色体显性遗传性多囊肾病家族史阳性，但超声检查不能确诊常染色体显性遗传性多囊肾病的潜在活体肾脏捐献者。

（3）特殊类型常染色体显性遗传性多囊肾病（如早期和严重常染色体显性遗传性多囊肾病、肾囊肿明显不对称、影像表现不典型、肾衰竭而无明显肾脏增大、家庭成员病情差异显著）和胚胎植入前遗传诊断。

3. 临床诊断

常染色体显性遗传性多囊肾病临床主要诊断标准包括双肾皮髓质分布多个液性囊肿和有明确的常染色体显性遗传家族史。

次要诊断标准包括多囊肝、肾功能不全、腹部疝、心脏瓣膜异常、胰腺囊肿、颅内动脉瘤和精囊腺囊肿。

只要符合主要诊断标准和任意一项次要诊断标准即可做出诊断。

四、治　疗

（一）一般治疗

（1）饮食：低盐饮食，每日摄入＜6g 食盐。推荐中等量 0.75～1g/（kg·d）蛋白饮食。适当饮水、不限制摄入液体量。伴有肾结石时，鼓励多饮水。

咖啡因摄入对常染色体显性遗传性多囊肾病进展无显著影响。限制磷的摄入≤800mg/d；伴慢性肾脏病时，常染色体显性遗传性多囊肾病患者磷结合剂的使用无特殊限制。

（2）调整生活方式：戒烟并避免被动吸烟；限制饮酒；鼓励并帮助患者自我监测血压和体重，保持理想 BMI 20～25kg/m^2。

（3）锻炼和运动：患者应谨慎参与剧烈接触性运动或其他具有潜在风险的活动，如骑马、踢足球、打篮球或摔跤等运动，尤其是在肾脏增大到体检可触及时。

（4）控制血压、血脂、尿酸，纠正酸碱失衡。

（二）对症治疗

1. 腰痛

持续疼痛考虑感染、结石或肿瘤。

治疗：包括非药物、药物及非侵入性治疗。

（1）镇痛药物：非阿片类镇痛剂（如对乙酰氨基酚）可作为一线止痛药，不建议长期使用非甾体抗炎药或 COX-2 抑制剂。

（2）手术治疗：包括囊肿穿刺硬化治疗、腹腔镜去顶减压术或肾脏切除术。

2. 肉眼血尿和囊肿出血

肉眼血尿常见病因包括囊肿出血、结石、感染，偶见于肾细胞癌和尿路上皮癌。

急性出血时需暂时停用 RAAS 阻滞剂和利尿药，以避免急性肾损伤。

肉眼血尿和囊肿出血多为自限性，轻症患者绝对卧床休息，多饮水（2～3L/d），部分出血可在 2～7 天自行停止。

卧床休息不能止血时给予抗纤溶药物（如氨甲环酸等）治疗，不推荐预防性使用抗生素。估算肾小球滤过率<15ml/min 的患者止血可使用去氨加压素。

3. 泌尿系感染

囊肿感染的标准治疗是根据血、尿培养结果选用脂溶性抗菌药物（喹诺酮类、复方新诺明及甲硝唑等）。首选氟喹诺酮类，足量，能穿透囊肿壁。治疗 72 h 症状未见好转者应联合使用水溶性抗生素（头孢菌素、碳青霉烯类等）。治疗至少持续 10～14 天，或至症状消失、体温正常、两次血/尿培养结果阴性后 1 周停药。

如发热持续 1～2 周，应给予感染囊肿穿刺或手术引流，终末期肾病患者可行感染肾切除。囊肿感染需要延长治疗时间至 4～6 周。肾盂肾炎治疗时间至少 2 周。

4. 其他

其他治疗包括降压、排石、肾脏替代治疗。

（三）致病靶点治疗——抑制 AC-托伐普坦

托伐普坦（Tolvaptan）是一种选择性抗利尿激素 V2 受体（V2R）拮抗剂，主要通过抑制腺苷酸环化酶（AC）而减少环磷酸腺苷的产生和聚集，减少囊肿细胞的增殖和囊液的产生。托伐普坦治疗的主要获益是可延缓肾衰竭进展，从而推迟进入肾脏替代治疗的时间 1.5～7.3 年。

影响预后的主要因素是疾病的基因型：PKD1 突变（尤其是 PKD1 截短突变）的患者较 PKD2 突变患者肾脏体积更大、病情更重，估算肾小球滤过率下降更快，进入终末期肾病更早（平均 54 岁，早于后者 20 年）。

五、张琪教授临证经验

常染色体显性遗传性多囊肾病患者常以腰痛和肉眼血尿为主要临床表现，属中医"腰痛""尿血"范畴。因肾脏体积增大，属于"肾胀"。如《灵枢》云："肾大，则善病腰痛，不可以俯仰，易伤以邪。"还指出："肾胀者，腹满引背，央央然腰髀痛。"肾脏增大到一定程度后，可在腹部看到明显隆起的包块，属"癥瘕""积聚"范畴。肾本属水，寒气乘之，水寒则成冰，气益坚凝，坎中之真阳不能外达，故腹满引背，时形困苦。

张琪教授认为，本病先天禀赋不足，肾阳虚，日久水湿、痰浊、瘀血内停。用苓桂术甘汤和五苓散治疗肾囊肿，温阳利水，重用茯苓 50g。

多囊肾早期，囊肿较小患者无明显症状，也有的仅仅表现为腰背酸沉，常用活血利湿软坚法，基本方：丹参、赤芍、红花、泽泻、猪苓、茯苓、桂枝、益母草、郁金、三棱、莪术、炙甘草。

伴有周身乏力、腰酸耳鸣加补肾之品，如六味地黄丸。

伴有尿路感染加清热利湿之品，如萹蓄、瞿麦、蒲公英等。

囊肿较大者常用温阳化气、行水软坚之品，常用苓桂术甘汤加甲珠、土鳖虫、鸡内金等。

若口渴、尿少、浮肿为肾阴虚，湿热内蕴，用猪苓汤合芍药炙甘草汤加萹蓄、瞿麦、石韦利湿；王不留行、桃仁、赤芍、红花、丹参活血通络。

急性感染期患者出现尿血、发热、腹痛等症状，治疗以清热解毒、凉血利湿为主，常用金银花、连翘、白花蛇舌草、蒲公英、生地黄等。

伴多囊肝见胃脘胀满、便秘、口干、多饮、舌红，用增液承气汤加熟地黄、何首乌、玉竹等补肾阴。

顽固性肉眼血尿用固冲汤治疗，补肾健脾，固摄冲任。原方张锡纯《医学衷中参西录》曰："治妇女血崩。"组成：炒白术、生黄芪、煅龙骨、煅牡蛎、山萸肉、生杭芍、海螵蛸、茜草、棕榈炭、五倍子。

病情逐渐进展至慢性肾衰竭阶段，用参芪地黄汤加减治疗。

六、临证感悟

（1）常染色体显性遗传性多囊肾病中医病机为本虚标实，与先天禀赋不足有关，加之劳累太过以致肾气亏虚，肝失疏泄，脾失健运，痰湿内生，经络气血瘀阻不通，痰浊、瘀血着于腰部，流注于肾，日久发为痰核、积聚等，故其病位在肾，常波及肝、脾等脏，且肾、肝、脾三脏同病较多。

（2）多囊肾若病情逐渐进展至慢性肾衰竭阶段，以补肾为主，用参芪地黄汤加减治疗，病情稳定。

（3）顽固性肉眼血尿用固冲汤治疗效果较好。

七、病 案 举 例

病案 1 胡某，女，24 岁，2022 年 8 月 3 日初诊。

主诉：倦怠乏力 1 个月。

现病史：1 个月前体检发现血肌酐升高（具体数值不详），未予重视。近日乏力、纳差、腹胀而来就诊，查血肌酐 194.6μmol/L，尿蛋白 1+，彩超提示多囊肾。

初诊：倦怠乏力，气短懒言，腰酸痛，肌肉消瘦，食少纳呆，时有呕恶，腹胀便溏，舌质淡，苔白，脉沉弱。

辅助检查：血红蛋白 71g/L，尿素氮 11.87mmol/L，血肌酐 194.6μmol/L，尿蛋白 1+，尿潜血-。彩超：左肾 17.7cm×7.9cm×7.1cm，右肾 16.4cm×6.5cm×6.7cm，双肾血流灌注减少，提示多囊肾伴双肾多发钙化。

查体：血压 100/80mmHg，双下肢无浮肿。

西医诊断：多囊肾，慢性肾衰竭。

中医诊断：虚劳（脾肾两虚、湿浊内蕴证）。

治则治法：健脾补肾、利湿化浊。

方药：参芪地黄汤加味，方药如下。

生黄芪 25g　党参 15g　生地黄 15g　山萸肉 15g　山药 20g　茯苓 20g　牡丹皮 10g　女贞子 15g　枸杞子 15g　巴戟肉 15g　枳实 10g　炒白术 15g　麦芽 15g　神曲 15g　砂仁 5g。

水煎，每日 1 剂，分 2 次温服。

二诊　2022 年 9 月 17 日。患者倦怠乏力，腰仍稍痛，腹胀满，小腹冷痛，时有呕恶，肌肉消瘦，食欲增加，大便不成形，每日 2 次，舌质淡红，苔白，脉沉细。辅助检查：血红蛋白 82g/L，尿素氮 10.75mmol/L，血肌酐 186.4μmol/L，尿蛋白±，潜血-。继续前方加减治疗，方药如下。

生黄芪 30g 党参 15g 生地黄 15g 山萸肉 15g 山药 20g 茯苓 20g 巴戟肉 20g 炒白术 20g 砂仁 5g 女贞子 15g 厚朴 10g 葫芦巴 25g 干姜 7g 菟丝子 20g 炙甘草 15g。

水煎，每日 1 剂，分 2 次温服。

三诊 2022 年 9 月 28 日。患者乏力减轻，腰痛好转，胃脘胀满，无干呕，消瘦，食纳转佳，舌质淡红，苔白，脉沉细。继用原法以巩固疗效。方药如下。

生黄芪 30g 党参 15g 生地黄 15g 山萸肉 15g 山药 20g 茯苓 20g 巴戟肉 20g 炒白术 20g 砂仁 7g 女贞子 15g 厚朴 7g 葫芦巴 25g 干姜 5g 炙甘草 15g。

水煎，每日 1 剂，分 2 次温服。

四诊 2022 年 11 月 26 日。尿素氮 15.33mmol/L，血肌酐 177.73μmol/L，乏力、腰痛明显好转，体重渐增，无小腹痛，时有腹胀，食纳尚可，大便日 1~2 次，舌质淡红，苔薄白，脉沉细。继服前方加减。

方药：生黄芪 30g 党参 15g 生地黄 15g 山萸肉 15g 山药 20g 茯苓 20g 巴戟肉 20g 炒白术 20g 砂仁 5g 女贞子 15g 葫芦巴 25g 炒麦芽 15g 炒鸡内金 10g 炙甘草 15g。

水煎，每日 1 剂，分 2 次温服。

2023 年 1 月 12 日肾功能：尿素氮 14.76mmol/L，血肌酐 178.6μmol/L，尿酸 541.6μmol/L，血红蛋白 89g/L。

2023 年 5 月 24 日肾功能：尿素氮 16.26mmol/L，血肌酐 207.9μmol/L，尿酸 479.7μmol/L。

按 本案以乏力、腰酸为主症，结合舌脉，诊为虚劳。慢性肾衰竭病机复杂，脾肾两虚为病变基础，正虚与邪实随着病情进展逐渐变化，遣方用药力度亦随之改变，但始终以健脾补肾为基本治法。参芪地黄汤始载于清代医家沈金鳌编纂的《杂病源流犀烛》，原文述"大肠痛，溃后疼痛过甚，淋沥不已，则为气血大亏，须用峻补，宜参芪地黄汤""小肠痛，溃后疼痛淋沥不已，必见诸虚证，宜参芪地黄汤"。参芪地黄汤脾肾双补，方在六味地黄丸基础上去利水伤阴之泽泻，加入补气养血、益卫固表之人参、生黄芪而成，人参改为党参减少其温燥之性。随症加减，兼有胃纳不佳时用砂仁、神曲、炒白术、麦芽理气健脾和胃，消食导滞；兼腰酸痛时酌加巴戟肉、葫芦巴、菟丝子温补肾阳，益精养血，枸杞子、女贞子滋补肾阴，阴阳并补，振奋先后天之气，且补而不滞，无留邪之弊；兼腹胀时加厚朴，配伍砂仁、干姜温脾阳，芳化湿浊，消除痞满，且防滋阴补肾之品过于滋腻，有碍脾胃健运。全方以补为主，重在脾肾，益气养阴，阴阳双补，有效减缓肾衰竭进展。本案患者以参芪地黄汤加减治疗 40 余剂，上述症状均有好转，目前仍在治疗中，肾功能稳定。

病案 2 庞某，男，38 岁，2015 年 7 月 2 日初诊。

主诉：倦怠乏力 3 年，加重伴尿色鲜红 1 周。

现病史：3 年前无明显诱因出现倦怠乏力，于哈尔滨医科大学某附属医院检查，查尿常规正常，血肌酐正常（具体数值不详）。1 周前倦怠乏力加重，尿色鲜红而来我院门诊查尿蛋白 2+，红细胞满视野/HPF，血肌酐 148.7μmol/L，血压 160/110mmHg，为求系统治疗而收入院。

初诊：现患者倦怠乏力，尿色鲜红，腰痛，腹胀，时有胸闷，舌质淡红，苔薄白，脉沉。

既往史：高血压病史 8 年，平素血压维持在 150～170/110～120mmHg。发现患多囊肾 8 年。

个人史：有吸烟，饮酒史。

家族史：其母亲、姨、舅舅均患多囊肾。其母亲因患尿毒症而死亡。

辅助检查：尿液分析+沉渣示尿蛋白 2+、潜血 3+，红细胞满视野/HPF，白细胞 5～6 个/HPF，红细胞为均一红细胞。肾功能：血肌酐 148.7μmol/L，尿素氮 6.94mmol/L，eGFR 50.7ml/min；血糖 6.85mmol/L。血脂：总胆固醇 6.99mmol/L，甘油三酯 1.74mmol/L，低密度脂蛋白胆固醇 4.98mmol/L；血细胞分析：白细胞 $8.33×10^9$/L，血红蛋白 150g/L，血小板 $279×10^9$/L。尿蛋白定量 0.83g/24h。心电图：ST-T 改变。

彩超：双肾形态失常，体积增大，左肾 20.0cm×9.8cm×10.9cm，右肾 19.4cm×9.2cm×9.9cm，轮廓不规整，双肾内可见多个大小不等、形态不一无回声充填，左侧较大的 3.8cm×3.8cm，右侧较大的 5.9cm×4.9cm，双肾血供尚可，提示多囊肾伴双肾多发钙化合部分囊内出血。多囊肝。

查体：血压 150/110mmHg，腹部肋下 4 横指可触及肿大的肾脏，双下肢轻度浮肿，按之没指。

西医诊断：常染色体显性遗传性多囊肾病，囊内出血；慢性肾脏病 3 期。

中医诊断：尿血（脾肾两虚，脾虚失统证）。

治则治法：益气健脾，收敛固涩。

方药：以固冲汤合六味地黄汤加减，用药如下。

生黄芪 30g　太子参 20g　熟地黄 15g　山萸肉 20g　生山药 20g　茯苓 15g　牡丹皮 15g　泽泻 15g　土茯苓 30g　生薏苡仁 20g　炒白术 20g　煅牡蛎 20g　乌贼骨 20g　棕榈炭 20g　白芍 20g　三七粉 10g　生地榆 20g　茜草 20g　蒲公英 20g　杜仲 20g。

水煎，每日 1 次，分 2 次温服。

二诊　2015 年 7 月 9 日。倦怠乏力减轻，尿色淡红，腰痛消失，腹胀减轻，时有胸闷，平素怕冷，舌质淡红，苔薄白，脉沉。方以参芪地黄汤加减，用药如下。

生黄芪 30g　太子参 20g　熟地黄 15g　山萸肉 20g　生山药 20g　茯苓 15g　牡丹皮 15g　炒白术 20g　杜仲 20g　巴戟天 20g　葫芦巴 20g　菟丝子 20g　淫羊藿 15g。

水煎，每日 1 次，分 2 次温服。

三诊　2015 年 7 月 16 日。复查肾功能：血肌酐 138.7μmol/L，尿素氮 9.98mmol/L。现患者体力增加，尿色淡红，腹胀，怕冷，苔薄白，脉沉。

生黄芪 40g　党参 15g　生地黄 20g　山萸肉 20g　生山药 20g　茯苓 15g　牡丹皮 15g　泽泻 15g　土茯苓 50g　生薏苡仁 20g　牛膝 20g　葫芦巴 20g　巴戟天 20g　枸杞子 20g　赤芍 20g　丹参 15g　当归 15g。

水煎，每日 1 次，分 2 次温服。

此后给予参芪地黄汤加补肾药加减治疗病情稳定。2017 年 9 月份血肌酐逐渐上升，但进展较缓慢。

2019 年 2 月因囊肿增大，患者反复尿血、腹胀明显影响饮食，5 月于山东某医院行去顶减压术。

2019 年 12 月血肌酐 480μmol/L，行肾移植。该患者肌酐变化见图 3-4。

　　按　本案患者以肉眼血尿为首发症状，伴有倦怠乏力，根据张琪教授经验治疗顽固性肉眼血尿用固冲汤，补肾健脾，固摄冲任。故给以固冲汤和六味地黄丸加减治疗。1 周后血尿消失，给以益气补肾健脾治疗，病情稳定。2017 年 9 月份后病情进展，血肌酐缓慢上升，继续给以参芪地黄汤加味治疗，病情稳定 4 年。2019 年 12 月因去顶减压术后血肌酐进展较快，进行肾移植。本患者为年轻男性，肾功能损伤出现较早，病情进展较快。

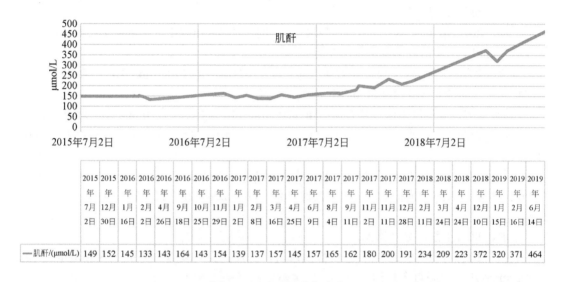

	2015年7月2日	2015年12月30日	2016年1月16日	2016年2月2日	2016年4月26日	2016年9月18日	2016年10月25日	2016年11月29日	2017年1月2日	2017年2月8日	2017年3月16日	2017年4月25日	2017年6月9日	2017年8月4日	2017年9月11日	2017年11月11日	2017年11月28日	2017年12月11日	2018年2月28日	2018年3月11日	2018年4月24日	2018年12月24日	2019年1月10日	2019年2月15日	2019年6月14日
肌酐/(μmol/L)	149	152	145	133	143	164	143	154	139	137	157	145	157	165	162	180	200	191	234	209	223	372	320	371	464

图 3-4　患者肌酐指标变化

　　病案 3　皇甫某，男，68 岁，2022 年 4 月 20 日初诊。
　　主诉：倦怠乏力 5 年余，加重 1 周。
　　现病史：该患者 5 年前无明显诱因出现倦怠乏力，于哈尔滨医科大学某附属医院检查血肌酐 175μmol/L，诊断为多囊肾、慢性肾衰竭，给予改善肾血流等治疗病情缓解。半年前因乏力、眼睑浮肿查血肌酐 168μmol/L，于哈尔滨医科大学某附属医院给予尿毒清颗粒等治疗。1 个半月前查血肌酐 175μmol/L，1 周前因乏力加重就诊。
　　初诊：现患者倦怠乏力，腰酸痛，腹胀，眼睑轻度浮肿，舌质暗，苔薄白，脉沉细。
　　既往史：多囊肾病史 20 余年，2 型糖尿病病史、高血压病史 17 年。
　　家族史：妹妹患多囊肾病（59 岁，血肌酐 110μmol/L 左右）。父母病史不详。
　　辅助检查：肾功能示血肌酐 170μmol/L，尿素氮 8.98mmol/L；血红蛋白 127g/L；尿蛋白阴性；尿蛋白定量 0.28g/24h；尿 α1 微球蛋白 37.5mg/L；尿微量白蛋白 47.5mg/L；甲状旁腺激素 200.7pg/ml。彩超：双肾形态失常，体积增大，左肾 15.0cm×6.4cm×6.4cm，右肾 14.7cm×6.8cm×5.8cm，轮廓不规整，双肾内可见多个大小不等、形态不一无回声充填，左侧较大的 4.1cm×3.6cm，右侧较大的 4.4cm×3.2cm，双肾血流灌注减少，提示多囊肾伴双肾多发钙化，前列腺增生伴钙化，肝内多发囊肿。
　　查体：血压 156/84mmHg，眼睑浮肿，双下肢无浮肿。
　　西医诊断：常染色体显性遗传性多囊肾病；高血压；2 型糖尿病。
　　中医诊断：虚劳（脾肾两虚、湿浊瘀血证）。

治疗：

（1）继续降压、降糖治疗。

（2）中药益气健脾补肾、活血利湿，用药如下。

生黄芪 30g　党参 15g　生地黄 20g　山萸肉 15g　生山药 20g　茯苓 20g　牡丹皮 15g　牛膝 20g　女贞子 15g　枸杞子 20g　巴戟天 20g　葫芦巴 25g　五加皮 20g。

水煎，每日 1 剂，分 2 次温服。

二诊　2022 年 4 月 28 日。复查肾功能：血肌酐 149.1μmol/L，尿素氮 10.26mmol/L，尿酸 350.7mmol/L，病情好转继续前方治疗。

三诊　2022 年 6 月 25 日。2022 年 6 月 7 日复查血肌酐 140.9μmol/L，口服参地补肾胶囊治疗。今日复查血肌酐 149μmol/L，继续口服治疗。

四诊　2022 年 9 月 3 日。复查血肌酐 170.3μmol/L，尿素氮 9.23mmol/L。近日患者外出旅行劳累后自觉乏力，腰酸痛，舌质淡红，苔薄白，脉沉。给予益气健脾、补肾强腰治疗，用药如下。

生黄芪 30g　党参 20g　生地黄 20g　山萸肉 15g　山药 20g　茯苓 20g　牡丹皮 15g　牛膝 20g　女贞子 15g　枸杞子 20g　巴戟肉 20g　丹参 20g　葫芦巴 25g　狗脊 20g　桑寄生 20g。

水煎，每日 1 剂，分 2 次温服。

五诊　2022 年 10 月 25 日。患者腰痛缓解，大便正常，复查血肌酐 156.3μmol/L，尿素氮 8.20mmol/L。口服百令片治疗。

六诊　2023 年 8 月 3 日。新冠感染 1 周后乏力于 7 月 27 日查血肌酐 190μmol/L，尿潜血 2+，胃脘胀满，舌质淡红，苔薄白，脉沉。继续给予补肾健脾益气佐以行气药，予参芪地黄汤加味，用药如下。

生黄芪 30g　党参 15g　生地黄 15g　山萸肉 15g　山药 20g　茯苓 20g　牡丹皮 15g　女贞子 15g　枸杞子 20g　巴戟肉 20g　丹参 20g　葫芦巴 25g　木香 15g　陈皮 15g　佛手 15g　杜仲 20g　石斛 20g。

水煎，每日 1 剂，分 2 次温服。

七诊　2023 年 10 月 26 日。2023 年 9 月 16 日于新疆旅行后肺感染查血肌酐 226.7μmol/L，9 月 24 日复查血肌酐 224.0μmol/L。现患者倦怠乏力，眼睑浮肿，口渴，右侧腰沉，舌质淡红，苔薄白，脉沉滑。

生黄芪 30g　党参 15g　生地黄 15g　山萸肉 15g　山药 20g　茯苓 20g　牡丹皮 15g　女贞子 15g　枸杞子 20g　巴戟肉 20g　丹参 20g　葫芦巴 25g　石斛 20g　桑寄生 20g　紫苏叶 15g　郁金 20g　狗脊 20g　芦根 20g　瞿麦 20g。

水煎，每日 1 剂，分 2 次温服。

八诊　2023 年 11 月 9 日。复查肾功能：血肌酐 171.7μmol/L，尿素氮 11.16mmol/L。给予参地补肾胶囊口服。

按　本案患者以倦怠乏力、腰酸痛、腹胀、眼睑轻度浮肿，舌质暗，苔薄白，脉沉细为主要表现，中医辨证为脾肾两虚、湿浊瘀血之虚劳，给予益气健脾补肾、活血利湿中药治疗，以参芪地黄汤加补肾之牛膝、女贞子、枸杞子、巴戟天、葫芦巴；五加皮祛风除湿、利水消肿、补益肝肾。经过两个多月的治疗患者病情好转，血肌酐由 175μmol/L 下降到 149μmol/L，病情好转。病情稳定后，患者口服院内制剂参地补肾胶囊治疗维持疗效。2022年9月因劳累后复查血肌酐170.3μmol/L，给予益气健脾、补肾强腰治疗血肌酐下降至156.3μmol/L，平素间断口服百令片治疗。2023年9月因赴新疆旅行后肺感染查血肌酐226.7μmol/L，继续给予益气补肾治疗血肌酐下降至171.7μmol/L。

第十一节　尿 路 感 染

尿路感染（urinary tract infection）简称尿感，是指病原体侵犯尿路黏膜或组织引起的尿路炎症。根据临床症状的有或无，尿路感染可分为有症状尿路感染和无症状细菌尿。根据感染发生的部位，尿路感染可分为上尿路感染和下尿路感染，前者为肾盂肾炎，后者主要为膀胱炎。根据有无尿路功能或解剖的异常，分为复杂性尿路感染和非复杂性尿路感染。

多种病原体如细菌、病毒、真菌、衣原体和支原体等均可引起尿路感染。非复杂性尿路感染中约95%由革兰氏阴性杆菌所致，大肠埃希菌最为常见（占急性尿路感染的80%～90%），其次是副大肠杆菌、变形杆菌、克雷伯菌、产气杆菌、产碱杆菌和铜绿假单胞菌；革兰氏阳性菌占约5%，主要是腐生葡萄球菌和粪链球菌。复杂性尿路感染中大肠埃希菌仍占首位（约为50%），但其他致病菌比例显著增加。

一、临 床 表 现

有症状尿路感染是指既有真性细菌尿又有尿路局部症状，如尿频、尿急、尿痛、排尿不适、下腹部疼痛或腰痛、肾区不适或发热等临床症状者；无症状细菌尿是指患者有真性细菌尿而无尿路感染的临床症状，其多在偶然尿培养检查中发现，也可由有症状尿路感染演变而来。多数患者伴有脓尿，女性糖尿病、接受血液透析、老年及长时间留置导尿管的患者中发生率可高达75%～95%。

急性肾盂肾炎即通常所指的上尿路感染，多发于生育年龄妇女，包括：①泌尿系统症状，肋脊角压痛，伴尿频、尿急、尿痛等膀胱刺激征，腰痛和（或）下腹部、输尿管压痛，肾区压痛和叩痛，脓尿较为常见而白细胞管型相对少见；②全身感染的症状，寒战、发热（一般多超过38℃）、头痛、恶心、呕吐、食欲不振等。

膀胱炎即通常所指的下尿路感染，在成年人尿路感染中最为常见。主要表现是膀胱刺激症状，即尿频、尿急、尿痛，白细胞尿，偶可有血尿，甚至肉眼血尿，膀胱区可有不适。一般无明显全身感染症状，血白细胞计数常不增高。膀胱炎常发生于性交后，亦见于妇科手术、月经后及老年妇女外阴瘙痒者。约30%以上的膀胱炎为自限性，可在7～10天自愈。

复杂性尿路感染指伴有尿路梗阻、尿流不畅、结石、尿路先天畸形及膀胱输尿管反流等解剖和功能上的异常，或在慢性肾脏疾病基础上发生的尿路感染。非复杂性尿路感染则无上述情况。

二、实 验 室 检 查

尿细菌学检查：是诊断尿路感染的关键性手段。如有真性细菌尿，虽无症状也可诊断为尿路感染。有意义的细菌尿是指清洁中段尿定量细菌培养≥10^5/ml，同时临床上有尿路感染症状，如无症状，则要求连续培养两次，且菌种相同，菌落计数均≥10^5/ml。

尿路感染诊断有较大意义的为白细胞尿，即脓尿，是指离心后尿沉渣镜检白细胞>5 个/HFP。尿蛋白含量多为阴性或微量。

血尿在尿路感染中是一个常见表现，40%～60%的急性尿路感染患者会出现镜下血尿。多数患者尿红细胞数为 2～10 个/HFP，少数镜下见多量红细胞。

三、诊 断 依 据

尿路感染的诊断不能单纯依靠临床症状和体征，而要依靠实验室检查。

真性细菌尿是指：①膀胱穿刺尿定性培养有细菌生长；②导尿细菌定量培养≥10^5/ml；③清洁中段尿定量培养≥10^5/ml（成人导管相关尿路感染为≥10^3/ml）。但如临床上无尿路感染症状，则要求做两次中段尿培养，细菌数均≥10^5/ml，且为同一菌种，才能确定为真性细菌尿。

1985 年第二届全国肾脏病学术会议讨论通过的尿路感染诊断标准为：

（1）正规清洁中段尿（要求尿停留在膀胱中 4～6h 以上）细菌定量培养，菌落数≥10^5/ml。

（2）参考清洁离心中段尿沉淀白细胞数>10 个/HPF，或有尿路感染症状者。

具备上述（1）、（2）可以确诊。如无（2）则应再做尿细菌计数复查，如仍≥10^5/ml，且两次的细菌相同，可以确诊。

（3）做膀胱穿刺尿培养，如细菌阳性（不论菌数多少），亦可确诊。

（4）没有条件做尿细菌培养计数的单位，可用治疗前清晨清洁中段尿（尿停留于膀胱 4～6h）离心尿沉渣革兰氏染色找细菌，如细菌>1 个/油镜视野，结合临床尿路感染症状，亦可确诊。

（5）尿细菌数在 10^4～10^5/ml 者，应复查，如仍为 10^4～10^5/ml，需结合临床表现或做膀胱穿刺尿培养来确诊。

有明显急性膀胱刺激征的妇女，尿中有较多白细胞，如中段尿含菌数>10^2 个/ml，亦可拟诊为尿路感染，并等待细菌培养结果。诊断标准已充分考虑到敏感性和特异性：女性有急性非复杂性尿路感染症状（尿痛，尿频，膀胱区不适），清洁中段尿细菌培养菌落计数为 10^3/ml，并且为单一菌株，可诊断为尿路感染（敏感性 80%和特异性 90%）；有急性非复杂肾盂肾炎症状（发热，寒战，腰痛，有或无尿频、尿痛）的患者，诊断标准是清洁中段尿细菌培养菌落计数为 10^4/ml（敏感性和特异性均为 95%）。尿路感染分类见图 3-5。

四、治 疗

尿路感染治疗的目标是以最低廉的费用、最小的副作用、最少的细菌耐药来获得最佳的治疗效果。同时，预防或治疗败血症，减轻全身或局部症状，清除隐藏在生殖道和肠道内的病原体，预防远期后遗症。

治疗尿路感染的常用抗菌药物有磺胺类、β-内酰胺类、氨基糖苷类及喹诺酮类。当患者尿道刺激症状严重时，可服用尿道止痛药如非那吡啶。预防性应用抗菌药物，可任选磺胺甲唑、呋喃妥因、阿莫西林或头孢菌素等药物中的一种。

急性尿路感染有发热等感染症状者应卧床休息。鼓励患者多饮水，勤排尿。服碳酸氢钠 1.0g，每日 3 次，以碱化尿液，减轻膀胱刺激征。同时注意阴部的清洁，以减少尿道口的细菌群，特别是女性患者产褥期，尤应注意。男性如包皮过长，应注意清洁，包茎应矫治。

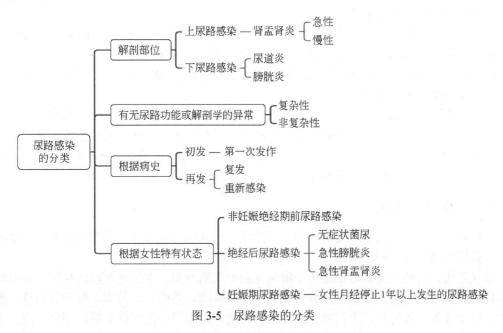

图 3-5　尿路感染的分类

五、张琪教授临证经验

有关淋证的记载，首见于《黄帝内经》，有"淋""淋溲""淋满"等名称。

张琪教授认为，劳淋的特点是本虚标实、虚实夹杂。淋之初多由湿热毒邪蕴结下焦，致膀胱气化不利；若治不得法，或病重药轻，显症虽除，余邪未尽，停蓄下焦，日久则暗耗气阴，转为劳淋；此时脏腑阴阳气血功能失调和机体防御机能减弱，更易因感冒、遇劳、情志不遂等因素而发作，则病情反复。根据劳淋的病机特点及临床分期进行辨证论治，以属气阴两虚膀胱湿热证者最为常见。实证以清热利湿通淋为主，虚证以补益脾肾为法，虚实夹杂证以补肾清热利湿为主，佐以温阳化气。

（一）实证

1. 清热利湿通淋法

清热利湿通淋法适用于急发期膀胱湿热，气化失司，水道不利，症见小便频数，点滴而下，尿道灼热刺痛，急迫不爽，尿色黄赤，或见发热，舌质红，舌苔白，脉弦数或滑数。方用八正散加减，药物组成：石韦 15g、车前子 15g、萹蓄 15g、瞿麦 15g、大黄 5g、滑石 15g、炙甘草 10g。

2. 疏解外邪，利水通淋法

疏解外邪，利水通淋法适用于急发期少阳外感，膀胱湿热，症见小便频数，点滴而下，尿道灼热刺痛，急迫不爽，尿色黄赤，伴恶寒发热，口苦咽干，恶心呕吐，舌苔白腻，脉弦数。方用小柴胡加石膏汤加减，药物组成：柴胡20g、黄芩15g、半夏15g、生石膏50g、瞿麦20g、萹蓄20g、石韦15g、木通15g、车前子20g、大黄5g、炙甘草10g。

3. 疏肝理气，利水通淋法

疏肝理气，利水通淋法适用于急性期肝郁气滞，膀胱湿热证，症见小便滞涩，淋沥不畅，尿有余沥，脐腹满闷或小腹坠胀，甚则胀痛难忍，舌苔白，脉沉弦。方药：乌药20g、小茴香10g、冬葵子20g、青皮15g、石韦20g、滑石20g、木香10g、王不留行20g。

4. 清化肝胆，利水通淋法

清化肝胆，利水通淋法适用于肝胆郁热，膀胱湿热证，症见小便涩痛，灼热不爽，尿色黄赤，心烦易怒，口苦纳呆，或兼胁痛，舌质红，舌苔白少津，脉弦数或弦滑。方用龙胆泻肝汤加减，药物组成：龙胆草15g、黄芩15g、生地黄20g、车前子15g、山栀子15g、柴胡15g、石韦15g、泽泻15g、炙甘草10g。

（二）虚实夹杂证

转化期表现为虚实夹杂，是劳淋的主要阶段。因其病久正气耗伤而导致湿热之邪留滞。

1. 益气养阴，清热利湿解毒法

益气养阴，清热利湿解毒法适用于淋久伤阴，气阴两虚，湿热之邪蕴结膀胱，影响膀胱之气化，症见病程迁延，小便涩痛频急较轻，尿有余沥，遇感冒、劳累、房事等加重，倦怠乏力，口干舌燥，舌尖红，舌苔薄白少津，脉沉弱。方用清心莲子饮加减，药物组成：生黄芪30g、党参20g、石莲子15g、茯苓15g、麦冬15g、车前子15g、柴胡15g、地骨皮15g、蒲公英50g、白花蛇舌草50g、白茅根30g、炙甘草10g。

2. 温补肾阳，清热利湿解毒法

温补肾阳，清热利湿解毒法适用于肾阳不足、膀胱湿热内蕴，症见病程迁延，小便频数，尿道涩痛或不适，腰痛膝冷，畏寒，男子阴囊湿冷，女子白带量多清稀，尿色黄，舌苔白，脉沉。方药：附子10g、肉桂10g、小茴香15g、补骨脂10g、贯众30g、萹蓄20g、瞿麦20g、蒲公英50g、紫花地丁30g、马齿苋30g、白花蛇舌草50g、黄芩10g、炙甘草10g。

3. 滋补肾阴，清热利湿法

滋补肾阴，清热利湿法适用于肾阴不足，膀胱湿热，症见病程迁延，小便涩痛，灼热不甚，尿急尿频，腰酸痛，五心烦热，口干咽干，舌红无苔或少苔，脉细数或虚数。方药：知母15g、黄柏10g、生地黄20g、龟板10g、玄参15g、萹蓄15g、瞿麦15g、石韦15g、枸杞子20g、山萸肉15g、牡丹皮10g、土茯苓30g、肉桂5g。

4. 补肾滋阴助阳，清利湿热法

补肾滋阴助阳，清利湿热法适用于肾阴阳两虚，膀胱湿热，症见病情日久，尿频尿急，尿道不适，尿色黄，腰酸痛，两腿软，全身乏力，舌质淡，脉沉。方药：熟地黄30g、山萸肉20g、枸杞子20g、山药20g、菟丝子20g、附子10g、肉桂10g、白花蛇舌草50g、马齿苋30g、蒲公英50g、金银花30g、车前子15g、石韦15g、炙甘草10g。

（三）虚证

此期为恢复期，是邪去正复阶段，患者出现一派虚象，治疗以扶正为主。

1. 温补肾阳固涩法

温补肾阳固涩法适用于肾阳不足，膀胱气化失司，症见小便频数，尿色清，尿有余沥，腰痛，四肢倦怠，舌质淡润，脉沉迟。方药：熟地黄 20g、山茱萸 20g、山药 20g、益智仁 15g、桑螵蛸 15g、补骨脂 15g、龙骨 20g、牡蛎 20g、炙甘草 10g。

2. 补中益气升阳法

补中益气升阳法适用于脾虚气陷，无力下及州都，膀胱失约，出现尿液不尽，点滴而出，小便坠胀，迫注肛门，少气懒言，精神倦怠，舌苔白，脉弱无力。方药：生黄芪 30g、党参 20g、升麻 10g、白术 10g、柴胡 15g、当归 15g、陈皮 15g、麦冬 15g、五味子 10g、炙甘草 10g。

六、临 证 感 悟

（1）急性尿路感染采用合理的抗菌药物治疗可以痊愈。尿路感染多因糖尿病、慢性肾脏病、女性绝经前后、肾结石等导致病情反复发作而成慢性感染，用抗生素效果不佳，迁延不愈，甚至导致肾小管损伤、肾脏表面不规则、肾脏缩小、肾功能损伤，导致肾衰竭。

（2）气阴两虚、湿热下注和肾阴虚、湿热内蕴证临床较多见，但患者也多伴有小腹凉、胀，宜加用温经散寒之乌药、小茴香、炮姜等。

（3）小柴胡加石膏汤临床多用于急性肾盂肾炎，症见腰痛，尿灼热，恶寒发热，口苦咽干，恶心，辨证属于少阳外感，膀胱湿热证疗效显著。

（4）肾阳不足者多见小便频数，尿色清，尿有余沥，饮水即小便，为肾失固摄，膀胱气化失司，治用温补肾阳固涩法效佳。

七、病 案 举 例

病案1　王某，女，48 岁，2019 年 8 月 30 日初诊。

主诉：反复尿频、尿热、尿痛 3 年余。

现病史：3 年前上火后出现反复尿频、尿热、尿痛，查尿常规白细胞多（具体数值不详），诊断为尿路感染，给予抗炎治疗后症状消失，此后每逢遇凉、上火即复发，反复抗炎治疗。今日复发，为求中医治疗来诊。

初诊：小便频、涩、灼热，腰痛，乏力，心烦，口干，舌质红苔薄白，脉滑。

辅助检查：尿常规示白细胞满视野/HPF，细菌（+）；肾功能正常。彩超提示双肾大小正常，双肾盂排列欠规整，膀胱壁毛糙。

西医诊断：尿路感染。

中医诊断：劳淋（气阴两虚、湿热留恋证）。

治法：以益气养阴为主，辅以清热利湿解毒之品治疗。

方药：清心莲子饮加减，用药如下。

生黄芪 30g　石莲子 15g　地骨皮 15g　柴胡 15g　茯苓 15g　麦冬 15g　车前子 15g　太子参 20g　瞿麦 20g　萹蓄 15g　金银花 20g　蒲公英 20g　枸杞子 20g　山萸肉 15g　炙甘草 10g。

水煎，每日 1 剂，分 2 次温服。

二诊　2019 年 9 月 14 日。服药 14 剂，小便频不爽、灼热均明显减轻，但仍尿后有余沥感，小腹凉，体力较前增加，舌质红，苔薄白，脉弦有力。尿常规：白细胞 4～6 个/HPF。此气阴渐复，仍小有邪热。上方加桂枝 10g、小茴香 10g，少加温肾之药反佐以助膀胱之气化。继续服 14 剂。

三诊　2019 年 9 月 29 日。继续服 14 剂后，诸症均消失，小便已恢复正常，尿常规正常，全身有力，舌润，脉弦有力，嘱避免过劳及感冒。

按　本病例为再发性尿路感染，反复抗生素治疗，开始有效，继续用药则效不显。尿中白细胞不消失，恐真菌感染，不能再用抗生素，因而来寻求中医治疗。脉症合参，当属劳淋，病机为气虚阴虚，肾合膀胱，膀胱湿热羁留、气化失司则出现小便淋涩不爽、尿急、尿频等症状，治疗当益气阴以固本，清热解毒通淋以治标，标本兼顾，因而取得良好疗效，且远期疗效巩固。2020 年 4 月来复诊，病情稳定迄今未发作。

病案 2　王某，女，73 岁，2018 年 11 月 6 日初诊。

主诉：尿频、尿热、尿痛 1 周余，加重 1 日。

现病史：该患者 1 周前无明显诱因出现尿频、尿痛，未化验，于当地医院静脉滴注左氧氟沙星、甲硝唑 4 日，口服石韦胶囊、三金片，症状未缓解。1 日前患者尿频、尿热加重，于我院门诊查泌尿系彩超：膀胱残余尿 97ml，尿常规：尿蛋白-，为求系统治疗，门诊以"肾小球肾炎，尿潴留"收入院。

初诊：尿频、尿热、尿痛，口干，畏寒，大便干，舌淡紫，苔薄白，脉沉。

既往史：高血压病史 8 年，反复尿路感染史 2 年余，腔隙性脑梗死病史 2 年余，既往尿蛋白阳性史，子宫肌瘤切除术后，右侧卵巢囊肿切除术后。

辅助检查：双肾彩超示左肾 10.5cm×3.9cm×3.5cm，实质厚 1.2cm；右肾 10.1cm×3.8cm×3.5cm，实质厚 1.2cm；膀胱残余尿量 97ml；尿液分析+沉渣：蛋白（±），白细胞 15～20 个/HPF；血细胞分析正常，生化全项正常。

西医诊断：尿路感染；尿潴留；原发性高血压。

中医诊断：淋证（肾阴阳两虚兼有瘀血证）。

治则治法：补肾阴、温阳化气、滋肾通关，佐以活血化瘀。

方药：滋肾通关丸合六味地黄丸加味，用药如下。

熟地黄 20g　山萸肉 20g　生山药 20g　茯苓 20g　牡丹皮 15g　泽泻 15g　知母 15g　黄柏 10g　肉桂 10g　肉苁蓉 20g　葫芦巴 20g　桃仁 15g　红花 15g　枸杞子 20g　乌药 15g　小茴香 15g。

水煎，每日 1 剂，分 2 次温服。

辅助治疗：腹部微波治疗。

二诊　2018 年 11 月 19 日。服药后尿热、尿痛症状消失，尿频减轻，口稍干，畏寒减轻，大便每日 1 行，舌淡紫，苔薄白，脉沉。彩超提示膀胱残余尿 10ml。病情好转，继续前方案加减治疗，用药如下。

熟地黄 20g　山萸肉 20g　生山药 20g　茯苓 20g　牡丹皮 15g　泽泻 15g　知母 15g　黄

柏 10g　肉桂 10g　肉苁蓉 20g　葫芦巴 20g　桃仁 15g　红花 15g　枸杞子 20g　乌药 10g　小茴香 10g　川芎 15g　巴戟天 20g。

14 剂，水煎，每日 1 剂，分 2 次温服。

按　此患者已经是古稀之年，肾阴阳两虚，膀胱气化失司；肾司二便，肾虚故大小便失常，出现尿频，尿热，尿痛，口干，畏寒，大便干等症状，舌淡紫为瘀血之象。通关丸又名滋肾丸，首见于《兰室秘藏·小便淋闭门》，"由黄柏、知母各一两、分也"。《兰室秘藏》云："热闭于下焦者，肾也，膀胱也，乃阴中之阴，阴受热邪，闭塞其流。"方中黄柏味苦性寒，入肾与膀胱经，其性沉降下行，为泻肾家之火、清下焦湿热之良品；知母甘苦而寒，入肺、胃、肾经，李杲谓其"泻无根之肾火"，能滋阴润燥，既防热邪伤阴，又防苦燥伤阴，《黄帝内经》曰："膀胱者，州都之官，津液藏焉，气化则能出矣。"中医治癃闭、排尿不畅，是要解决气化功能，肉桂具有助膀胱气化功能，促气化，通小便；六味地黄丸补肾阴治其本；肉苁蓉、葫芦巴、巴戟天温补肾阳，张景岳云："善补阳者，必于阴中求阳，则阳得阴助而生化无穷；善补阴者必于阳中求阴，则阴得阳升而泉源不竭。"桃仁、红花、川芎活血化瘀；乌药、小茴香助膀胱气化。诸药合用，补肾阴，温阳化气，滋肾通关，活血化瘀，经治疗症状消失，膀胱残余尿量正常。

病案 3　张某，男，31 岁，2018 年 11 月 17 日初诊。

主诉：时有尿白浊，伴阴囊潮湿 1 个多月。

现病史：1 个多月前因劳累后出现尿中白浊，尿道口有白色分泌物，于某院男科就诊，诊断为前列腺炎，给予抗炎治疗后时有尿痛，精神紧张，为求中医治疗而来诊。

初诊：患者小便黄、尿痛，阴囊潮湿，膝以下酸软无力，多梦，舌质红，苔白厚，舌边有齿痕，脉沉尺弦。

既往史：既往健康。

西医诊断：尿路感染。

中医诊断：尿浊（肾阴虚湿热下注证）。

治则治法：以急则治其标、缓则治其本为治则，先治以清热利湿、和解少阳，用药如下。

苍术 15g　黄柏 15g　川牛膝 15g　生薏苡仁 20g　柴胡 15g　黄芩 7g　石韦 20g　茯神 15g。

7 剂，水煎，每日 1 剂，分 2 次温服。

二诊　2018 年 11 月 27 日。患者仍有小便黄，睡眠转佳，阴囊潮湿消失，膝以下酸软无力，舌质淡红，苔白，舌边有齿痕，脉沉，方药如下。

苍术 15g　黄柏 15g　川牛膝 15g　生薏苡仁 20g　生地黄 15g　山萸肉 20g　生山药 20g　茯神 15g　萆薢 20g　杜仲 20g　石斛 20g　知母 10g。

7 剂，水煎，每日 1 剂，分 2 次温服。

三诊　2018 年 12 月 10 日。患者症状消失，欲求巩固治疗，予萆薢 20g、石韦 20g、石斛 20g 代茶饮。

按　患者以尿中白浊、尿道口有白色分泌物为首发症状，属中医"尿浊"范畴，现患者小便黄，尿痛，阴囊潮湿，苔白厚，舌边有齿痕为少阳湿热注于下焦，相火妄动之症；舌红、膝以下酸软无力为肾阴虚的表现；尺脉弦，为少阳主脉。以急则治其标、缓则治其本为治则，先治以清热利湿、和解少阳，方用四妙饮合小柴胡汤加减，石韦清热利湿通淋，茯神安神。

二诊服药1周阴囊潮湿消失，仍膝以下酸软无力，舌质淡红，苔白，舌边有齿痕，脉沉，治以清热利湿补肾，正邪兼顾，标本同治，以四妙饮合六味地黄丸清热利湿补肾阴，杜仲、石斛补肾强筋骨，知母入肾经滋肾阴。继续服药1周症状消失，以清热利湿补肾之萆薢、石韦、石斛代茶饮巩固治疗。

病案4 王某，男，78岁，2020年12月14日初诊。

主诉：排尿困难、尿频2月余。

现病史：2个多月前因排尿困难，尿频于某医院诊断为前列腺增生症、尿潴留、尿路感染，给予导尿、抗炎治疗，拔掉导尿管即不能自主排尿，故给予留置导尿。患者为求拔掉导尿管来诊。

初诊：患者动则气喘，大便干燥，舌质红，苔少，脉沉。

既往史：糖尿病、慢性支气管炎病史，尿潴留、留置导尿2月余。

西医诊断：尿路感染；前列腺增生症；尿潴留。

中医诊断：癃闭（肺肾阴虚证）。

治则治法：补肾阴，活血化瘀。

中药：知柏地黄汤加味，用药如下。

知母15g　黄柏10g　肉桂7g　熟地黄20g　山萸肉20g　山药20g　茯苓15g　牡丹皮15g　泽泻15g　白芍20g　炙甘草15g　枸杞子20g　女贞子15g　桃仁15g　川芎15g　丹参20g。

7剂，水煎，每日1剂，分2次温服。

二诊　2020年12月21日。现大便每日1行，嘱其定时排尿，舌质红，有裂纹，少津，脉右弦，左弱，建议查尿流动力学检查。前方加石斛20g，继续治疗14剂。

三诊　2021年1月5日。患者29日拔除导尿管，现白天自主排尿2次，夜尿2~3次，大便正常，动则气喘，尿无力。舌质红，少苔，脉沉细，方药如下。

知母15g　黄柏10g　肉桂5g　生地黄20g　山萸肉20g　山药20g　茯苓15g　牡丹皮15g　白芍20g　炙甘草15g　枸杞子20g　石斛20g　女贞子15g　桃仁15g　川芎15g　泽泻15g　石韦20g　百合15g。

14剂，水煎，每日1剂，分2次温服。

四诊　2021年1月19日。现患者双下肢略肿，尿浑浊，尿无力，排尿量自觉正常、动则气喘，大便每2~3日1行。彩超提示前列腺增生症。膀胱残余尿量21ml。前方减女贞子、枸杞子、泽泻、石韦、百合。加牛膝20g、车前草20g、萆薢20g、巴戟天20g。

14剂，水煎，每日1剂，分2次温服。

嘱患者服汤药后口服七味都气丸巩固治疗。

按　前列腺增生导致尿潴留的原因包括前列腺腺体增生使尿道受到压迫，进而引起尿潴留；合并感染，使原本因增生而导致的尿道压迫更严重，出现无法排尿。长期尿潴留会导致尿路梗阻，从而影响尿路的压力和流率，同时，也会影响膀胱逼尿肌的功能，导致逼尿肌收缩力减弱或逼尿肌收缩异常，从而影响尿液的排出。前列腺增生引起的小便不利、点滴而下，甚则小便闭塞不通，属于中医"癃闭"范畴。《黄帝内经》云："丈夫……八八，天癸竭，精少，肾脏衰，形体皆极，则齿发去。"张琪教授通过临床观察，认为本病为老年人肾气虚弱，邪气易于阻滞，肾主水而司二阴，肾虚则膀胱气化失司，日久湿热瘀血阻滞，治疗以益肾活血法为要。本患者动则气喘、大便干燥、舌质红、苔少辨证为肺肾阴虚，根据张琪教授经验，给予知柏地黄汤加活血化瘀药补肾阴、活血化瘀，经过 1 个多月的治疗，拔掉导尿管，患者能自主排尿，疾病痊愈。考虑患者有慢性肺病，故嘱患者口服七味都气丸巩固治疗。

第十二节　急性肾损伤

急性肾衰竭（acute renal failure，ARF）是一组临床综合征，表现为短时间内肾功能急剧下降，体内代谢废物潴留，水、电解质和酸碱平衡紊乱。常伴有少尿（少于 400ml/d），但也可以无少尿表现。

1951 年，Smith 等提出"急性肾衰竭"的概念，并沿用至今。但目前急性肾衰竭的诊断和分期仍无统一标准，文献使用的定义至少有 35 种，由于定义不统一，不同研究报道 ICU 中急性肾衰竭的发生率与病死率存在极大差异，如 ICU 中急性肾衰竭的发生率为 1%～25%，但病死率为 15%～60%。鉴于此，近年来国际多学科专家提出了急性肾损伤（AKI）的概念，2005 年国际肾脏病学会（ISN）、美国肾脏病学会（ASN）、美国肾脏病基金会（NKF）及急诊医学专业组成的专家组将急性肾衰竭更名为急性肾损伤。2012 年 KDIGO 基于 RIFLE 和急性肾损伤标准，制订了急性肾损伤的 KDIGO 临床实践指南，该指南仍采用血肌酐和尿量作为主要指标，该标准提高了急性肾损伤诊断的灵敏度，降低了早期漏诊率。

造成急性肾损伤的病因有很多，包括脓毒血症、危重症、循环性休克、烧伤、外伤、心脏手术、非心脏大手术、肾毒性药物、造影剂、毒物等。根据解剖部位不同将其分为肾前性、肾性和肾后性。①肾前性急性肾损伤指各种原因引起的肾实质内血流灌注量进行性减少，导致肾小球滤过率进行性降低；②肾性急性肾损伤指各种原因导致的肾实质损伤，包括肾前性急性肾损伤肾缺血未缓解及肾小球、肾小管、肾间质、肾微血管损伤等；③肾后性急性肾损伤指各种原因导致的尿路梗阻，梗阻的原因大体上可分为肾内、肾外及尿道梗阻。

急性肾损伤是住院患者中常见的一组具有异质性的临床综合征，急性期具有较高的死亡率，后期进展至慢性肾脏病、终末期肾病，以及发生心血管并发症及死亡的风险均明显增加，且伴随显著的医疗费用增长。急性肾损伤全球疾病负担沉重，每年约有 1330 万人发生急性肾损伤，170 万人死于急性肾损伤，其中需要肾脏替代治疗（RRT）的急性肾损伤病死率高达 50%。一项纳入中国 25 家医院住院患者的回顾性研究发现住院人群急性肾损伤发生率为 11.6%，其中，社区获得性急性肾损伤为 2.5%，院内获得性急性肾损伤为 9.1%，急性肾损伤院内死亡率为 8.8%，显著延长了住院日并增加了医疗费用。

一、临 床 表 现

临床上急性肾损伤有少尿型急性肾损伤、非少尿型急性肾损伤和高分解型急性肾损伤。

（一）少尿型急性肾损伤

少尿型急性肾损伤以少尿（尿量少于 400ml/d）或无尿（尿量少于 100ml/d）为显著特点，一般都经过少尿（或无尿）期、多尿期和恢复期三个临床阶段。

1. 少尿（或无尿）期

此期是整个病程的主要阶段，一般为 7～14 天，最长可达 1 个月以上。少尿期越长，病情越重。许多患者可出现少尿（<400ml/d），但也有些患者可没有少尿，尿量在 400ml/d 以上，称为非少尿型急性肾损伤，其病情大多较轻，预后较好。

（1）水、电解质紊乱和酸碱平衡失调

1）代谢性酸中毒：临床表现为呼吸深而快，呼气带有酮味，面部潮红，并可出现胸闷、气急、软弱、嗜睡及神志不清或昏迷，严重时血压下降、心律失常，甚至出现心搏骤停。

2）高钾血症：血钾升高的患者有时可无特征性临床表现，待影响心功能后才出现心律失常，甚至心搏骤停。

3）还可发现低钠血症、低钙血症、高磷血症。

（2）全身并发症

1）消化系统症状：食欲减退、恶心、呕吐、腹胀、腹泻等，严重者可发生消化道出血。

2）呼吸系统症状：除感染的并发症外，因过度容量负荷，尚可出现呼吸困难、咳嗽、憋气、胸痛等症状。

3）循环系统症状：多因尿少和未控制饮水，以致体液过多，出现高血压及心力衰竭、肺水肿表现；因毒素滞留，电解质紊乱，贫血及酸中毒引起各种心律失常及心肌病变。

4）神经系统症状：出现意识障碍、躁动、谵妄、抽搐、昏迷等尿毒症脑病症状。

5）血液系统症状：可有出血倾向及轻度贫血现象。血小板质量下降、各种凝血因子减少，毛细血管脆性增加，导致有出血倾向。常有皮下、口腔黏膜、牙龈及胃肠道出血，以及弥散性血管内凝血。

6）感染：是最常见、最严重的并发症之一，多见于严重外伤、烧伤等所致的高分解型急性肾损伤。

2. 多尿期

多尿期在少尿或无尿后的 7～14 天，如 24h 内尿量增加至 400ml 以上，即为多尿期开始。一般历时约 14 天，尿量每日可达 3000ml 以上。

3. 恢复期

恢复期尿量逐渐恢复正常，3～12 个月肾功能逐渐复原，大部分患者肾功能可恢复到正常水平，只有少数患者转为慢性肾衰竭。

（二）非少尿型急性肾损伤

一部分病例无少尿或无尿的临床表现，仅表现为短时间内肌酐清除率迅速降低，下降幅度达正常值的 50% 以下，血清尿素氮和肌酐迅速升高，血清肌酐每日上升速度超过 44～88μmol/L，这种类型称为非少尿型急性肾损伤，临床表现相对较轻，常易误诊。

（三）高分解型急性肾损伤

一部分病例发生于组织分解代谢极度增高的情况下，每日血尿素氮和肌酐上升速度分别 >14.3mmol/L 和 >177μmol/L 称为高分解型急性肾损伤，通常见于大面积外伤、烧伤、大手术后及严重感染等情况，表现为严重的代谢性酸中毒和电解质紊乱，中毒症状显著，尤以神经系统突出，可表现为嗜睡、昏迷、抽搐、癫痫样发作、反射亢进或减退等。

二、实验室及辅助检查

1. 血液检查

本病有轻、中度贫血，血肌酐和尿素氮进行性上升，血清钾升高，血 pH 常低于 7.35，碳酸氢根离子浓度多低于 20mmol/L，血清钠浓度正常或偏低，血钙降低，血磷升高。

2. 尿液检查

本病尿常规检查尿蛋白多为+～++++，尿沉渣检查可见肾小管上皮细胞、上皮细胞管型和颗粒管型及少许红细胞、白细胞等，尿比重、尿渗透量、尿钠含量根据病变部位不同而不同。应注意尿液指标检查须在输液，使用利尿剂、高渗药物前进行，否则会影响结果。

3. 影像学检查

泌尿系统超声排除尿路梗阻和慢性肾功能不全，必要时行 CT 等检查。如怀疑由梗阻所致，可做逆行性或下行性肾盂造影。X 线或放射性核素检查对检查血管有无阻塞有帮助，但要明确诊断仍需行肾血管造影。

4. 肾活检

肾活检是重要的诊断手段。在排除了肾前性及肾后性原因后，对病因不明、临床表现不典型、无法解释肾功能短时间内急剧下降者应争取尽早进行肾活检，以期早期确诊，早期治疗。

三、诊　断　依　据

一旦发现患者尿量突然明显减少，肾功能急剧恶化（血肌酐每日升高≥44.2μmol/L）时，即应考虑急性肾损伤的可能，特别是有心力衰竭、失钠失水、感染、休克或应用对肾脏有毒性的药物等情况时，更应高度警惕。

2012 年 KDIGO 指南定义的急性肾损伤标准是 48h 内血肌酐上升≥26.5μmol/L；或 7 天内血肌酐升至≥1.5 倍基线值；或持续 6h 尿量<0.5ml/（kg·h）。分期标准见表 3-5。

表 3-5　KDIGO 指南关于急性肾损伤分期标准

分期	血清肌酐	尿量
1 期	升高达基线值的 1.5～1.9 倍或增加≥26.5μmol/L	<0.5ml/（kg·h） 持续 6～12h
2 期	升高达基线值的 2.0～2.9 倍	<0.5ml/（kg·h）≥12h
3 期	升高达基线值的 3.0 倍； 或血肌酐值增加≥353.6μmol/L； 或开始肾脏替代治疗； 或<18 岁的患者，估算肾小球滤过率（eGFR）下降至<35ml/（min·1.73m²）	<0.3ml/（kg·h）≥24h；或无尿≥12h

当患者的血肌酐和尿量符合不同分期时，采纳最高分期。

四、治 疗

（1）尽快明确急性肾损伤病因，是肾前性、肾性、肾后性三者何种原因引起，针对不同病因给予治疗，如纠正血容量不足、解除尿路梗阻、停用肾毒性/引致过敏的药物、控制感染、应用糖皮质激素和细胞毒类药物。

（2）支持、对症治疗。包括：①根据血容量状态、心功能状态，维持体液平衡；②纠正电解质紊乱和酸碱平衡紊乱；③目前的研究显示，急性肾损伤患者应用袢利尿剂无益于促进肾功能恢复及降低肾脏总体死亡率，并具有导致中毒性耳损伤（耳聋）的可能性，因此不推荐在急性肾损伤患者中大量使用利尿剂；④对于急性肾损伤，特别是高分解型急性肾小管坏死患者，应加强热量及蛋白质营养支持。

（3）对于严重肾功能损害、高钾血症、酸中毒，伴心功能不全者，应给予肾脏替代治疗。开始替代治疗的时机不应只依据血肌酐，而应根据患者的整体情况分析判定。早开始替代治疗的预后是否优于相对延迟开始者，尚无定论。

急性肾损伤替代治疗的方式包括间歇性肾脏替代治疗（IRRT）和持续性肾脏替代治疗（CRRT），治疗原则是祛除病因，积极治疗原发病、减轻症状，改善肾功能，防止并发症的发生。急性肾损伤需要全程管理，包括急性肾损伤的风险评估、早期预防、早期识别、治疗及随访。

五、张琪教授临证经验

张琪教授认为，本病发生多与外感六淫疫毒、饮食不当、意外伤害、失血失液、中毒、虫咬等因素有关。本病病位在肾，涉及肺、脾（胃）、三焦、膀胱。初期主要为火热、湿毒、瘀浊之邪壅滞三焦，水道不利，以实热居多；后期以脏腑虚损为主。

1. 清热解毒活血法

清热解毒活血法适用于急性肾损伤辨证属于热毒炽盛证，症见尿量急剧减少，尿少黄赤，或者尿闭，壮热不已，烦躁不安，心悸气喘，口干欲饮，头痛身痛，舌质红，苔黄干，脉数。方用解毒活血汤加减，药物组成：连翘 25g、葛根 20g、柴胡 15g、枳壳 15g、当归 20g、生地黄 15g、赤芍 20g、桃仁 20g、炙甘草 15g、红花 15g。方中桃仁、红花、赤芍、当归俱为活血化瘀之品，四药同用，不寒不热，无凉遏之弊，共奏活血化瘀之功；连翘、葛根、生地黄、赤芍清热解毒；柴胡、枳壳舒郁行气，"气行则血行"。小便短赤或尿血者加大小蓟、茅根、生地榆以清热利尿、凉血止血；腑实便秘者加大黄或调胃承气汤以清泻阳明邪热；吐衄、发斑者加牡丹皮、玄参以凉血化斑；口渴甚者加石斛、天花粉以清热生津止渴。

2. 清热利湿，降逆泄浊法

清热利湿，降逆泄浊法适用于湿热蕴结证，症见尿少尿闭，纳呆食少，恶心呕吐，胸闷腹胀，口中尿臭，头痛，发热，咽干，烦躁，严重者神昏谵语，苔黄腻，脉滑数。方用半夏泻心汤合黄连温胆汤加减，药物组成：半夏 20g、黄连 15g、黄芩 15g、干姜 15g、陈皮 15g、姜竹茹 15g、枳实 10g、茯苓 15g、车前子 15g、大黄 5g、炙甘草 10g。方中黄连、黄芩苦寒清胃热；干姜温脾除湿；半夏降逆和胃；大黄泄热开瘀；姜竹茹、枳实行气散满而除胀；茯苓、车前子利湿通淋；诸药合之热清、湿除，脾气得以健运，胃气得以和谐，清升浊降，痞满减轻，二便通利。若热势重者加石膏、金银花以助清热解毒；湿重或水肿者，加泽泻、茯苓皮以利水湿；痰蒙心包重者加菖蒲郁金汤以豁痰开窍。

3. 益气养阴法

益气养阴法适用于气阴亏损证，症见气短，神疲，乏力，嗜睡，自汗或盗汗，手足心热，心烦不宁，腰酸，舌质淡红，苔薄白，脉细数无力。方用参芪地黄汤加减，药物组成：西洋参 15g、生黄芪 20g、熟地黄 15g、山萸肉 15g、山药 20g、茯苓 15g、牡丹皮 15g、麦冬 20g、石斛 20g、巴戟天 20g、枸杞子 20g、白芍 15g、炙甘草 15g。方中西洋参、生黄芪、麦冬益气养阴扶正；石斛、熟地黄、山萸肉、枸杞子滋阴补肾；巴戟天补肾阳、强筋骨；茯苓淡渗利湿；白芍、炙甘草酸甘化阴。若气虚为主者加大西洋参用量，加白术、山药等，也可用十全大补丸；若肾阴虚损，阴虚火旺，小便频数而烦热色黄赤者，加女贞子、墨旱莲、玄参等，以补肾阴，清虚热；肾气虚损，肾气不固，小便清长而量多者，合桑螵蛸散以固肾气，司摄纳。

4. 滋阴补肾法

滋阴补肾法适用于肾阴亏虚证，症见腰酸疲乏，尿多不禁，口干欲饮，舌质红，苔少，脉细。方用六味地黄丸加味，药物组成：熟地黄 15g、生山药 20g、山萸肉 15g、茯苓 15g、牡丹皮 15g、泽泻 15g、枸杞子 20g、白芍 20g、炙甘草 15g。六味地黄丸滋阴补肾；枸杞子补肾阴；白芍养阴。腰酸较甚者加杜仲、菟丝子、巴戟天；阴虚内热者加知母、鳖甲等。

六、临证感悟

（1）急性肾损伤经过积极治疗病情可以痊愈，但肾脏功能的恢复需要半年左右。

（2）急性肾损伤早期以呕吐、尿少、烦躁不安为主要表现，中医辨证以热毒炽盛和湿热中阻为主，治疗用解毒活血汤合半夏泻心汤疗效较好，后期给予补肾治疗。

（3）急性肾损伤，少尿时间长者肾功能恢复较慢。

七、病案举例

病案 1 王某，男，27 岁，2016 年 8 月 13 日初诊。

主诉：双下肢浮肿间作 1 年余，加重 4 日。

现病史：1 年多以前双下肢浮肿，诊断为肾病综合征，口服激素治疗，后激素减至 6 片时自行停用。4 日前浮肿加重查尿蛋白 1+，血肌酐 67.3μmol/L，血浆白蛋白 15.8g/L，为求中医治疗来诊。

初诊：患者双下肢及眼睑浮肿，倦怠乏力，肢体困重，腰酸，尿少，舌淡紫，苔薄白，脉沉。

辅助检查：生化检查示尿素氮 18.43mmol/L，血肌酐 350.9μmol/L，血浆白蛋白 15.8g/L，甘油三酯 5.09mmol/L。尿常规：尿蛋白 3+，尿潜血 2+。超声：双肾轻度弥漫性病变。

西医诊断：肾病综合征，急性肾衰竭。

中医诊断：水肿（脾肾两虚，湿浊瘀血证）。

治则治法：健脾补肾，活血利水。

治疗：

1. 注射用甲泼尼龙琥珀酸钠 40mg，每日 1 次，静脉滴注及利尿治疗。

2. 中药治以健脾补肾，活血利水。方药：参芪地黄汤加味，用药如下。

生黄芪 30g　党参 15g　生地黄 20g　山萸肉 20g　山药 20g　茯苓 25g　牡丹皮 15g　泽泻 15g　牛膝 20g　车前子 20g　泽兰 20g　槟榔 20g　芡实 20g　葫芦巴 20g　大腹皮 20g　炙甘草 15g　王不留行 15g　莲子肉 20g。

水煎，每日 1 剂，分 2 次温服。

二诊　2016 年 8 月 22 日。患者尿量仍少，小便不利，胃脘胀满，口干食纳少，恶心呕吐，舌红，苔白，脉弦滑。查血肌酐 124.1μmol/L。方药如下。

黄芩 10g　黄连 7g　砂仁 10g　枳实 15g　厚朴 15g　半夏 15g　陈皮 15g　知母 15g　泽泻 15g　姜黄 15g　茯苓 20g　党参 15g　白术 20g　槟榔 20g　大腹皮 20g　车前子 20g。

水煎，每日 1 剂，分 2 次温服。

三诊　2016 年 8 月 29 日。尿量逐渐增多，尿中多泡沫，乏力，腰酸好转，口干，舌淡红，苔薄白，脉细数。化验尿蛋白 1+，血肌酐 63.4μmol/L。方药如下。

生黄芪 30g　党参 15g　柴胡 15g　黄芩 15g　麦冬 15g　莲子 20g　车前子 20g　炙甘草 15g　芡实 20g　枸杞子 20g　巴戟天 15g　泽兰 20g　牛膝 20g　女贞子 20g　茯苓 20g。

水煎，每日 1 剂，分 2 次温服。

四诊　2016 年 9 月 7 日。患者水肿已消，腰酸痛，乏力，口干，舌红，苔薄白，脉沉细。方药如下。

生地黄 20g　山萸肉 20g　山药 20g　茯苓 15g　牡丹皮 15g　泽泻 15g　生黄芪 30g　牛膝 20g　当归 20g　枸杞子 20g　葫芦巴 20g　炙甘草 15g　莲子肉 20g　青风藤 20g　苏木 15g　刘寄奴 20g　黄芩 15g　连翘 20g。

水煎，每日 1 剂，分 2 次温服。

2016 年 10 月 25 日复查尿蛋白 2+，血肌酐 60.6μmol/L，血浆白蛋白 43.6g/L，激素逐渐减量，病情稳定未复发。

2023 年 3 月复诊，尿蛋白阴性，血肌酐 76.2μmol/L。

按　肾病综合征属"水肿"范畴，肾病综合征表现为高度水肿、大量尿蛋白、高脂血症、低白蛋白血症。水肿的基本病机为肺失通调、脾失传输、肾失开阖，三焦气化不利，水饮停滞，精微外泄，故《景岳全书》云："其本在肾，其标在肺，其治在脾。"其病理产物为水饮、气滞、瘀血，既是发病原因，又是疾病加重因素，为本虚标实之证，故治疗时标本兼顾。本病案初诊时属脾肾两虚，湿浊瘀血之证，予参芪地黄汤加减，兼以活血利水之剂效不佳。二诊时辨证属脾胃湿热，湿热中阻，方用中满分消丸加减，治以清热利湿，行气利水，该方融补虚、化湿、清热、化瘀为一体，扶正祛邪并重，从而使扶正不致恋邪，祛邪不致伤正，治标不忘顾本，以补配消，使得机体阴阳调和。三诊时由于久服激素之阳刚之剂而耗气伤阴，且利水之后常有伤阴之象，湿热之邪留恋，难以速去，故用益气养阴、清热利湿之清心莲子饮。四诊时湿热已除，患者以腰痛为主，伴口干、乏力，考虑心肾阴虚为主，故治疗以滋补肾阴为主，方用六味地黄丸加味扶正补虚以促肾功能恢复。

病案 2　史某，女，47 岁，2015 年 12 月 9 日初诊。

主诉：倦怠乏力 2 个多月，加重 1 周。

现病史：该患 2 个多月前无明显诱因出现倦怠乏力，伴恶心呕吐（内容物不详）、寒战，当时未测体温，于当地医院就诊，诊断为"胆囊炎"，间断口服"龙胆泻肝片"1 个月，共 40 余片，倦怠乏力加重，恶心呕吐未缓解，后于讷河市某医院检查示血肌酐 458μmol/L，尿蛋白 2+。遂于哈尔滨医科大学某附属医院诊治，检查示血肌酐 427.6μmol/L，诊断为"慢性肾衰竭"。入院治疗 13 天，出院时血肌酐 367.6μmol/L。1 周前患者自觉倦怠乏力加重，于哈尔滨医科大学某附属医院复查血肌酐 427μmol/L，为求系统治疗来诊。

初诊：现患者倦怠乏力，时有恶心，口干，便干，舌质红，苔白厚，脉沉。

既往史：既往尿血病史 20 余年，口服抗炎药物后缓解。胆囊炎病史 4 月余，右眼葡萄膜炎病史 1 个多月。

手术史：2 年前宫颈伽马刀手术。

实验室检查：肾功能示尿素氮 8.72mmol/L，血肌酐 442.8μmol/L，尿酸 235.7μmol/L；血常规：血红蛋白 113g/L；尿蛋白定量 0.77g/24h，尿蛋白 1+，尿糖 3+；彩超：左肾 10.0cm×5.0cm，右肾 8.7cm×4.1cm，双肾血供减少，双肾弥漫性改变。

查体：血压 104/72mmHg，心率 83 次/分，双下肢无浮肿。

西医诊断：慢性肾衰竭，急性加重。

中医诊断：慢性肾衰（脾肾两虚，湿热伤阴证）。

治则治法：中药治以清热利湿、降逆止呕、化浊解毒，以《太平惠民和剂局方》甘露饮加减，用药如下。

生地黄 20g　茵陈 20g　黄芩 15g　枳壳 15g　枇杷叶 20g　石斛 20g　麦冬 20g　半夏 15g　陈皮 15g　太子参 20g　生白术 15g　茯苓 20g　葫芦巴 20g　巴戟天 20g　枸杞子 20g　大黄 10g　草果仁 15g　连翘 25g。

水煎，每日 1 剂，分 2 次温服。

二诊　2015 年 12 月 18 日。12 月 14 日右眼白睛充血、视物模糊。眼科会诊后诊断为右眼葡萄膜炎，给予双氯芬酸钠滴眼液外用。肾功能：尿素氮 6.75mmol/L，血肌酐 423.3μmol/L，尿酸 183.9μmol/L，血清胱抑素 C 3.11mg/L。血常规：血红蛋白 114g/L。尿蛋白定量 1.33g/24h，尿蛋白 1+，尿糖 3+。尿α1 微球蛋白 230mg/L，尿β2 微球蛋白 108.0mg/L，尿微量白蛋白 92.1mg/L，尿微量蛋白/尿肌酐 149.14mg/g。现患者倦怠乏力，无恶心，大便每日 1 次，视物模糊，舌质红，苔白，脉沉。方药如下。

枸杞子 20g　菊花 15g　生地黄 20g　山萸肉 20g　山药 20g　茯苓 20g　牡丹皮 15g　泽泻 15g　石斛 20g　黄芩 15g　沙参 15g　当归 15g　白芍 20g　川芎 15g　炒白术 15g　砂仁 10g　太子参 20g　玉竹 20g　柴胡 15g。

水煎服，每日 1 剂，分 2 次温服。

三诊　2015 年 12 月 23 日。现患者仍感觉倦怠乏力，恶心症状消失，纳差，大便每日 1 次，视物模糊，舌质红，苔白，脉沉。病情缓解，前方加枳实 15g、麦芽 20g。

四诊　2015 年 12 月 28 日。复查肾功能：尿素氮 6.65mmol/L，血肌酐 315.5μmol/L，尿酸 155.1μmol/L，血清胱抑素 C 2.80mg/L。尿蛋白定量 2.01g/24h，尿蛋白 1+，尿糖 3+。血红蛋白 108g/L。尿α1 微球蛋白 220mg/L，尿β2 微球蛋白 89.9mg/L，尿微量白蛋白 65.1mg/L，

尿微量蛋白/尿肌酐 115.12mg/g。继续前方加减治疗。

五诊 2016 年 1 月 28 日。复查肾功能：尿素氮 5.46mmol/L，血肌酐 212.2μmol/L，尿酸 155.0μmol/L，血清胱抑素 C 2.77mg/L。尿蛋白 1+，尿糖 3+。血红蛋白 128g/L。现患者时有恶心、乏力、舌质红。方药如下。

生地黄 20g 茵陈 15g 黄芩 15g 枳壳 15g 枇杷叶 20g 石斛 20g 麦冬 15g 炙甘草 15g 连翘 25g 柴胡 15g 白芍 20g 玉竹 15g 枸杞子 20g 巴戟天 15g 丹参 20g 川芎 15g 菊花 15g 葫芦巴 20g 木贼 15g。

水煎服，每日 1 剂，分 2 次温服。

六诊 2016 年 2 月 29 日。肾功能：尿素氮 5.66mmol/L，血肌酐 195.3μmol/L，尿酸 145.2μmol/L，血清胱抑素 C 1.83mg/L。尿蛋白 1+，尿糖 3+。血红蛋白 114g/L。现患者无恶心，时乏力，腰痛。

生地黄 20g 山萸肉 20g 山药 20g 茯苓 15g 牡丹皮 15g 柴胡 15g 白芍 20g 枸杞子 20g 决明子 15g 木贼 15g 菊花 15g 巴戟天 20g 葫芦巴 20g 茵陈 15g 石斛 20g 赤芍 20g 丹参 20g 川芎 15g 蒲公英 20g。

水煎服，每日 1 剂，分 2 次温服。

七诊 2016 年 4 月 4 日。肾功能：尿素氮 6.80mmol/L，血肌酐 173.1μmol/L，尿酸 183.8μmol/L，血清胱抑素 C 1.71mg/L。尿蛋白 1+，尿糖 2+。血红蛋白 115g/L。现患者无明显不适感。

继续前方加减治疗。

八诊 2016 年 5 月 6 日。肾功能：尿素氮 6.85mmol/L，血肌酐 140.6μmol/L，尿酸 175.9μmol/L，血清胱抑素 C 1.76mg/L。尿蛋白 1+，尿糖 2+。血红蛋白 112g/L。

守方续服。

九诊 2016 年 7 月 1 日。肾功能：尿素氮 8.47mmol/L，血肌酐 147.2μmol/L，尿酸 184.78μmol/L，血清胱抑素 C 1.55mg/L。尿蛋白 1+，尿糖 2+。血红蛋白 112g/L。现患者时有口干，视物模糊。

前方减石斛，加沙参 15g、密蒙花 15g、生黄芪 30g、水煎服，每日 1 剂，分 2 次温服。

十诊 2016 年 11 月 18 日。患者无明显不适感，大便正常，舌质偏红，苔薄白，脉沉。肾功能：尿素氮 8.40mmol/L，血肌酐 139.4μmol/L，尿酸 242.1μmol/L，血清胱抑素 C 1.84mg/L。尿蛋白±，尿糖±。血红蛋白 130g/L。继续前方加减治疗。

2017 年 1 月随访，患者于当地医院查血肌酐正常。

2023 年 4 月复查血肌酐正常。

按 本患者发现血肌酐升高 2 个多月，但是单肾缩小，故诊断为慢性肾衰竭，因其病情进展较快，故诊断为慢性肾衰竭急性加重。以倦怠乏力，时有恶心，口干，便干，舌质红，苔白厚，脉沉为主要表现，辨证为脾肾两虚、湿热内蕴，以急则治其标为原则，湿热中阻，胃气上逆，伤阴，治疗以《太平惠民和剂局方》甘露饮加减清热利湿、降逆止呕、化浊解毒。血肌酐逐渐下降，病情逐渐好转，湿热清除后，给予补肾阴活血化瘀治疗病情好转。电话随访，建议前来就诊复查，因其家事繁忙不能就诊，建议在当地复查，复查后告知血肌酐正常，疾病痊愈。

病案 3 赵某，女，37 岁，2017 年 11 月 10 日初诊。

主诉：恶心、呕吐3月余，乏力2月余。

现病史：该患者2017年6月因恶心、呕吐，经多种方法治疗不愈，8月4日于鸡西市某医院查尿蛋白1+，潜血2+，血肌酐150μmol/L，尿酸低，血红蛋白84g/L，双肾彩超未见异常，此后血肌酐逐渐上升，9月14日上升至243μmol/L，于北京某医院给予金水宝胶囊、海昆肾喜胶囊、复方硫酸亚铁片，恶心呕吐缓解，血肌酐逐渐下降，渐渐出现乏力症状。10月10日查血肌酐164.3μmol/L，今日于哈尔滨医科大学某附属医院查血红蛋白116g/L，血肌酐121μmol/L，为求中医治疗而来诊。

初诊：患者倦怠乏力，口干，夜尿多，无恶心呕吐，大便每日1行，舌质淡红，苔白厚，脉沉。

既往史：虹膜炎病史2个月。

辅助检查：尿蛋白1+，尿糖4+，潜血±。双肾彩超：双肾回声改变（左肾10.8cm×4.8cm×4.5cm，右肾 9.8cm×4.5cm×4.3cm）。肾功能：尿素氮 5.6mmol/L，肌酐 121μmol/L，尿酸102μmol/L，二氧化碳结合力 20.2mmol/L。离子正常。血红蛋白116g/L。

查体：血压 120/80mmHg。

西医诊断：特发性急性间质性肾炎（不除外肾小管间质性肾炎、葡萄膜炎综合征），肾小管酸中毒，急性肾损伤。

中医诊断：虚劳（肾虚、脾胃湿热伤阴证）。

处置：

（1）建议住院治疗，患者拒绝。

（2）金水宝胶囊及复方硫酸亚铁继续口服。

（3）碳酸氢钠片2片，每日3次口服。

（4）醋酸泼尼松滴眼液继续滴眼。

（5）中药治以清胃热、养胃阴、补肾，方药以甘露饮加减治疗，用药如下。

生地黄15g 茵陈15g 黄芩10g 枳壳15g 枇杷叶20g 石斛20g 麦冬15g 炙甘草15g 女贞子15g 枸杞子20g 菟丝子20g 生黄芪20g 当归15g。

水煎，每日1剂，分2次温服。

二诊 2017年11月25日。患者夜尿2次，夜尿量减少，偶尔口干，乏力减轻，大便每日1行，视物模糊，目珠红，舌质偏红，苔白，脉沉滑。实验室检查肝功能：球蛋白38.3g/L，白蛋白42.2g/L，总蛋白80g/L。肾功能：尿素氮3.4mmol/L，肌酐98.2μmol/L，尿酸102.6μmol/L，二氧化碳结合力22.3mmol/L。离子：钾3.8mmol/L，磷0.9mmol/L。尿α1微球蛋白366mg/L，尿β2微球蛋白1.54 mg/L。血红蛋白123g/L。尿常规：蛋白3+，尿糖2+，潜血1+，白细胞8～10个/HPF。抗核抗体测定阴性，抗心磷脂抗体G、M阴性，抗β2糖蛋白抗体阴性。

治疗：患者病情好转，血肌酐下降，治病求本，治以补肾益气固涩，用药如下。

生地黄20g 山萸肉20g 山药20g 茯苓15g 牡丹皮15g 石斛20g 茵陈15g 生黄芪30g 党参15g 菟丝子20g 女贞子15g 枸杞子20g 莲子20g 芡实20g 金樱子20g。

水煎服，每日1剂，分2次温服。

三诊 2017年12月9日。患者夜尿2次，目珠时红，乏力减轻，大便每日1行，时有视物模糊，舌质淡红，苔薄白，脉沉。血压120/80mmHg。肝功能：球蛋白36.9g/L。肾功能：尿素氮4.2mmol/L，肌酐86.4μmol/L，尿酸94.8μmol/L，二氧化碳结合力23mmol/L。尿常规：

蛋白 3+，潜血 1+，尿糖 2+；尿蛋白定量 0.94g/24h。治疗：患者尿蛋白 3+，舌质红，目红，为气阴两虚，肺热之象，治疗用局方清心莲子饮加减，方药如下。

生黄芪 25g　党参 15g　柴胡 15g　黄芩 15g　麦冬 10g　茯苓 15g　莲子 20g　炙甘草 15g　桑椹子 25g　枸杞子 20g　女贞子 15g　菟丝子 20g　芡实 20g　金樱子 20g。

水煎，每日 1 剂，分 2 次温服。

四诊　2018 年 1 月 11 日。现患者夜尿 1 次，乏力，大便每日 1 行，右眼时有视物模糊，舌质红，苔白，脉沉。尿常规：蛋白 2+，潜血 1+，尿糖 3+；尿蛋白定量 0.39g/24h。肾功能：尿素氮 4.18mmol/L，肌酐 83.1μmol/L，尿酸 126.4μmol/L，二氧化碳结合力 23mmol/L。血红蛋白 125g/L。尿α1 微球蛋白 224mg/L，尿β2 微球蛋白 1.85 mg/L。治疗：患者乏力减轻，尿蛋白减少，治以补肾益气，方药如下。

生地黄 15g　山萸肉 20g　山药 20g　川牛膝 15g　菟丝子 20g　女贞子 15g　枸杞子 20g　生黄芪 30g　当归 15g　炙甘草 15g　狗脊 20g　葫芦巴 20g　菊花 15g。

水煎，每日 1 剂，分 2 次温服。

五诊　2018 年 3 月 10 日。现患者夜尿 1 次，乏力减轻，大便每日 1 行，视物模糊，舌质淡红，苔薄白，脉沉。尿常规：蛋白±，潜血 1+，尿糖-；尿蛋白定量 0.50g/24h。肾功能：尿素氮 4.58mmol/L，肌酐 64.6μmol/L，尿酸 129.9μmol/L，二氧化碳结合力 21.2mmol/L。血红蛋白 104g/L。尿α1 微球蛋白 57.5mg/L，尿β2 微球蛋白 6.21mg/L。现患者乏力减轻，治以益气补肾，方药如下。

生黄芪 25g　党参 15g　生地黄 15g　山萸肉 20g　山药 20g　茯苓 15g　川芎 15g　川牛膝 15g　菟丝子 20g　女贞子 15g　枸杞子 20g　杜仲 20g　当归 15g　炙甘草 15g　木贼 15g　葫芦巴 20g　菊花 15g。

水煎，每日 1 剂，分 2 次温服。

六诊　2018 年 4 月 21 日。患者夜尿 1 次，稍感乏力，大便每日 1 行，视物模糊，舌质淡红，苔薄白，脉沉。尿常规：蛋白 1+，潜血-，尿糖-；尿蛋白定量 0.46g/24h；肾功能：尿素氮 3.58mmol/L，肌酐 69μmol/L，尿酸 157.3μmol/L，二氧化碳结合力 21.6mmol/L；血红蛋白 104g/L；尿α1 微球蛋白 95.7mg/L，尿β2 微球蛋白 5.11 mg/L。

治疗：

（1）中药以补肾为主，佐以活血化瘀，方药如下。

生地黄 15g　山萸肉 20g　山药 20g　菟丝子 20g　女贞子 15g　枸杞子 20g　芡实 20g　肉苁蓉 20g　丹参 20g　川芎 15g　炙甘草 15g。

水煎，每日 1 剂，分 2 次温服。

（2）多糖铁复合物 150mg，每日 1 次口服。

七诊　2018 年 5 月 26 日。患者夜尿 1 次，体力增加，大便每日 1 行，视物模糊减轻，舌质淡红，苔薄白，脉沉。尿常规：蛋白 1+，潜血-，尿糖-；尿蛋白定量 0.34g/24h。肾功能：尿素氮 3.58mmol/L，肌酐 73.9μmol/L，尿酸 163.3μmol/L。肝功能：球蛋白正常。血红蛋白 109g/L。尿α1 微球蛋白 99.1mg/L，尿β2 微球蛋白 5.71mg/L。

治疗：

（1）患者血肌酐正常，肾间质损伤在逐渐恢复，少量蛋白尿，嘱其停用中药汤剂，给予肾炎康复片 5 片，每日 3 次口服；金水宝胶囊 6 粒，每日 3 次口服；多糖铁复合物 150mg，每日 1 次纠正贫血。

（2）每 2 个月复查血常规、尿常规，尿蛋白定量；每 3 个月复查肾功能、肝功能。避免使用肾毒性药物。

随访复查结果：

2018 年 7 月 4 日于鸡西某医院复查：血红蛋白 100g/L；尿α1 微球蛋白 32.7mg/L，尿视黄醇结合蛋白 1.18mg/L；尿常规：蛋白-，潜血-，尿糖-；尿蛋白定量 0.13g/24h；肾功能：尿素氮 5.23mmol/L，肌酐 60.6μmol/L，尿酸 158.5μmol/L。

2018 年 8 月 6 日于鸡西某医院复查：尿α1 微球蛋白 28.4mg/L，尿β2 微球蛋白 4.99 mg/L；尿常规：蛋白 1+，潜血-，尿糖-；尿蛋白定量 0.13g/24h；肾功能：尿素氮 5.39mmol/L，肌酐 70.0μmol/L，尿酸 177.3μmol/L，碳酸氢根 25.1μmol/L。

2018 年 9 月 14 日于鸡西某医院复查：尿常规示蛋白±，潜血-，尿糖-；尿蛋白定量 0.04g/24h；肾功能：尿素氮 4.95mmol/L，肌酐 65.6μmol/L，尿酸 185.8μmol/L，碳酸氢盐 25.7μmol/L；血红蛋白 102g/L。

2018 年 10 月 8 日于鸡西某医院复查：血红蛋白 104g/L。

2018 年 12 月 7 日于鸡西某医院复查：尿常规示蛋白±，潜血-，尿糖-；肾功能：尿素氮 4.82mmol/L，肌酐 68.6μmol/L，尿酸 160.8μmol/L，碳酸氢盐 26.0μmol/L；血红蛋白 114g/L。

2021 年 1 月 4 日鸡西某医院复查肾功能：尿素氮 4.95mmol/L，肌酐 50.4μmol/L，尿酸 187.5μmol/L，尿蛋白阴性。

按 患者以恶心，呕吐为首发症状，按消化系统疾病治疗症状无缓解，后发现血肌酐高，少量蛋白尿，双肾大小正常，肾性糖尿，血尿酸低，血磷低，二氧化碳结合力低，贫血，诊断为急性间质性肾炎、肾小管酸中毒，发病 3 个月后患者出现视物模糊，诊断为虹膜炎，病程半年余，综合考虑，诊断为特发性急性间质性肾炎（不除外肾小管间质性肾炎、葡萄膜炎综合征）、肾小管酸中毒、慢性肾脏病 3 期，建议住院肾活检明确诊断，患者拒绝，要求中药治疗。患者以恶心、呕吐为首发症状，渐出现乏力，夜尿频多，口干，舌质淡红，苔白厚，脉沉。中医辨证为肾虚、脾胃湿热伤阴之虚劳。脾胃湿热，中焦升降失司，胃气上逆，故恶心、呕吐；日久伤阴则口干；肾司二便，肾虚开阖失司，则夜尿频多。初诊患者乏力，口干，舌红苔白厚，以脾胃湿热伤阴为主，治以清胃热、养胃阴、补肾，方药以甘露饮加减治疗，加女贞子、枸杞子、菟丝子补肾；生黄芪、当归益气养血。二诊患者舌苔转薄，治疗以补肾益气固涩为主，以参芪地黄汤加补肾药，其后五诊加减治疗夜尿减少，血肌酐正常，尿蛋白减少，停中药治疗，给予中成药巩固治疗，随访病情痊愈。

第十三节　慢性肾衰竭

广义的慢性肾衰竭（CRF）是指慢性肾脏病引起的肾小球滤过率下降、血肌酐升高及与此相关的代谢紊乱和临床症状组成的综合征。慢性肾衰竭指慢性肾脏病中肾小球滤过率下降的一部分群体，是一种不可治愈、渐进性发展的疾病。

慢性肾衰竭病因较多，几乎所有肾脏疾病发展恶化都可导致慢性肾衰竭，常见原因：糖尿病肾脏病、高血压肾小动脉硬化、原发性与继发性肾小球肾炎、肾小管间质病变（慢性肾盂肾炎、慢性尿酸性肾病、梗阻性肾病、药物性肾病等）、肾血管病变、遗传性肾病等。我国常见病因顺序：肾小球肾炎、糖尿病肾脏疾病、高血压肾病、多囊肾、梗阻性肾病。急性肾衰竭治不及时，或经治疗未完全缓解，病情迁延，发展为慢性肾衰竭。

一、临 床 表 现

在慢性肾衰竭的不同阶段，其临床表现也各不相同。在慢性肾衰竭早期，患者可以无任何症状，或仅有乏力、腰酸、夜尿增多等轻度不适；少数患者可有食欲减退、代谢性酸中毒及轻度贫血。慢性肾衰竭中期以后，上述症状更趋明显。在尿毒症期，可出现急性心力衰竭、严重高钾血症、消化道出血、中枢神经系统障碍等严重并发症。

1. 消化系统表现

消化系统表现有食欲不振、恶心、呕吐、口腔有尿味、腹泻等。消化道出血是尿毒症患者的重要合并症，多是由于胃黏膜糜烂或消化性溃疡，尤以前者为最常见。

2. 血液系统表现

慢性肾衰竭患者血液系统异常主要表现为肾性贫血和出血倾向。大多数患者一般均有轻、中度贫血，其原因主要由于红细胞生成素缺乏，故称为肾性贫血；如同时伴有缺铁、营养不良、出血等因素，可加重贫血程度。

晚期慢性肾衰竭患者有出血倾向，如皮下或黏膜出血点、瘀斑、胃肠道出血、脑出血等。

3. 心血管系统表现

心血管病变是慢性肾衰竭患者的主要并发症之一和最常见的死因。尤其是进入终末期肾病阶段，则死亡率进一步增高（占尿毒症死因的 45%～60%）。

尿毒症患者心血管不良事件及动脉粥样硬化性心血管病比普通人群高 15～20 倍。

较常见的心血管病变主要有高血压和左心室肥厚、心力衰竭、尿毒症性心肌病、心包积液、心包炎、血管钙化和动脉粥样硬化等。

4. 呼吸系统表现

体液过多或酸中毒时均可出现气短、气促，严重的酸中毒可致呼吸深长。体液过多、心功能不全可引起肺水肿或胸腔积液。由尿毒症毒素诱发的肺泡毛细血管渗透性增加、肺充血可引起"尿毒症肺水肿"，此时肺部 X 线检查可出现"蝴蝶翼"征，及时利尿或透析，上述症状可迅速改善。

5. 水、电解质、酸碱代谢紊乱

（1）水钠代谢紊乱：慢性肾衰竭时肾脏的浓缩和稀释功能障碍，主要表现为水钠潴留，或低血容量和低钠血症。

肾功能不全时，肾脏对钠负荷过多或容量过多，适应能力逐渐下降。水钠潴留可表现为不同程度的皮下水肿和（或）体腔积液，这在临床中相当常见；此时易出现血压升高、左心功能不全（胸闷、活动耐量下降其至夜间不能平卧）和脑水肿。

低血容量主要表现为低血压和脱水。

（2）钾代谢紊乱

1）高钾血症：当 GFR 降至 20～25ml/min 或更低时，肾脏排钾能力逐渐下降，易出现高钾血症；尤其当钾摄入过多、酸中毒、感染、创伤、消化道出血等情况发生时，更易出现高钾血症。

严重高钾血症（血清钾＞6.5mmol/L）有一定危险，需及时治疗抢救。

2）低钾血症：有时由于钾摄入不足、胃肠道丢失过多、应用排钾利尿剂等因素，也可出现低钾血症。

（3）钙磷代谢紊乱：主要表现为磷过多和钙缺乏。钙缺乏主要与钙摄入不足、活性维生素 D 缺乏、高磷血症、代谢性酸中毒等多种因素有关，明显钙缺乏时可出现低钙血症。血磷浓度由肠道对磷的吸收及肾的排泄来调节。当肾小球滤过率下降、尿内排出减少时，血磷浓度逐渐升高。在肾衰竭的早期，血钙、磷仍能维持在正常范围，且通常不引起临床症状，只在肾衰竭的中、晚期（肾小球滤过率＜20ml/min）时才会出现高磷血症、低钙血症。低钙血症、高磷血症、活性维生素 D 缺乏等可诱发甲状旁腺激素升高，即继发性甲状旁腺功能亢进（简称甲旁亢）和肾性骨营养不良。

（4）代谢性酸中毒：是由于酸性代谢产物因排泄减少而滞留于体内；肾小管合成氨、排泄氢的能力减退；肾小管重吸收碳酸氢盐的能力下降；腹泻导致碱性肠液丢失。

轻度慢性酸中毒时，多数患者症状较少，但如动脉血 HCO_3^-＜15mmol/L，则可出现明显食欲不振、呕吐、虚弱无力、呼吸深长等。

在部分轻中度慢性肾衰竭（肾小球滤过率＞25ml/min，或血肌酐＜350μmol/L）患者中，部分由于肾小管分泌氢离子障碍或肾小管 HCO_3^- 的重吸收能力下降，因而发生肾小管性酸中毒。

当肾小球滤过率降低至＜25ml/min（血肌酐＞350μmol/L）时，代谢产物如磷酸、硫酸等酸性物质因肾的排泄障碍而潴留，可发生"尿毒症性酸中毒"。

（5）神经、肌肉系统症状

1）中枢神经系统表现：非特异性，与其他中毒性脑病要鉴别。早期主要表现为体倦乏力、易激惹、注意力不集中、记忆力减退、失眠、情感淡漠。随着病情的加重，可出现性格和行为的改变，情绪低落、定向力障碍、综合分析能力减弱，有的出现幻想、幻觉和幻听，甚至出现自杀倾向。晚期可出现构音困难、扑翼样震颤、多灶性肌痉挛、手足抽搐，进一步可出现意识模糊，昏迷，甚至死亡。

2）周围神经病变：本病常有周围神经病变，感觉神经较运动神经显著，尤以下肢远端为甚。患者可诉肢体麻木，有时为烧灼感或疼痛感、不宁腿综合征、深反射迟钝或消失、肌肉无力、感觉障碍，但最常见的是肢端袜套样分布的感觉丧失。患者常有肌无力，以近端肌受累较常见。

6. 骨骼改变

慢性肾脏病矿物质及骨代谢紊乱（CKD-MBD）是指慢性肾脏病时发生的矿物质及骨代谢异常的系统性疾病，其临床表现形式多样，如皮肤瘙痒、骨痛与骨折、自发性肌腱断裂、皮肤溃疡、组织坏死和骨畸形等。根据骨病理学特点将其划分为三种类型：高转运型、低转运型和混合型。高转运型骨病主要病因是继发性甲状旁腺功能亢进（SHPT），此型比较多见，临床有纤维性骨炎之称；低转运型骨病包括骨软化和动力缺失性骨病；混合性骨病即高转运及低转运两种并存，临床多表现为纤维性骨炎与骨软化并存。

7. 内分泌失调

慢性肾衰竭时内分泌功能出现紊乱。血浆肾素-血管紧张素 II 分泌过多，骨化三醇降低、红细胞生成素生成不足；对胰岛素、胰升糖素及甲状旁腺激素等多种激素的降解减少；泌乳素、促黄体生成激素、促卵泡激素、促肾上腺皮质激素等水平升高，女性雌激素水平降低，性欲差，肾衰竭晚期可闭经、不孕。个别早期肾衰竭患者即便受孕，胎儿多发育不良。男患者性欲缺乏和阳痿，精液减少，精子数减少，其活动力较差。

二、实验室及辅助检查

1. 血液检查

（1）肾功能：血清尿素氮、肌酐增高，肾小球滤过率、内生肌酐清除率降低。

（2）血细胞分析：红细胞、血红蛋白有不同程度降低，可伴有血小板降低或白细胞减少。

（3）电解质紊乱：低钙、高磷、高钾或低钾。

（4）血清胱抑素 C：是检测肾功能的一种新的指标，其不受年龄、性别、活动、肌肉量和饮食等影响。

2. 尿液检查

（1）尿常规改变可因基础病因不同而有所差异，可有蛋白尿、红细胞、白细胞或管型，也可以改变不明显。

（2）尿比重多在 1.018 以下，尿毒症时固定在 1.010～1.012，夜间尿量多于日间尿量。

3. 影像学检查

B 超示双肾体积缩小，肾皮质回声增强；核素骨扫描示肾性骨营养不良症；胸部 X 线可见肺淤血或肺水肿、心胸比例增大或心包积液、胸腔积液等。

ECT 检测：以同位素锝 99 测定双肾肾小球滤过率，最为可靠。

三、诊 断 依 据

本病主要根据病史、相关临床表现及肾功能检查进行诊断。

1992 年黄山会议确定的我国慢性肾衰竭分期是根据血肌酐值及肌酐清除率分为肾功能代偿期、肾功能失代偿期、肾功能衰竭期和尿毒症期四期。1996 年王海燕主编的第 2 版《肾脏病学》进一步完善了分期标准（表 3-6）。

表 3-6　我国慢性肾衰竭的分期方法

分期	肾小球滤过率	血肌酐
肾功能代偿期	50～80ml/min	133～177mol/L
肾功能失代偿期	20～50ml/min	178～442mol/L
肾功能衰竭期	10～20ml/min	443～707mol/L
尿毒症期	<10ml/min	>707mol/L

1999 年美国慢性肾脏病基金会（NKF）/KDOQI 专家组提出新的慢性肾脏病定义及分期方法，即按肾小球滤过率水平分为 5 期。

慢性肾脏病（CKD）定义：

（1）肾脏损害（肾脏的结构与功能异常）伴有或不伴有肾小球滤过率下降≥3 个月。肾脏损害是指下列两种情况之一：①异常的病理改变；②出现肾损害的标志，包括血或尿的异常，以及影像学检查的异常。

（2）肾小球滤过率＜60 ml/（min·1.73m^2）≥3 个月，伴有或不伴有肾脏的损害。

慢性肾脏病分期见表 3-7。

表 3-7　KDOQI CKD 分期

分期	特征	GFR［ml/（min·1.73m^2）］	防治目标-措施
1	肾损害伴 GFR 正常或升高	≥90	CKD 诊治；缓解症状；延缓 CKD 进展
2	肾损害伴 GFR 轻度降低	60～89	评估、延缓 CKD 进展；降低脑血管疾病患病风险
3	GFR 中度降低	30～59	减慢、延缓 CKD 进展；评估、治疗并发症
4	GFR 重度降低	15～29	综合治疗；透析前准备
5	ESRD（终末期肾病）	＜15	如出现尿毒症，需及时替代治疗

注：慢性肾脏病和慢性肾衰竭在含义上有相当大的重叠，前者范围更广，后者主要代表慢性肾脏病患者中的肾小球滤过率下降的那一部分群体。

四、治　疗

（1）营养治疗：优质低蛋白饮食，慢性肾衰竭患者蛋白质摄入量一般为每天每千克体重 0.6～0.8g（如患者体重 60kg，则每天蛋白摄入量 36～48g），以满足其基本生理需要。磷摄入量一般应＜600～800mg/d；对严重高磷血症患者，还应同时给予磷结合剂。患者饮食中动物蛋白与植物蛋白（包括大豆蛋白）应保持合理比例，一般两者各占一半左右；对蛋白摄入量限制较严格（每天每千克体重 0.4～0.6g）的患者，动物蛋白可占 50%～60%。

（2）纠正酸中毒和水、电解质紊乱。

（3）高血压的治疗：对高血压进行及时、合理的治疗，不仅是为了控制高血压的某些症状，而且是为了积极主动地保护靶器官（心、肾、脑等）。ACEI、ARB、钙通道拮抗剂（CCB）、袢利尿剂、β受体阻滞剂、血管扩张剂等均可应用，以 ACEI、ARB、CCB 的应用较为广泛。透析前慢性肾衰竭患者的血压应＜130/80mmHg，维持透析患者血压一般不超过 140/90mmHg。当蛋白尿＞1g/24h 时，血压应控制在 125/75mmHg 以下，若蛋白尿＜1g/24h 则血压控制在 130/80mmHg 以下。

（4）贫血的治疗：应用重组人促红细胞生成素或 HIF-PHI 纠正贫血，可延缓肾功能的进展。

（5）低钙血症、高磷血症和肾性骨病的治疗。

（6）防治感染：平时应注意防止感冒，预防各种病原体的感染。抗生素的选择和应用原则，与一般感染相同，唯剂量要调整。在疗效相近的情况下，应选用肾毒性最小的药物。

（7）肾脏替代治疗。

五、张琪教授临证经验

慢性肾衰竭是各种慢性肾脏病日久迁延不愈发展而成。在慢性肾脏病阶段，临床表现不同，但疾病演变过程与肺、脾、肾功能失调，三焦气化失司密切相关。

张琪教授根据多年临床经验总结出，慢性肾衰竭病机主要在于脾肾两虚，湿浊瘀血潴留。脾肾虚损是慢性肾脏病的病机关键，湿浊瘀血是促使疾病加重的主要因素。脾肾两虚、湿浊内蕴、血络瘀阻、正虚邪实、虚实夹杂为慢性肾衰竭病机演变的基本特征，所以慢性肾衰竭病势缠绵，证候多变，难以速愈。

张琪教授认为：治疗本病，扶正气重在补脾补肾；祛邪气重在化湿解毒泻浊；活血化瘀贯穿始终；重视调理脾胃。根据正虚邪实、虚实夹杂的主次，辨证用药。在辨证论治中当分清标本缓急，即急则治标，缓则治本，或标本兼治。

1. 化湿醒脾，行气和胃法

化湿醒脾，行气和胃法适用于湿浊中阻证，症见胃脘胀满、恶心呕吐、头昏沉、烦闷、舌苔白腻、脉缓。方用平胃化湿汤，药物组成：苍术15g、陈皮15g、半夏15g、厚朴15g、紫苏15g、草果仁15g、砂仁15g、炙甘草15g、芦根15g、竹茹15g、生姜15g、茯苓15g。平胃化湿汤即在平胃散合二陈汤的基础上加草果仁、紫苏、砂仁芳化湿邪，消除痞满，复用芦根、竹茹以降逆止呕，共同为散湿除满、降逆止呕之剂。

2. 芳香化浊，苦寒泄热法

芳香化浊，苦寒泄热法适用于湿热阻于中焦证，症见恶心呕吐，胃脘胀满，食少纳呆，口气秽臭，舌质淡红，舌体胖大，苔白厚腻，脉弦滑或沉滑。方用半夏泻心汤加减，药物组成：半夏20g、黄连15g、黄芩15g、陈皮15g、干姜10g、太子参15g、枳实15g、厚朴15g、草果仁15g、紫苏15g、神曲15g、麦芽15g、藿香15g、佩兰15g、炙甘草15g。半夏泻心汤为《伤寒论》五泻心汤之一。方中半夏降逆和胃止呕；黄连、黄芩苦寒清胃热；干姜温脾除湿；太子参益气健脾；枳实、厚朴行气散满而除胀；草果仁、紫苏芳香化湿而降浊；神曲、麦芽健脾；先诸药合之热清、湿除，脾气得以健运，胃气得以和谐，清升浊降。

3. 养阴清胃，化湿醒脾法

养阴清胃，化湿醒脾法适用于湿热伤阴证，症见呕恶、口干或咽干、口中黏腻，食少纳呆、便秘或大便黏滞不爽，舌质干、少津，脉沉滑。方药用甘露饮加减，药物组成：生地黄15g、茵陈15g、黄芩10g、枳壳15g、枇杷叶15g、石斛15g、麦冬15g、紫苏梗15g、砂仁7g、厚朴15g、丹参15g。加味甘露饮是在《太平惠民和剂局方》甘露饮的基础上化裁而成。方中生地黄、石斛、麦冬滋养脾胃之阴，清虚热；阴亏又由热耗，黄芩、茵陈苦寒清热，又祛湿，以清热存阴；紫苏梗、枇杷叶降逆气止呕，砂仁芳香化湿浊，枳壳、厚朴行气和胃化湿，气行则湿化，共降气清上蒸之湿热。与甘寒药合用防其滋腻有碍脾之运化。丹参活血化瘀。

4. 清热解毒，活血化瘀法

清热解毒，活血化瘀法适用于血络瘀阻、浊毒内蕴证，症见头痛少寐，五心烦热，搅闹不宁，恶心呕吐，肌肤甲错，腰痛，固定不移，肢体麻木，面色黧黑或晦暗无华，舌质紫暗或有瘀点瘀斑，舌下静脉紫暗，脉弦或弦数。方用解毒活血汤加减，药物组成：连翘20g、桃仁20g、红花15g、炙甘草15g、丹参20g、赤芍20g、生地黄20g、当归15g、葛根15g、柴胡15g、枳壳10g。本方以桃仁、红花、赤芍、生地黄活血散瘀、凉血清热，慢性肾衰竭的高凝还必须用大黄、丹参、葛根，葛根黄酮不仅活血扩张血管，同时有解毒作用，瘀血既是肾衰竭的病理产物，同时又是一个致病因素，长期作用于机体，使病机复杂化，迁延难愈。大量病理实验证明，毛细血管内皮细胞增生、血小板聚集、纤维蛋白渗出、新月体形成均与瘀血有关，使用活血药确能改善肾实质内瘀滞，延缓病情发展，改善血液供应，抑制间质纤维化，延缓肾衰竭进展，甚至可以终止肾脏病变。

5. 益气健脾，补血敛阴法

益气健脾，补血敛阴法适用于脾胃虚弱、气血不足证，症见面色无华，眼睑、口唇、爪甲色淡，舌淡苔滑润，脘闷便溏，呕恶不欲食，倦怠乏力，舌质淡，苔薄白，脉沉弱。方用归芍六君子汤加减，药物组成：人参15g、白术15g、茯苓15g、炙甘草10g、半夏15g、陈皮15g、当归15g、白芍20g。慢性肾衰竭虽属脾胃虚弱，部分患者为脾胃阳虚者可用六君子汤，但临床观察属脾胃阴阳俱伤者较多，以发病日久多阳损及阴，此时用温补刚燥之药重伤其阴，往往格拒不受，出现诸如五心烦热、头痛、咽干、鼻衄、齿衄等症，此时若用甘寒益阴之品则阴柔滋腻，有碍阳气之布化，影响脾之运化功能，出现腹胀满、便溏呕逆诸症加重，因此刚柔之药皆不可用，唯气味中和之六君子汤补益助胃，滋助化源，益气血最为适宜。但此方人参甘温，白术苦温，半夏性偏于燥，虽配以茯苓之淡渗、陈皮及炙甘草甘平，仍嫌其燥，且重于补气，略于补血，故加入当归、白芍二药，当归为补血要药，且能润燥，白芍酸苦微寒，敛阴养血，柔肝理脾，二药一则可以调济六君子汤偏温燥，二则柔肝助脾胃之运化，三则补血与补气并重，用于肾性贫血颇为有效。

6. 益气健脾补肾法

益气健脾补肾法适用于脾肾气阴两虚证，症见倦怠乏力，腰痛膝软，气短懒言，腹胀便溏，食少纳呆，手心热，少便清长，夜尿多，面色少华，舌淡红，苔薄白，脉沉。方用参芪地黄汤加减，药物组成：党参15g、生黄芪40g、熟地黄20g、山药20g、山萸肉20g、茯苓20g、怀牛膝15g、土茯苓30g、葫芦巴25g、巴戟天20g、枸杞子20g、桃仁15g、丹参15g、川芎15g。参芪地黄汤出自清代沈金鳌《沈氏尊生书》。本方以补益为主要功效，主要药物为人参、生黄芪加六味地黄汤。"脾为后天之本，肾为先天之本"，先天之本有赖于后天之本的滋养，慢性病日久脾肾两虚，故选用本方加味治疗。方中党参、生黄芪健脾益气；六味地黄汤滋补肾阴；怀牛膝补肾活血；土茯苓解毒；葫芦巴、巴戟天、枸杞子补肾；桃仁、丹参、川芎活血化瘀。

7. 温补脾肾法

温补脾肾法适用于脾肾阳虚证，症见畏寒肢冷、倦怠乏力或气短懒言、食少纳呆、腰膝酸软，大便稀不成形、夜尿频多清长、颜面及四肢浮肿，舌淡胖而有齿痕，苔白滑，脉沉细迟弱。方用自拟脾肾双补方，药物组成：党参15g、白术15g、茯苓20g、熟地黄20g、山萸肉20g、淫羊藿15g、附子10g、肉桂10g、草果仁15g、巴戟天15g、肉苁蓉15g。

8. 补脾肾，泻湿浊，解毒活血法

补脾肾，泻湿浊，解毒活血法适用于脾肾两虚、湿浊瘀血证，症见倦怠乏力或气短懒言、恶心呕吐、面色晦暗、腰膝酸软，脘腹胀满、食少纳呆、肌肤甲错，舌苔厚腻、舌质紫暗或有瘀点瘀斑。方用自拟肾衰保肾方，药物组成：党参15g、白术15g、茯苓20g、熟地黄20g、菟丝子20g、淫羊藿叶15g、大黄10g、黄连15g、草果仁15g、半夏15g、丹参15g、赤芍15g、桃仁15g、红花15g、炙甘草15g。本方以益气健脾补肾之品与大黄、黄连、草果仁泄热化浊，桃仁、红花、丹参、赤芍活血之品共融一方，扶正祛邪，消补兼施。补得消则补而不滞，消得补则泄浊作用益彰，临床屡用此方取效明显。一则可以转危为安，二则可以明显延缓病势进展，氮质血症期大多可以缓解。

六、临证感悟

（1）张琪教授根据多年临床经验总结出，慢性肾衰竭中医辨证属本虚标实证，本虚证以脾肾气虚证、气阴两虚证、肝肾阴虚证多见，标实证主要表现为湿浊证、湿热证、瘀血证、浊毒证，补脾肾、泻湿浊、解毒活血为治疗慢性肾衰竭的大法，临床应用广泛，有较好的临床疗效，可延缓病情的进展。经临床观察发现，慢性肾衰竭患者兼有湿浊、湿热证者病情进展快，经化湿浊、清热祛湿治疗后血肌酐下降，病情好转或稳定。

（2）慢性肾衰竭的早期治疗以补脾肾为主，参芪地黄汤加味治疗脾肾气虚兼瘀血证慢性肾衰竭应用最多，且疗效显著，可使血肌酐下降或平稳，使病情稳定。

（3）瘀血阻络贯穿慢性肾衰竭始终，治疗应适当加活血化瘀药。根据血瘀及病情的轻重缓急，或在补脾肾、化湿浊等主要治疗基础上，加用一定量的活血化瘀药，或解毒活血汤。临床常用解毒活血汤合参芪地黄汤同用，治疗兼有瘀血证的慢性肾衰竭患者。

（4）慢性肾衰竭辨证属于湿热伤阴证，多见于慢性肾脏病急性加重期，用甘露饮加减治疗血肌酐大多数下降。

（5）慢性肾脏病病程日久大多病机错综复杂，虚实寒热夹杂，证候多变是慢性肾脏病缠绵难愈的主要原因。根据张琪教授大方复法理论治疗疗效甚佳。

（6）中西医综合治疗病情能得到有效的控制。选择合适的降压药将血压控制在稳定的水平；并发症或合并症辅助治疗药物，要根据肾小球滤过率调整剂量；急于求成，过度用药，也会加速病情进展；中医综合疗法，尤其中频脉冲电治疗局部用药，有一定的疗效。

七、病案举例

病案 1 张某，女，41 岁，2017 年 8 月 22 日初诊。

主诉：倦怠乏力 2 年，恶心 1 周。

现病史：2015 年 2 月前因胸闷、倦怠乏力于庆安县某医院查血肌酐约 240μmol/L，尿蛋白 2+，诊断为慢性肾衰竭、心力衰竭，住院给予对症治疗，具体用药不详，胸闷乏力症状缓解。后又于黑龙江省某医院住院给予尿毒清、金水宝等药物治疗血肌酐下降至 180μmol/L 左右。2016 年 6 月患者乏力加重，于庆安县某医院查血肌酐 300μmol/L 左右，尿蛋白 3+，给予改善肾血流等症状缓解。后复查血肌酐逐渐升高但未用药物治疗。近 1 周恶心、纳差于庆安县某医院查血肌酐 696μmol/L，为求系统治疗收入院。

初诊：倦怠乏力，恶心，纳差，大便秘结，口干，腹胀，舌质淡红暗，苔白厚腻少津，脉沉细。

既往史：高血压病史 10 年，心力衰竭、胸腔积液病史 2 年。

辅助检查：

心电图：窦性心律，左心室肥大，QT 间期延长，ST-T 改变，不正常心电图。心脏彩超：左心室肥厚，左心室舒张功能减低。

血细胞分析：白细胞 $2.35×10^9$/L，红细胞 $2.84×10^{12}$/L，血红蛋白 90g/L，血小板 $160×10^9$/L。生化全项：总胆固醇 6.71mmol/L，甘油三酯 1.64mmol/L，低密度脂蛋白胆固醇

4.37mmol/L，乳酸脱氢酶 248U/L，尿素氮 28.26mmol/L，肌酐 708.6μmol/L，尿酸 516.8μmol/L，血清胱抑素 C 4.42mg/L，钾 5.5mmol/L，钙 2.47mmol/L，磷 2.17mmol/L，其他正常。尿液分析+沉渣：尿蛋白 3+。甲状腺激素 558pg/ml。乙肝六项、抗中性粒细胞胞质抗体测定、抗核抗体测定均为阴性，尿轻链κ：λ=1.28。

彩超：肝内胆管结石（0.8cm）。双肾脏弥漫性改变，双肾萎缩（左肾 8.0cm×3.8cm×3.5cm，实质厚 1.0cm；右肾 7.7cm×3.2cm×4.0cm，实质厚 0.9cm；轮廓模糊不清，实质回声增强，皮髓分界不清楚，集合系统排列紊乱；双侧输尿管所显示部分未见扩张，双肾血供减少）。

CT：双肺纹理稍增强、双肺多发小结节、双肺纤维条索伴胸膜粘连。双侧腔隙性脑梗死。

查体：体温 36.5℃，脉搏 92 次/分，呼吸 18 次/分，血压 172/118mmHg。双下肢无浮肿。

眼底检查：双眼高血压眼底。

西医诊断：慢性肾小球肾炎、慢性肾衰竭、慢性肾脏病 5 期；高血压心脏病。

中医诊断：慢性肾衰（脾肾两虚、湿热伤阴兼有瘀血证）。

治疗：

（1）中药治疗以急则治其标为治疗原则，治以清湿热、养胃阴化浊为主，佐以补肾，方以甘露饮加味治疗，用药如下。

生地黄 15　茵陈 15g　黄芩 10g　枳壳 15g　枇杷叶 20g　石斛 20g　麦冬 15g　炙甘草 15g　草果仁 15g　紫苏 15g　杜仲 20g　桑寄生 20g　女贞子 15g　葛根 20g　白芍 20g　葫芦巴 15g。

7 剂，水煎，每日 1 剂，分 2 次温服。

（2）纠正酸中毒、降压、纠正贫血等治疗。

二诊　2017 年 8 月 28 日。患者倦怠乏力症状减轻，腹胀亦减轻，食纳较前增多，大便每日 1 次，恶心消失，口干减轻，舌质淡红暗，苔转薄，脉沉细。血压 150/100mmHg。

复查肾功能：尿素氮 19.84mmol/L，肌酐 551.8μmol/L，尿酸 473μmol/L，血清胱抑素 C 3.98mg/L，二氧化碳结合力 18.6mmol/L。离子：钾 4.8mmol/L。

治疗：

（1）患者经前方治疗后舌苔转薄，湿热已清，症状缓解，本着急则治其标、缓则治其本、标本兼治的原则，治疗以益气健脾、补肾化浊、解毒活血为法，用药如下。

党参 15g　炒白术 15g　茯苓 20g　炙甘草 15g　生山药 20g　陈皮 15g　生地黄 15g　黄芩 15g　草果仁 15g　紫苏 15g　葛根 20g　川芎 15g　巴戟天 20g　葫芦巴 20g　石斛 20g　白芍 20g。

水煎，每日 1 剂，分 2 次温服。

（2）继续降压、纠正贫血等治疗。

三诊　2017 年 9 月 4 日。患者体力增加，纳食尚可，大便每日 1 次，舌质淡红，苔薄白，脉沉细。血压 142/96mmHg。

复查血细胞分析：红细胞 $2.92×10^{12}$/L，血红蛋白 93g/L，血小板 $215×10^9$/L，白细胞 $4.26×10^9$/L；肾功能：尿素氮 18.6mmol/L，肌酐 442.9μmol/L，尿酸 444.4μmol/L，血清胱抑素 C 3.89mg/L，二氧化碳结合力 18.7mmol/L；钾 4.7mmol/L，钙 2.38mmol/L，磷 1.43mmol/L。尿液分析+沉渣：尿蛋白 2+，潜血 1+。病情缓解出院，继续治疗以益气健脾、补肾化浊、解毒活血为法。

四诊 2017 年 9 月 27 日。现患者倦怠乏力症状缓解，体力增加，大便每日 2～3 次，无恶心呕吐，饮食尚可，双下肢无浮肿，舌质淡红，苔白，脉沉。血压 150/110mmHg。复查血细胞分析：红细胞 $2.87×10^{12}$/L，血红蛋白 88g/L，血小板 $218×10^9$/L，白细胞 $4.09×10^9$/L。肾功能：尿素氮 23.5mmol/L，肌酐 548.8μmol/L，尿酸 589.9μmol/L，血清胱抑素 C 4.1mg/L，二氧化碳结合力 17.9mmol/L；甲状腺激素 366pg/ml。离子：钾 4.2mmol/L，磷 1.89mmol/L，钙 2.25mmol/L。尿液分析+沉渣：尿蛋白 2+，潜血 1+，白细胞 2～4 个/HPF。

方药：以益气健脾、补肾化浊、解毒活血为法，用药如下。

党参 20g　炒白术 20g　茯苓 15g　炙甘草 15g　半夏 10g　草果仁 15g　生黄芪 30g　葫芦巴 20g　巴戟天 20g　赤芍 15g　丹参 20g　神曲 20g　茵陈 15g。

水煎，每日 1 剂，分 2 次温服。

五诊 2017 年 11 月 8 日。患者倦怠乏力，但体力尚可，腿软，能承担一般的家务，大便每日 2～3 次，腰痛，无恶心呕吐，纳食无味，双下肢无浮肿，舌质淡红，苔白，脉沉。血压：140/90mmHg。复查血细胞分析：红细胞 $2.87×10^{12}$/L，血红蛋白 92g/L，白细胞 $5.02×10^9$/L，血小板 $117×10^9$/L。肾功能：尿素氮 21.67mmol/L，肌酐 388.9μmol/L，尿酸 549.7μmol/L，二氧化碳结合力 14.9mmol/L，血清胱抑素 C 4.1mg/L。离子：钾 4.5mmol/L，磷 1.72mmol/L，钙 2.33mmol/L。尿液分析+沉渣：尿蛋白 2+，潜血 1+，白细胞 2～4 个/HPF。继续前方加减治疗。

六诊 2017 年 12 月 22 日。患者半个月前外感咽痛，咳嗽，于当地抗炎治疗症状缓解。现体力尚可，大便每日 1～2 次，时有恶心未呕吐，纳食无味，口中黏腻，双下肢无浮肿，舌质淡红，苔白厚，脉沉。血压 140/100mmHg。

复查血细胞分析：白细胞 $3.67×10^9$/L，血红蛋白 95g/L，红细胞 $3.07×10^{12}$/L，血小板 $118×10^9$/L；肾功能：尿素氮 26.1mmol/L，肌酐 574.2μmol/L，尿酸 599.8μmol/L，二氧化碳结合力 16.4mmol/L，血清胱抑素 C 6.16ng/L。离子：钾 3.9mmol/L，磷 2.07mmol/L，钙 2.26mmol/L。甲状腺激素 555.3pg/ml。尿液分析+沉渣：尿蛋白 2+，潜血 1+，白细胞 5～7 个/HPF。

方药：治以清湿热养胃阴化浊、补肾活血，方以甘露饮加味治疗，用药如下。

生地黄 20g　茵陈 15g　黄芩 15g　枳壳 15g　枇杷叶 20g　石斛 20g　麦冬 15g　炙甘草 15g　怀牛膝 20g　葛根 20g　女贞子 15g　葫芦巴 15g　肉苁蓉 20g　川芎 15g　赤芍 15g。

水煎，每日 1 剂，分 2 次温服。

七诊 2018 年 1 月 19 日。患者时有恶心，纳差，体力尚可，大便每日 1～2 次，口中黏腻减轻，腰酸痛，双下肢无浮肿，舌质淡红，苔白厚，脉沉。血压 140/90mmHg。复查血细胞分析：白细胞 $3.92×10^9$/L，血红蛋白 95g/L，红细胞 $3.16×10^{12}$/L，血小板 $210×10^9$/L；肾功能：尿素氮 28.52mmol/L，肌酐 478.0μmol/L，尿酸 603.2μmol/L，血清胱抑素 C 5.5mg/L，二氧化碳结合力 16.6mmol/L；离子：钾 4.7mmol/L，钙 2.28mmol/L，磷 1.79mmol/L。继续前方案治疗。

八诊 2018 年 3 月 22 日。患者停用促红素 1 个多月，一般状态良好。近日乏力，纳差，大便每日 2～3 次，夜尿 1 次，双下肢无浮肿，时有头痛，舌质淡红，苔白，脉沉。血压：138/94mmHg。复查血细胞分析：白细胞 $4.72×10^9$/L，血红蛋白 87g/L，红细胞 $2.86×10^{12}$/L，血小板 $114×10^9$/L；肾功能：尿素氮 15.55mmol/L，肌酐 401.4μmol/L，尿酸 408.7μmol/L，血清胱抑素 C 5.05mg/L，二氧化碳结合力 16.8mmol/L；离子：钾 4.5mmol/L，钙 2.32mmol/L，磷 1.10mmol/L。尿液分析+沉渣：尿蛋白 2+，潜血 1+。甲状腺激素 458.3pg/ml。继续前方巩固治疗。该患者肌酐变化见图 3-6。

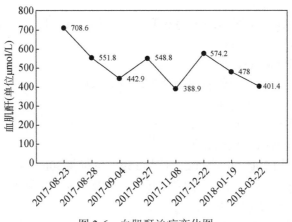

图 3-6 血肌酐治疗变化图

按 甘露饮出自《太平惠民和剂局方·卷六》，由枇杷叶、熟地黄、天冬、枳壳、茵陈、生地黄、麦冬、石斛、炙甘草、黄芩共十味药物组成。具有养肺胃之阴，清利湿热的作用，主治"齿龈肿烂，时出脓血，……，及赤目肿痛，不任凉药，口舌生疮，咽喉肿痛"及"脾胃受湿，瘀热在里或醉饱房劳，湿热相搏"的黄疸等。现代多以此方加减治疗阴虚夹有湿热的疾病，根据导师张琪教授经验以此方治疗慢性肾衰竭疗效显著。

慢性肾衰竭是各种慢性肾脏病因治不得法或未及时发现，病情逐渐发展，导致肾小球滤过率逐渐下降，血肌酐升高的临床综合征，病情渐进性发展，不可治愈，是严重危害人类健康和生命的疾病之一。近年来发病率、患病率明显上升。张琪教授认为，本病脾肾两虚为本，湿浊瘀血为标，本虚标实，虚实夹杂。本患者由于久病脾肾两虚，湿浊毒邪内蕴化热，日久损伤胃阴，症见恶心，呕吐，纳差，舌苔白厚腻，符合甘露饮"脾胃受湿，瘀热在里，……湿热相搏"的病机，胃内湿热，影响其降浊受纳之功，胃气上逆而见诸症。本着急则治其标、缓则治其本的原则，急当治其标。选用甘露饮以清胃热，养胃阴，化湿浊。方中生地黄、麦冬、石斛滋养脾胃之阴，清虚热；黄芩、茵陈苦寒清热祛湿，以清热存阴；枇杷叶降逆气，枳壳行气和胃，共奏养阴降气清上蒸之湿热之效。根据病情加草果仁、紫苏化浊解毒；杜仲、桑寄生、女贞子、葫芦巴补肾。经治疗后湿热已清，症状缓解，此时应缓则治其本，标本兼治，治疗以益气健脾、补肾化浊、解毒活血为法，方自拟肾衰保肾方加减治疗。

出院后患者未饮食控制，血压不稳定，嘱其低盐、优质低蛋白饮食，监测血压，生活要有规律，调整降压药的用量，继续前方案中药治疗。经综合治疗半年余患者病情稳定。

病案 2 董某，男，66 岁，2018 年 9 月 1 日初诊。

主诉：乏力 1 周。

现病史：2018 年 2 月 5 日因肉眼血尿于我院查尿蛋白 3+、潜血 3+，红细胞满视野，为均一性红细胞，彩超提示右肾积水，右肾占位性病变（右肾癌），尿素氮 12.49mmol/L，肌酐 157.6μmol/L，于哈尔滨医科大学某附属医院行右肾切除术，术后查血肌酐正常。近一周患者乏力，查血肌酐 135μmol/L 而来诊。

初诊：倦怠乏力，大便时干，自汗出，腿凉，夜尿 2～3 次，舌质淡红、暗，苔薄白，脉沉。

既往史：健康。

实验室检查：肾功能示尿素氮 3.8mmol/L，肌酐 135.5μmol/L，血清胱抑素 C 1.23mg/L；尿液分析+沉渣：尿蛋白-，潜血-。

查体：血压 130/90mmHg。

西医诊断：慢性肾衰竭；慢性肾脏病 3 期；肾癌术后。

中医诊断：虚劳（脾肾两虚证）。

治则治法：补肾健脾，活血。

方药：参芪地黄汤加减，用药如下。

熟地黄 15g　山萸肉 20g　山药 20g　茯苓 15g　生黄芪 30g　党参 20g　川牛膝 20g　女贞子 15g　葫芦巴 25g　巴戟天 20g　川芎 15g　炙甘草 15g　丹参 20g。

水煎，每日 1 剂，分 2 次温服。

二诊　2018 年 9 月 15 日。患者腰酸乏力，大便正常，每日 1 次，尿频，每日 9～12 次，舌质淡红暗，苔薄白，脉沉。复查肾功能：尿素氮 4.1mmol/L，肌酐 124.3μmol/L，血清胱抑素 C 1.14mg/L。尿液分析+沉渣：尿蛋白-，潜血-。

病情有所缓解，继续治以补肾益气活血，佐以温阳化气，前方加肉桂 5g。

三诊　2018 年 9 月 29 日。患者饮水即尿频，腰酸乏力减轻，余无不适感，舌质淡红，苔薄白，脉沉。复查肾功能：尿素氮 4.64mmol/L，肌酐 113.4μmol/L，血清胱抑素 C 1.59mg/L。尿液分析+沉渣：尿蛋白-，潜血-。继续以补肾益气活血，温阳化气为法。

四诊　2018 年 10 月 20 日。患者饮水即排尿减轻，夜尿 2 次，腰酸乏力减轻，余无不适感，舌质淡红，苔薄白，脉沉。复查肾功能：尿素氮 4.64mmol/L，肌酐 113.4μmol/L，血清胱抑素 C 1.59mg/L。尿液分析+沉渣：尿蛋白-，潜血-。病情好转，守方续服。

五诊　2018 年 11 月 12 日。患者夜尿 2 次，腰酸乏力减轻，下肢皮肤痒，余无不适感，舌质淡红，苔薄白，脉沉。11 月 5 日实验室检查回报：肾功能示尿素氮 6.57mmol/L，肌酐 96.4μmol/L，血清胱抑素 C 1.57mg/L。尿液分析+沉渣：尿蛋白-，潜血-。血肌酐逐渐下降，继续前方加减治疗。

六诊　2018 年 11 月 26 日。患者夜尿 2 次，白日排尿 5～6 次，腰酸乏力减轻消失，下肢皮肤痒消失，余无不适感，舌质淡红、暗，苔薄白，脉沉。肾功能：尿素氮 5.64mmol/L，肌酐 94.9μmol/L，血清胱抑素 C 1.54mg/L。尿液分析+沉渣：尿蛋白-，潜血-。继续前方加减治疗。

七诊　2018 年 12 月 9 日。患者夜尿 2 次，余无不适感，舌质淡红，苔薄白，脉沉。肾功能：尿素氮 5.91mmol/L，肌酐 90.9μmol/L，血清胱抑素 C 1.54mg/L。尿液分析+沉渣：尿蛋白-，潜血-。病情基本痊愈，停中药汤剂，予参地补肾胶囊 4 粒，每日 3 次口服巩固治疗。

2023 年 10 月 6 日随访查血肌酐 108μmol/L。

按　此患者年过半百，肾小球滤过率下降，加之肾癌、肾积水、梗阻性肾病，肾脏受损，血肌酐升高。术后梗阻解除，血肌酐正常，但是患者只剩下一个肾脏，肾脏负担增加，滤过功能增加，半年后肾脏超负荷工作导致肾小球滤过率下降，血肌酐再次上升。中医辨证为脾肾两虚，方用参芪地黄汤加补肾活血药。参芪地黄汤出自清代沈金鳌《沈氏尊生书》。本方以补益为主要功效，主要药物为人参、生黄芪加六味地黄汤减泽泻。"脾为后天之本，肾为先天之本"，先天之本有赖于后天之本的滋养，慢性病日久脾肾两虚，故选用本方加味治疗。方中党参、生黄芪健脾益气；六味地黄汤滋补肾阴。川牛膝活血补肾；女贞子、葫芦巴、巴戟天补肾；舌质暗为瘀血之征，川芎、丹参活血化瘀。二诊患者尿频，饮水即排尿，故加肉桂温阳化气。经六诊加减变化治疗，患者血肌酐逐渐下降，七诊血肌酐 90.9μmol/L 为正常值，临床治愈。停中药汤剂予参地补肾胶囊巩固治疗。

病案 3 邢某，女，54 岁，2019 年 9 月 16 日初诊。

主诉：乏力 3 个月余。

现病史：该患者 2019 年 6 月因头晕、乏力，于绥化市某医院查：血肌酐 373μmol/L，血红蛋白 109g/L，住院给予降压治疗，药物予以肾康、羟苯磺酸钙口服，6 月 25 日查血肌酐 201μmol/L，血红蛋白 109g/L。半个月前于哈尔滨医科大学某附属医院住院查肌酐 400μmol/L，双肾萎缩，予肾康注射液、小牛脾提取物注射液、降压、纠正贫血等治疗。4 天前查肌酐 300μmol/L，为求中医治疗而来我院就诊。

初诊：患者腰痛，乏力，大便日 1 行，夜尿 3～4 次，憋尿则小腹不适，易汗出，时有胃脘胀满，舌质淡红、暗，苔白，脉沉。

辅助检查：肾功能示尿素氮 17.14mmol/L，肌酐 357.8μmol/L，尿酸 607.3μmol/L，血清胱抑素 C 2.52mg/L；离子正常；尿常规：尿蛋白 1+，潜血 1+，白细胞 1～3 个/HPF；血常规：血红蛋白 112g/L，中性粒细胞比率 74.1%。

查体：血压 140/80mmHg。

中医诊断：虚劳（脾肾两虚证）。

西医诊断：慢性肾脏病 4 期；慢性肾衰竭。

治疗：

（1）中药以参芪地黄汤加味，用药如下。

生黄芪 40g 党参 20g 熟地黄 20g 山萸肉 20g 山药 20g 牡丹皮 15g 茯苓 20g 泽泻 15g 土茯苓 50g 生薏米 20g 巴戟天 20g 牛膝 20g 丹参 20g 川芎 15g 白豆蔻 10g 女贞子 15g 枸杞子 20g 白芍 20g 炙甘草 15g。

水煎，每日 1 剂，分 2 次温服。

（2）降压：氨氯地平 5mg，每日 1 次口服。

（3）硫酸亚铁叶酸片 2 片，每日 3 次口服。

（4）海昆肾喜胶囊 2 粒，每日 3 次口服。

二诊 2019 年 10 月 5 日。汗出减少，时有胃脘胀满，憋尿小腹痛，腰背痛，两胁痛，入睡困难，大便正常，舌质淡红、暗，舌边有齿痕，苔薄白，脉沉滑。

辅助检查：肾功能示尿素氮 16.69mmol/L，肌酐 277μmol/L，尿酸 429.3μmol/L；离子：钾 5.4mmol/L；血常规：血红蛋白 116g/L；尿常规：白细胞 2+，尿蛋白 2+。血压 150/80mmHg。

病情好转，继续前方加减治疗。

三诊 2019 年 11 月 7 日。无汗出，时有胃脘胀满消失，憋尿小腹痛缓解，腰背痛减轻，入睡困难，大便正常，舌质淡红、暗，舌边有齿痕，苔薄白，脉沉滑。辅助检查：肾功能示尿素氮 17.96mmol/L，肌酐 263.6μmol/L，尿酸 458.1μmol/L；血常规：血红蛋白 106g/L；尿常规：蛋白 2+，潜血 1+，白细胞 8～10 个/HPF。病情好转，守方续服。

　　四诊　2019年12月21日。患者乏力，入睡困难，憋尿小腹痛症状消失。

　　随访：2022年10月23日。于当地医院化验：血肌酐372.2μmol/L，尿素氮10.2mmol/L，尿酸461μmol/L，口服尿毒清颗粒治疗，此后因疫情未复诊。

　　2023年9月16日因乏力、小腹疼、腰酸查血肌酐884.56μmol/L，尿酸692.56μmol/L，尿蛋白3+，血红蛋白83g/L，血压150/80mmHg，舌质暗红，苔薄白，脉沉。建议透析治疗，患者拒绝住院及透析治疗，给予益气健脾、补肾解毒活血法治疗，方药以参芪地黄汤加减，用药如下。

　　生黄芪30g　党参15g　生地黄20g　山萸肉20g　山药20g　牡丹皮15g　茯苓20g　巴戟天20g　葫芦巴25g　枸杞子20g　牛膝20g　桃仁15g　丹参20g　白芍20g　赤芍20g　紫苏叶15g　续断20g　桑寄生20g。

　　14剂，水煎，每日1剂，分2次温服。

　　2023年10月2日复诊：因乏力、小腹痛、腰酸均减轻，查血肌酐764.1μmol/L，尿酸566.8μmol/L。血肌酐下降，诸症缓解，守方续服。建议透析治疗。

　　按　该患者主症为倦怠乏力，腰痛，故中医辨病属"虚劳"范畴。因病久累及脾肾，而致脾肾两虚，为其病之本。脾虚失于运化，而致胃脘胀满，肾虚失于气化，水湿内停，郁而化热成浊，湿浊内蕴，脾虚失于运化，四肢失养，故见乏力，腰为肾之府，肾虚腰脊失养，故腰痛。脾肾两虚，肾司开阖，肾虚开阖失司，见夜尿频；憋尿则小腹不适为浊邪侵犯膀胱，膀胱气化不利所致。舌质紫暗，苔白，脉沉，均为脾肾两虚，湿浊瘀血之征。方用参芪地黄汤加味。参芪地黄汤出自清代沈金鳌《沈氏尊生书》，记载"大肠痈，溃后疼痛过甚，淋沥不已，则为气血大亏，须用峻补，宜参芪地黄汤""小肠痈，溃后疼痛，淋沥不已，必见诸虚证，宜参芪地黄汤"。参芪地黄汤是在六味地黄丸基础上去泽泻，加人参、生黄芪、生姜、大枣而成，诸药合用达气血阴阳双补之功。本案在该方基础上加土茯苓、生薏米利湿；巴戟天、牛膝、女贞子、枸杞子阴阳并补；丹参、川芎活血化瘀；白豆蔻温脾行气；白芍、炙甘草缓急。经四诊治疗，患者症状缓解，生活质量提高，血肌酐下降，病情稳定。

　　病案4　吴某，男，76岁，2003年4月24日初诊。

　　主诉：反复眼睑浮肿3年余，乏力、腰酸2年余，加重1月余。

　　现病史：3年多以前无明显诱因出现眼睑浮肿，腰痛，浮肿自行消退，此后反复浮肿于当地医院查尿蛋白阴性。2年多以前无明显诱因出现消瘦、乏力、腰酸，于通北某医院查尿常规阴性，双肾彩超未见异常，未查肾功能。1个多月以前外感发热查血常规发现贫血，于黑龙江省某医院查血红蛋白106g/L，血肌酐256μmol/L，诊断为慢性肾衰竭，给予包醛氧化淀粉、生黄芪注射液、纠正贫血等治疗，血肌酐266μmol/L，为求中医治疗来诊。

　　初诊：患者乏力，腰酸，夜尿频，耳聋，舌质淡红，苔白腻，脉沉。

　　既往史：因耳聋长年口服龙胆泻肝丸2年余，前列腺增生症病史2年余，梅尼埃病病史。

　　辅助检查：肾功能示尿素氮11.05mmol/L，血肌酐266μmol/L；血红蛋白105g/L。

　　彩超：双肾大小正常，双肾实质轻度弥漫性改变；肝脏轻度弥漫性改变，慢性胆囊炎，胆囊多发息肉。

　　查体：血压130/75mmHg，形体偏瘦，面色萎黄，舌质淡紫，苔薄白腻，脉弦。

　　西医诊断：慢性间质性肾炎；慢性肾衰竭。

　　中医诊断：虚劳（脾肾两虚、湿浊瘀血证）。

方药：健脾补肾化浊活血，用药如下。

熟地黄 20g 枸杞子 20g 何首乌 20g 葫芦巴 20g 当归 20g 巴戟天 20g 大黄 10g
草果仁 15g 薏苡仁 20g 苍术 15g 土茯苓 50g 桃仁 20g 葛根 20g 红花 15g 赤芍 20g
砂仁 15g 白豆蔻 20g 牛膝 20g。

水煎，每日 1 剂，每日 2 次温服。

二诊 2003 年 4 月 28 日。肾功能：尿素氮 10.24mmol/L，血肌酐 242.3μmol/L；肝功能：
谷氨酰转移酶 130U/L；血红蛋白 116g/L。患者仍感乏力，大便干燥，夜尿频，舌苔白，
脉弦。

熟地黄 20g 山萸肉 20g 山药 20g 茯苓 20g 牡丹皮 15g 泽泻 15g 巴戟天 20g 肉
苁蓉 20g 洋藿叶 15g 仙茅 15g 太子参 20g 生黄芪 30g 桃仁 15g 赤芍 20g 丹参 20g
红花 15g 葛根 20g 连翘 20g 大黄 7g 草果仁 15g 炙甘草 15g 枳实 15g。

水煎，每日 1 剂，每日 2 次温服。

此后继续给予健脾补肾、化浊活血等治疗，血肌酐稳定。2008 年血肌酐为 160μmol/L，
此后血肌酐波动在 200μmol/L 以内。从 2003 年到 2014 年用参芪地黄汤加味健脾补肾、化浊
解毒治疗 11 年，病情稳定。2014 年 4 月因患膀胱癌术后膀胱灌注，血肌酐上升至 270μmol/L，
此后波动在 300μmol/L 左右。继续益气补肾治疗，血肌酐缓慢上升，2018 年 1 月血肌酐
380μmol/L。2018 年 4 月 16 日因左侧肾积水查血肌酐 780μmol/L，支架术后血肌酐 627μmol/L。
2018 年 8 月 1 日因周身不适，难以入睡查血肌酐 669μmol/L，iTPH 1000pg/L，进行透析治疗。

中药维持治疗 15 年。

随访，患者因不耐受透析治疗，2019 年 8 月 26 日已经过世。患者尿素氮、血肌酐、血
红蛋白关系图见图 3-7。

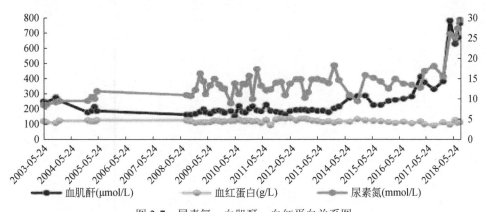

图 3-7 尿素氮、血肌酐、血红蛋白关系图

按 本案患者因浮肿、贫血发现血肌酐升高，诊断为慢性肾衰竭。根据张琪教授经验，
慢性肾衰竭的发生与脾肾功能失调密切相关，治疗注重调节脾肾功能，以恢复机体的生理功
能。慢性肾衰竭患者需要长期服药治疗，故用药平和，避免伤及脾胃，重视后天的调理。治
疗扶正气重在补脾补肾，祛邪气重在化湿解毒泻浊，活血化瘀贯穿始终。此患者给予健脾补
肾、化浊活血解毒中药治疗，病情进展缓慢，维持 15 年。因出现左侧肾积水、梗阻，导致
急性肾损伤，患者不能耐受透析治疗。

第四章

临床研究篇

第一节　肾衰胶囊延缓失代偿期慢性肾衰竭
进展的临床观察

目的：探讨肾衰胶囊延缓失代偿期慢性肾衰竭（CRF）进展及抗肾间质纤维化的机理。方法：74 例失代偿期慢性肾衰竭患者随机分为治疗组和对照组，观察两组血清尿素氮（BUN）、肌酐（Scr）、内生肌酐清除率（Ccr）、Ⅳ型胶原（ColⅣ）、Ⅲ型前胶原（PC-Ⅲ）、层粘连蛋白（LN）的变化，尿蛋白（uPro）定量、尿β2 微球蛋白（β2-MG）及临床症状和体征的改善情况。结果：肾衰胶囊治疗后，慢性肾衰竭患者 BUN、Scr 下降，Ccr 上升，血清 ColⅣ、PC-Ⅲ、LN 下降，尿蛋白、尿β2-MG 下降，除 LN 外，其他各项指标与对照组比较差异均有显著性（$P<0.05$），临床症状和体征改善明显。结论：肾衰胶囊通过降低血清 BUN、Scr，升高 Ccr，改善肾功能，从而延缓慢性肾衰竭进展；减少细胞外基质 ColⅣ、PC-Ⅲ、LN 的沉积，从而干预肾间质纤维化。

一、临 床 资 料

（一）一般资料

选择慢性肾衰竭脾肾气虚、湿浊瘀血型氮质血症期患者 74 例，均为 2002 年 3 月至 2004 年 3 月黑龙江省中医医院肾二科病房住院或门诊患者，随机分为治疗组和对照组。治疗组 39 例，男 17 例，女 22 例；住院 12 例，门诊 27 例；年龄（45.31±11.92）岁；病程（21.97±10.94）个月。对照组 35 例，男 14 例，女 21 例；住院 11 例，门诊 24 例；年龄（43.20±11.09）岁；病程（21.82±11.81）个月。治疗组原发病为慢性肾小球肾炎 18 例，慢性肾盂肾炎 12 例，高血压肾病 2 例，药物性肾损害 7 例。对照组原发病为慢性肾小球肾炎 17 例，慢性肾盂肾炎 11 例，高血压肾病 1 例，药物性肾损害 6 例。两组患者性别、年龄、病程及原发病经统计学分析差异无显著性（$P>0.05$），具有可比性。

（二）诊断标准

1. 西医诊断标准

本病西医诊断标准参照《中华内科杂志》编委会肾脏病专业组 1993 年拟定标准制订。

（1）慢性肾衰竭诊断标准：Ccr<80ml/min；Scr>133μmol/L；有慢性肾脏疾病或累及肾脏的系统性疾病病史。

（2）慢性肾衰竭临床分期标准：肾功能不全代偿期 Ccr 50～80ml/min，Scr 133～177μmol/L；肾功能不全失代偿期 Ccr 20～50ml/min，Scr 178～442μmol/L；肾功能衰竭期 Ccr 10～20ml/min，Scr 443～707μmol/L；尿毒症期 Ccr<10ml/min，Scr>707μmol/L。

2. 中医证候诊断标准

本病中医证候诊断标准参照《中药新药治疗慢性肾功能衰竭的临床研究指导原则》。

（1）脾肾气虚证

主证：倦怠乏力，气短懒言，食少纳呆，腰酸膝软。

次证：脘腹胀满，大便不实，口淡不渴，舌淡有齿痕，脉沉细。

（2）湿浊证

主证：恶心呕吐，肢体困重，食少纳呆。

次证：脘腹胀满，口中黏腻，舌苔厚腻。

（3）血瘀证

主证：面色晦暗，腰痛。

次证：肌肤甲错，肢体麻木，舌质紫暗或有瘀点瘀斑，脉涩或细涩。

（三）病例纳入标准

（1）符合慢性肾衰竭的诊断标准，属于肾功能不全失代偿期 Ccr 20～50ml/min，Scr 178～442μmol/L；符合脾肾气虚兼夹湿浊、血瘀证的辨证标准，辨病与辨证相结合。

（2）感染、酸中毒、电解质紊乱、高血压等得到有效控制。

（3）年龄在 18～65 岁。

（四）病例排除标准

（1）年龄在 18 岁以下或 65 岁以上。

（2）妊娠或哺乳期妇女，或对本治疗措施不能耐受者。

（3）伴有心血管、肝脏和造血系统等严重原发性疾病者，过敏体质或对多种药物过敏者。

（4）无法合作者，如精神病患者。

（5）因可逆性因素造成的一过性肾功能不全者（如肾病综合征伴有一过性氮质血症）。

（6）凡不符合纳入标准，未按规定用药，无法判断疗效或资料不全等影响疗效或安全性判断者。

（7）排除慢性肝病、肺间质纤维化等影响纤维化指标的疾病。

（8）接受糖皮质激素或免疫抑制剂治疗的患者。

二、观 察 方 法

1. 基础治疗

基础治疗包括严格控制血压，纠正水、电解质紊乱和酸碱平衡，纠正贫血，优质低蛋白、低磷、高钙饮食，预防感冒，禁用肾毒性药物，尽量卧床休息。

2. 治疗方案

治疗组在基础治疗基础上口服肾衰胶囊（组成：太子参、白术、茯苓、菟丝子、熟地黄、淫羊藿、黄连、大黄、草果仁、半夏、桃仁、红花、赤芍、丹参、炙甘草，黑龙江省中医医院院内制剂），每次 4 粒（0.5g/粒），每日 3 次。

对照组在基础治疗基础上加用尿毒清颗粒（广州康臣药业有限公司生产，批号：210970122），每次 1 袋（5g/袋），每日 4 次口服。疗程均为 6 个月。

3. 统计学方法

计量资料用 t 检验，结果以 $\bar{x} \pm s$ 表示。等级资料用 Ridit 分析。

三、治 疗 结 果

（一）疗效评定标准

1. 肾功能判定标准

参照董德长主编的《实用肾脏病学》分为三类：①肾功能改善：Scr 水平逐渐下降，月下降值≥0.884μmol/L（0.01mg/dl）；Ccr 增加≥10%。②肾功能稳定：Scr 月下降值平均<0.884μmol/L（0.01mg/dl）或月上升值平均≤0.884μmol/L（0.01mg/dl）；Ccr 无降低或增加<10%。③无效：Scr 月上升值平均<0.884μmol/L（0.01mg/dl）；Ccr 降低。Ccr 用 Scr 值推算：男性 Ccr（ml/min）=［（140-年龄）×体重（kg）］/［72×Scr（mg/dl）］；女性 Ccr（ml/min）=［（140-年龄）×体重（kg）］/［85×Scr（mg/dl）］。

2. 证候疗效判定标准

参照《中药新药治疗慢性肾功能衰竭的临床研究指导原则》的症状分级量化表计分。其中无症计为 0 分，轻度计为 1 分，中度计为 2 分，重度计为 3 分。

改善：中医临床症状、体征明显改善，证候积分减少≥70%；稳定：中医临床症状、体征均有好转，证候积分减少≥30%；无效：中医临床症状、体征无明显改善，甚或加重，证候积分减少不足 30%。

计算公式（尼莫地平法）：［（治疗前积分-治疗后积分）÷治疗前积分］×100%。

（二）两组总疗效比较

治疗组 39 例，改善 18 例，稳定 13 例，无效 8 例，总有效率为 79.49%。对照组 35 例，改善 11 例，稳定 9 例，无效 15 例，总有效率为 57.14%。治疗组总疗效明显优于对照组（P<0.05）。

（三）两组患者治疗前后临床症状、体征比较

治疗组在改善倦怠乏力、气短懒言、腰膝酸软、食少纳呆等方面均明显优于对照组，两组比较具有显著性差异（P<0.05）。在改善湿浊证如恶心呕吐、口中黏腻等方面与治疗组相比差异不显著。说明肾衰胶囊在补脾补肾方面优于尿毒清颗粒（表 4-1）。

（四）两组患者治疗前后肾功能比较

两组在降低 BUN 方面，治疗前后比较差异均有显著性（P<0.01），治疗组疗效明显优于对照组（P<0.05）。治疗组在降低 Scr、升高 Ccr 方面有明显疗效（P<0.01），而对照组疗效不明显（表 4-2）。

（五）两组患者 uPro、β₂-MG 比较

肾衰胶囊治疗组治疗后 uPro 下降，治疗前后比较有极显著性差异（P<0.01），对照组治

疗前后比较有显著性差异（$P<0.05$），治疗组与对照组治疗后比较有显著性差异（$P<0.05$）。β_2-MG 经治疗后下降，治疗组治疗前后比较有极显著性差异（$P<0.01$），对照组治疗前后无显著性差异，两组治疗后比较有显著性差异（$P<0.05$）。说明肾衰胶囊可明显降低 uPro、β_2-MG，其疗效显著优于尿毒清颗粒（表 4-3）。

表 4-1　两组患者治疗前后临床症状、体征对比

| | 治疗组（39 例） | | | | | 对照组（35 例） | | | | |
| | 治疗前 | 治疗后 | | | | 治疗前 | 治疗后 | | | |
		改善	稳定	无效	改善率（%）		改善	稳定	无效	改善率（%）
倦怠乏力	33	25	5	3	90.91	31	13	9	9	70.97
气短懒言	20	12	6	2	90.00	19	5	7	7	63.16
食少纳呆	22	11	8	3	86.36	20	6	6	8	60.00
脘腹胀满	17	9	5	3	82.35	15	3	6	6	60.00
大便不实	23	12	3	8	65.22	18	9	2	7	61.11
腰膝酸软	34	24	6	4	88.24	28	8	9	11	60.74
肢体困重	13	6	4	3	76.92	15	3	6	6	60.00
肢体麻木	8	5	2	1	87.50	9	1	3	5	44.44
恶心呕吐	9	3	3	3	66.67	10	3	3	4	60.00
口中黏腻	12	5	3	4	66.67	16	7	3	6	62.50
便干	22	10	5	7	68.18	19	8	4	7	63.16
面色晦暗	26	17	5	4	84.62	25	8	8	9	64.00
腰痛	19	10	7	2	89.47	14	3	5	6	57.14
舌淡胖有齿痕	29	16	8	5	82.76	29	8	10	11	62.06
舌边瘀点瘀斑	5	1	3	1	80.00	3	1	1	1	66.67
舌质紫暗	7	3	2	2	71.42	5	1	2	2	60.00
舌苔白厚腻	30	15	5	10	66.67	32	18	2	12	62.50

表 4-2　治疗前后两组患者肾功能指标比较（$\bar{x} \pm s$）

组别	例数		BUN（mmol/L）	Scr（μmol/L）	Ccr（ml/min）
治疗组	39	治疗前	14.92±4.53	296.98±83.23	37.35±9.22
		治疗后	9.77±4.02△△#	237.02±71.09△△#	43.37±8.91△△#
对照组	35	治疗前	14.78±5.22	302.44±83.23	35.87±8.89
		治疗后	11.49±3.18△△	273.98±80.81△	39.09±8.16

注：与治疗前比较△△ $P<0.01$，△ $P<0.05$；与对照组治疗后比较# $P<0.05$。

表 4-3　治疗前后两组患者 uPro、β_2-MG 比较（$\bar{x} \pm s$）

组别	例数		uPro（g/24h）	β_2-MG（mg/L）
治疗组	39	治疗前	1.54±0.94	3.07±1.39
		治疗后	0.95±0.65△△#	2.27±0.72△△#
对照组	35	治疗前	1.71±0.97	3.10±1.19
		治疗后	1.28±0.76△	2.70±0.71

注：与治疗前比较 △△ $P<0.01$，△ $P<0.05$；与对照组治疗后比较# $P<0.05$。

（六）两组患者血清纤维化指标比较

治疗组血清 PC-Ⅲ、ColⅣ含量明显降低（表 4-4），治疗前后有极显著性差异（$P<0.01$）；同时 LN 的含量也有所下降，治疗前后有显著性差异（$P<0.05$）。对照组治疗后 PC-Ⅲ、LN 的含量下降，治疗前后比较有显著性差异（$P<0.05$）；ColⅣ含量下降较明显，治疗前后比较有极显著性差异（$P<0.01$）。两组治疗后血清 PC-Ⅲ、ColⅣ含量比较有显著性差异（$P<0.05$），但两组治疗后 LN 的含量比较无显著性差异（$P>0.05$）。

表 4-4　治疗前后两组患者血清纤维化指标比较（$\bar{x} \pm s$）

组别	例数		PC-Ⅲ（μg/L）	ColⅣ（μg/L）	LN（μg/L）
治疗组	39	治疗前	241.90 ± 30.89	129.01 ± 32.24	90.22 ± 10.35
		治疗后	$224.29\pm11.15^{\triangle\triangle\#}$	$94.91\pm11.93^{\triangle\triangle\#}$	$86.46\pm5.18^{\triangle}$
对照组	35	治疗前	242.55 ± 25.75	128.27 ± 32.47	91.53 ± 6.74
		治疗后	$230.13\pm12.02^{\triangle}$	$103.24\pm16.71^{\triangle\triangle}$	$88.27\pm5.51^{\triangle}$

注：与治疗前比较 $\triangle\triangle P<0.01$，$\triangle P<0.05$；与对照组治疗后比较 $\# P<0.05$。

四、讨 论

通过大量临床观察及实践，张琪教授认为，慢性肾衰竭脾肾两虚贯穿疾病始终，其病机复杂，多呈正虚邪实、虚实夹杂、寒热互见之证，其中脾肾衰败，湿浊水毒潴留，正虚邪实是病机关键。在辨治过程中，当分清标本缓急，攻补兼施，正邪两顾，以补脾肾、泻湿浊、解毒活血为法。肾衰胶囊方中太子参补气健脾，既补脾气又养胃阴，为清补之品；熟地黄补血滋阴，益精填髓；大黄性味苦寒，攻积导滞，解毒活血，三药共奏补脾肾、泻湿浊、解毒活血之功。白术苦温燥湿，健脾补中，与太子参相伍可补中气、燥脾湿，正合慢性肾衰竭患者脾虚不运、湿浊中阻之证；茯苓健脾补中，淡渗利湿，三药伍以炙甘草成四君子汤，可达"气足脾运，饮食倍进""余脏受荫而色泽身强"之效。菟丝子性甘温，温而不燥；淫羊藿辛甘而温，温肾助阳，与熟地黄三味药阴阳并补，补肾填精，滋阴养血，治疗慢性肾衰竭患者气血不足、脾肾虚弱、阴阳俱虚而见乏力倦怠，精力不振，稍劳则剧的症状。黄连苦寒，可泻热解毒，有助大黄泄热解毒之功。草果仁辛温燥烈，善除中焦脾胃之寒湿，慢性肾衰竭患者因氮质潴留而湿毒内蕴者，非此不除，但多湿蕴化热，故与大黄、黄连共用，既不苦寒伤胃，又无辛燥耗阴之弊，使湿浊毒热得以祛除。

现代医学研究证实，慢性肾衰竭患者存在高凝血症状态。方中桃仁、红花、丹参、赤芍俱为活血化瘀之品，四药同用，不寒不热，无凉遏热郁之弊，共奏活血化瘀之功，改善肾血液流量，增加肾小球滤过率，抑制肾间质纤维化。半夏归脾、胃经，燥湿化痰，降逆止呕，消痞散结，与草果仁同为辛温性燥之品，治疗慢性肾衰竭脾失健运，湿浊中阻证。诸药合用，扶正祛邪，消补兼施，补与泻融为一炉，扶正不留邪，祛邪不伤正，平补平泻，相得益彰，共奏补脾肾、泻湿浊、解毒活血之效，为治疗慢性肾衰竭的有效方剂。

第二节　张琪教授辨证治疗慢性肾衰竭的临床疗效研究

本课题是"十一五"国家科技支撑计划项目"名老中医临床经验、学术思想传承研究"——"张琪教授治疗慢性肾衰竭经验临床应用及疗效评价（2007BAI10B02-04）"。

运用张琪经验方治疗慢性肾衰竭，验证张琪教授辨证论治慢性肾衰竭的临床疗效。选择张琪教授治疗慢性肾衰竭常见的 5 个证型：湿浊内蕴证，瘀血内停证，湿热伤阴证，脾肾气血亏虚证，脾肾两虚、湿浊瘀血证，采用多中心、随机、开放、阳性药物平行对照的前瞻性临床试验，通过扩大样本量、延长疗程、病证结合进行临床观察 24 周。观察肾存活率、血肌酐变化。

一、资料与方法

1. 一般资料

全部观察病例均为 2008 年 1 月至 2010 年 10 月收集 4 个中心：黑龙江省中医医院、黑龙江中医药大学附属第一医院、齐齐哈尔市中医院、黑龙江中医药大学附属第二医院、牡丹江市中医院（后两家单位为一个中心）病房住院及门诊就诊的患者，共 288 例，随机分为治疗组和对照组。两组患者性别、年龄差异无统计学意义（$P > 0.05$）。两组治疗前血肌酐（Scr）值各组间均数比较方差分析 $F = 0.21$，$P = 0.6448$，差异无统计学意义。观察病例分配：黑龙江省中医医院治疗组 36 例，对照组 36 例；黑龙江中医药大学附属第一医院治疗组 36 例，对照组 36 例；齐齐哈尔市中医院治疗组 36 例，对照组 36 例；黑龙江中医药大学附属第二医院治疗组 17 例，对照组 19 例；牡丹江市中医院治疗组 19 例，对照组 17 例。

2. 治疗方法

两组患者均给予基础治疗包括控制饮食（低盐、优质低蛋白饮食）、降低血压，纠正贫血、酸中毒和水、电解质紊乱，控制感染等。治疗组：按照张琪教授治疗慢性肾衰竭常见的五个证型：湿浊内蕴证，瘀血内停证，湿热伤阴证，脾肾气血亏虚证，脾肾两虚、湿浊瘀血证进行治疗。对照组：按照 2002 年颁布的《中药新药治疗慢性肾衰竭的临床研究指导原则》辨证，根据研究者个人经验用药。疗程 24 周。

（1）湿浊内蕴证治以芳化湿浊，方药：大黄、黄芩、藿香、紫苏、半夏、炙甘草等。

（2）瘀血内停证治以活血解毒，方药：丹参、赤芍、生地黄、连翘、炙甘草等。

（3）湿热伤阴证治以养阴清胃、芳香醒脾，方药：生地黄、茵陈、枳壳、麦冬、紫苏、砂仁等。

（4）脾肾气血亏虚证治以益气血、补脾肾，方药：红参、白术、茯苓、当归、枸杞子、山萸、炙甘草等。

（5）脾肾两虚、湿浊瘀血证治以补脾肾、泻湿浊、解毒活血，方药：党参、白术、茯苓、熟地黄、菟丝子、大黄、草果仁、丹参等。

3. 临床观察指标

（1）主要评价指标：肾存活率。

（2）次要评价指标：Scr 值每 4 周检查记录 1 次。

4. 临床疗效评定标准

参照董德长主编的《实用肾脏病学》分类。

（1）肾功能改善：Scr 水平逐渐下降，月下降值≥0.884μmol/L（0.01mg/dl）；Ccr 增加≥10%。

（2）肾功能稳定：Scr 月下降值平均＜0.884μmol/L（0.01mg/dl）或月上升值平均≤0.884μmol/L（0.01mg/dl）；Ccr 无降低或增加＜10%。

（3）无效：Scr 月上升值平均＞0.884μmol/L（0.01mg/dl）；Ccr 降低。

5. 肾功能损害的发展趋势

肾功能损害的发展趋势以逐月 Scr 倒数判定，通过回归直线斜率 b 值观察肾功能损害的发展趋势。

6. 统计学方法

所有数据采用 SAS9.2 统计软件处理。计量资料以 $\bar{x}\pm s$ 表示，肾存活率采用 log-rank 检验。所有统计分析方法均采用双侧检验，$P<0.05$ 表示差异有统计学意义。

二、结 果

1. 病例完成及脱落情况

病例完成 225 例、脱落 63 例，总脱落率为 21.9%。详见表 4-5、表 4-6。

表 4-5 病例完成及脱落情况

中心名称	完成（例）	脱落（例）
黑龙江省中医医院	54	18
齐齐哈尔市中医院	59	13
黑龙江中医药大学附属第一医院	55	17
黑龙江中医药大学附属第二医院	29	7
牡丹江市中医院	28	8

表 4-6 各组脱落情况

组别	n（例）	脱落（例）	脱落率(%)
对照组	144	34	23.6
治疗组	144	29	20.1

2. 肾存活率

比较 Scr 以升高达到入组测量值 2 倍为终点事件，采用 log-rank 检验，从图 4-1 中可以看出治疗组治疗方法优于对照组，到达终点的时间较慢，整体肾存活率较高（x^2=6.43，P=0.0112）。

3. 治疗前后 Scr 变化的疗效比较

两组 Scr 治疗前后疗效分布不完全一致（$P<0.0001$），平均秩越大，说明治疗效果越好。由表 4-7 可见，治疗组平均秩高于对照组，提示治疗组效果优于对照组。

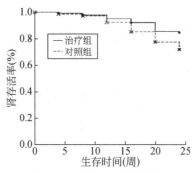

图 4-1　生存分析曲线图

表 4-7　两组治疗前后 Scr 变化

组别	无效（例）	稳定（例）	改善（例）	平均秩	Z 值	P 值
对照组	41	7	62	94.38	-5.412 6	<0.0001
治疗组	11	2	102	130.80		

4. Scr 随时间变化情况

治疗组治疗 4、8、12、16 周 Scr 有下降趋势，20 周呈上升趋势，24 周有所下降。对照组治疗 4 周 Scr 下降趋势，8、12、16、24 周呈上升趋势，12、16、20、24 周呈上升趋势。由此可见，两组患者 Scr 随时间增加均有下降趋势，但下降程度及变化方式不完全一致，治疗组 Scr 下降明显，见表 4-8。

表 4-8　两组不同时间 Scr 情况（$\bar{x} \pm s$）

组别	n（例）	治疗前 （μmol/L）	4 周 （μmol/L）	8 周 （μmol/L）	12 周 （μmol/L）	16 周 （μmol/L）	20 周 （μmol/L）	24 周 （μmol/L）
对照组	110	265.31± 95.49	259.38± 98.87	262.50± 103.41	266.25± 103.62	274.25± 112.02	277.02± 122.87	276.55± 128.45
治疗组	115	259.39± 96.87	242.33± 93.97	234.81± 92.76	232.82± 89.27	231.69± 84.87	240.55± 86.89	236.62± 92.53

注：治疗前各组间均数比较方差分析 $F=0.21$，$P=0.6448$。

5. 肾功能损害的发展趋势

肾功能损害的发展趋势以逐月 Scr 倒数（1/Scr）判定，通过 1/Scr 和时间的回归系数分析及回归直线分析，观察肾功能损害的发展趋势。临床结果见图 4-2：治疗组患者的斜率

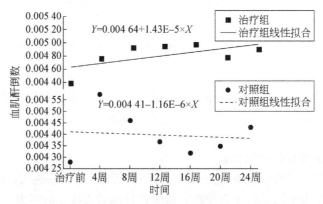

图 4-2　1/Scr 与时间线性拟合分析及方程

b 值为正数，对照组患者的斜率 b 值为负数，治疗组与对照组差异存在统计学意义（$P<0.05$）。

三、讨　论

通过临床观察，综合分析张琪经验方主要通过以下几个方面延缓慢性肾衰竭进展。

1. 提高肾存活率，延缓透析

肾存活率即患者 Scr 从随机分组时到升高至基线值的两倍或达到需要开始透析的肌酐水平。随着循证医学的广泛应用，对慢性疾病越来越重视其远期疗效，慢性肾衰竭作为一种慢性疾病，治疗的主要目标是延缓其进展，近年国外一些大型的临床试验，一般均以肾存活率作为主要观测指标，进行长期临床观察研究，如此能够较确切地观察药物对慢性肾衰竭的治疗作用。本课题临床观察结果显示，治疗组治疗方法优于对照组，到达终点的时间较慢，整体生存率较高（$x^2=6.43$，$P=0.0112$），提示张琪经验方可延缓慢性肾衰竭患者的病程、延缓透析，从而说明对多种原因引起的慢性肾衰竭起到保护作用。

2. 降低血清肌酐，改善肾功能

血清肌酐仍是目前临床上最常用的反映肾小球滤过功能的指标。2002 年《中药新药临床研究指导原则》以 Scr、BUN 来反映肾功能的情况，通过其变化来衡量中药新药是否有效。临床观察证实，张琪经验方可以明显降低慢性肾衰竭患者 Scr，治疗前后组内比较及与对照组比较，两组的 Scr 随时间变化趋势不完全一致，具有明显差异。治疗组治疗后 Scr 较治疗前下降，对照组治疗后 Scr 较治疗前上升。说明张琪经验方具有降低慢性肾衰竭患者毒素在体内的蓄积，改善肾功能的作用，其作用优于对照组。

3. 改善肾功能损害的发展趋势，延缓病情进展

肾功能损害的发展趋势以逐月 1/Scr 判定，通过 1/Scr 和时间的回归系数分析及回归直线分析，观察肾功能损害的发展趋势。临床结果分析：治疗组患者的斜率 b 值为正数，表明治疗组患者总体上肾功能有不同程度的改善，对照组患者的斜率 b 值为负数，表明肾功能恶化。治疗组与对照组存在差异，表明加用张琪经验方后，能更好地保护残存肾单位，维护肾功能。

结果显示，张琪经验方优于对照组，到达终点的时间较长，整体生存率较高（$x^2=6.43$，$P=0.0112$）；可以明显降低慢性肾衰竭患者 Scr，治疗前后组内比较及与对照组比较，两组的 Scr 随时间变化趋势不完全一致（$P<0.0001$），差异具有统计学意义。

综上所述，在辨证论治原则指导下，张琪经验方通过整体调节、多靶点治疗可提高肾存活率，降低慢性肾衰竭患者血清 Scr 水平，可阻断慢性肾衰竭病情进展，保护肾脏功能，具有改善症状、提高患者生存质量、延缓透析的作用。

第三节　甘露饮化裁方治疗慢性肾脏病湿热伤阴证
84 例的临床回顾性分析

首届国医大师张琪教授根据慢性肾脏病的发病过程及临床经验，辨证为本虚标实，本在于脾肾两虚，标在于湿浊瘀血，湿浊日久郁而化热，湿热阻于中焦而损伤胃阴，与甘露饮治疗"脾胃受湿，……湿热相搏"相符，故创制甘露饮化裁方。

本课题回顾性地对甘露饮化裁方治疗慢性肾脏病湿热伤阴证 84 例患者的临床资料进行整理，并分析该方临床疗效及组方中药的性能等规律，为慢性肾脏病的中医治疗提供资料与证据。采用临床回顾性分析，筛选 2016 年 1 月 1 日至 2019 年 12 月 30 日于黑龙江省中医医院肾八科并符合纳入标准的住院患者 84 例，记录病例性别、年龄、病程、慢性肾脏病分期、原发病等一般资料与肾功能等疗效性指标和中药加减变化；观察患者治疗前后的血肌酐（Scr）、尿素氮（BUN）、尿酸（UA）、估算肾小球滤过率（eGFR）及总疗效、中医证候疗效、中医证候积分、主要临床症状积分治疗前后的变化。

一、资料与方法

（一）研究资料

1. 病例来源

选取 2016 年 1 月 1 日至 2019 年 12 月 30 日于黑龙江省中医医院肾八科就诊并符合纳入标准的住院患者。

2. 诊断标准

（1）慢性肾脏病西医诊断标准、分期标准：根据《慢性肾脏病评估及管理临床实践指南（2012KDIGO）》制定

（2）中医证候诊断标准：根据张琪教授临床辨证论治慢性肾衰竭的经验及参考《中药新药治疗慢性肾功能衰竭的临床研究指导原则》制订湿热伤阴证诊断标准。

1）主症：①恶心、呕吐；②口干或咽干；③舌红少津、舌苔干燥。

2）次症：①脘腹胀满；②食少纳呆；③口中黏腻不爽。

3）脉象：脉濡数或滑数。

4）舌象：舌苔白腻。

注：辨证符合舌象，参考脉象，主症①加②或①加③，兼 2 条及以上次症即可诊断。

（3）中医症状分级量化标准：根据《中药新药治疗慢性肾功能衰竭的临床研究指导原则》，中医症状按程度分级量化，主症按无、轻、中、重四级分别计 0、2、4、6 分；次症按无、轻、中、重四级分别记 0、1、2、3 分。舌脉具体描述不计分。

3. 病例选择

（1）纳入标准：年龄 16～80 岁，性别不限；符合慢性肾脏病诊断及分期标准，且未接受肾脏替代治疗者；符合中医湿热伤阴证辨证标准，并使用甘露饮化裁方≥2 周者；研究资料可以通过病历查找或电话随访补充完整供课题使用者使用。

（2）排除标准：其间正在接受激素和（或）免疫抑制剂治疗者；兼有严重的心脑血管、消化、血液系统等重大疾病者；妊娠及哺乳期妇女；患者相关资料填写不完整，且无法补充者及无法追踪者；其间合并严重感染者。

（二）研究方法

1. 基础治疗

根据患者临床症状，分别对症予基础治疗，包括控制饮食、血压、血糖、血脂，纠正酸中毒，调节水电解质紊乱，改善肾性贫血等。

2. 研究用药

甘露饮化裁方由黑龙江省中医医院中药药局及免煎药局统一提供。

甘露饮化裁方：生地黄 15g，茵陈 15g，黄芩 10g，枳壳 15g，枇杷叶 15g，石斛 15g，麦冬 15g，紫苏 15g，厚朴 15g，大黄 10g，丹参 15g，砂仁 15g。每日 1 剂，分早晚温服。临证加减。

3. 研究内容

采用回顾性分析，根据科室年度总结进行初步筛选统计，然后在蓝智系统进行病例及其资料的具体查找与筛选，符合纳入标准的患者即纳入，观察时间从住院开始使用加味甘露饮化裁方为起始点，使用疗程≥2 周（使用疗程包括患者住院期间使用甘露饮化裁方的时间及出院后门诊复查并继续使用甘露饮化裁方的时间，住院及门诊须使用甘露饮化裁方的时间为连续性不间断时间）。关于信息缺失的患者，采用于检验科、医务处等寻求和电话随访等方法进一步完善患者信息。根据信息进行统计分析甘露饮化裁方在改善临床症状及肾功能等方面的作用，并对甘露饮化裁方组方用药的中药性能等进行分析。

（1）观察指标

1）一般观察指标：年龄、性别、原发病、病程（以诊断慢性肾脏病时为起点）、慢性肾脏病分期。

2）安全性观察指标：一般体检项目检查，包括血尿常规、电解质、心电图、血压等。

3）疗效性观察指标

A. 总疗效、中医证候疗效、中医证候总积分及主要临床症状积分治疗前后变化。

B. 肾功能指标：Scr、BUN、UA 和 eGFR 治疗前后变化。

（2）信息采集：用 EXCEL 表格进行病例信息及观察指标的收集和记录，并进行数据储存。

4. 疗效判定

1）疗效判定标准：依据《中药新药治疗慢性肾功能衰竭的临床研究指导原则》制订疗效判定标准。

2）中医证候疗效判定标准：根据《中药新药治疗慢性肾功能衰竭的临床研究指导原则》制订疗效判定标准。

（三）统计学方法

运用 SPSS25.0 软件进行分析处理，计量资料数据结果用均值±标准差（$\bar{x} \pm s$）表示，计数资料采用频数和百分比表示；相关样本的比较，采用配对样本 t 检验，得出 P 值，若 $P < 0.05$，则为有统计学差异；若 $P < 0.01$，则为有显著统计学差异；若 $P > 0.05$ 则为无统计学意义。

二、结　果

（一）一般资料分析

2016 年 1 月 1 日至 2019 年 12 月 30 日于黑龙江省中医医院肾八科住院病例共计 961 例，其中判定为湿热伤阴证共计 106 例，湿热伤阴证占比为 11.03%。其中湿热伤阴已进入终点事件者 6 例，经判定属湿热伤阴证但未服中药方剂者 7 例，使用甘露饮化裁方疗程<2 周者 9 例，最终符合筛选标准并纳入研究者共计 84 例。

1. 性别

收集病例共计 84 例，其中女性 66 例，男性 18 例，男女比例为 1∶3.67。

2. 年龄

84 例病例中年龄最小为 17 岁，最大为 77 岁，平均年龄为 57 岁；其中处于 51～60 岁年龄段的患者最多；说明慢性肾脏病更易在中老年时期出现湿热伤阴证；各年龄段病例数及比例见表 4-9。

表 4-9　年龄段分布

	年龄（岁）						
	≤20	21～30	31～40	41～50	51～60	61～70	71～80
男患者例数	0	1	3	4	2	5	3
女患者例数	1	0	5	7	24	19	10
总例数	1	1	8	11	26	24	13
百分比（%）	1.19%	1.19%	9.52%	13.10%	30.95%	28.57%	15.48%

3. 病程

84 例患者中慢性肾脏病病程最短者 1 个月，最长者 228 个月，平均病程为 38 个月。

4. 慢性肾脏病分期

用药前慢性肾脏病分期见表 4-10。

表 4-10　用药前慢性肾脏病各期分布

	分期		
	3 期	4 期	5 期
男患者例数	1	4	13
女患者例数	7	9	50
总例数	8	13	63
百分比（%）	9.52%	15.48%	75.00%

5. 原发病诊断

84 例患者中，原发病为慢性肾小球肾炎 43 例，慢性间质性肾炎 16 例，慢性肾盂肾炎 5

例，糖尿病肾脏病 5 例，肾病综合征 4 例，多囊肾 3 例，高血压肾损害 3 例，肾切除术后 2 例，梗阻性肾病 1 例，原发性小血管炎肾损害 1 例，狼疮性肾炎 1 例。

（二）疗效性观察指标分析

1. 总疗效分析

84 例患者治疗后，显效 20 例，有效 29 例，稳定 24 例，无效 11 例，总有效率为 86.9%。

2. 中医证候疗效分析

84 例患者中，中医证候疗效痊愈 2 例，显效 21 例，有效 52 例，无效 9 例，总有效例数为 75 例，总有效率为 89.29%，其中痊愈率为 2.38%，显效率为 25.00%，有效率为 61.90%。

84 例病例中，治疗后有效病例共计 75 例，无效病例 9 例，将使用甘露饮化裁方有效患者认为其湿热伤阴证症状清除或改善，其使用时间为见效时间（无效的 9 例病例的使用时间不计入见效时间内），75 例有效病例数中见效时间最短为 14 日，最长为 156 日，平均为 35 日；2～4 周者 52 例，4～8 周者 6 例，8～12 周者 8 例，12～16 周者 5 例，16 周以上者 4 例，75 例见效病例见效时间集中在 2～4 周，约占 69.33%。具体见表 4-11。

表 4-11　见效时间

见效时间	病例数	百分比
2～4 周	52	69.33%
4～8 周	6	8.00%
8～12 周	8	10.67%
12～16 周	5	6.67%
16 周以上	4	5.33%

3. 治疗前后中医证候总积分及主要证候积分比较分析

治疗前后中医证候总积分及主要证候积分比较分析见表 4-12。

表 4-12　治疗前后中医证候总积分及主要证候积分比较

	中医证候总积分	主要证候积分			
		恶心	呕吐	口干	咽干
治疗前	20.39 ± 5.56	4.29 ± 1.99	0.62 ± 1.20	5.05 ± 1.22	4.40 ± 1.07
治疗后	$8.54\pm4.60^{**}$	$1.48\pm1.49^{**}$	$0.05\pm0.31^{**}$	$2.19\pm1.34^{**}$	$1.95\pm1.07^{**}$

注：经过 t 检验，84 例病例治疗后呕吐、恶心、口干、咽干等症状有显著改善，治疗前后相比有显著的统计学差异，$**P<0.01$。

4. 治疗前后肾功能指标比较分析

治疗前后肾功能指标比较分析见表 4-13。

结果显示，肾八科 2016～2019 年所有慢性肾脏病住院患者中，湿热伤阴证占比 11.03%；84 例病例中，处于 51～60 岁段的病例占比最高，占比 30.95%；处于慢性肾脏病 5 期的病例数最多，占比 75.00%；慢性肾脏病原发病为慢性肾小球肾炎的比例最高，占比 51.19%；治疗的总有效率为 86.90%。

表 4-13　治疗前后 Scr、BUN、UA、eGFR 比较

	治疗前	治疗后
Scr（μmol/L）	413.14±154.79	382.08±148.94[**]
UA（mmol/L）	449.45±101.22	422.46±104.93[**]
BUN（mmol/L）	18.66±7.76	16.33±6.10[**]
eGFR [ml/（min·1.73m^2）]	13.53±9.15	14.92±10.23[**]

注：经过 t 检验，84 例患者治疗后的 Scr、BUN、UA 显著减少，eGFR 显著提高，治疗前后相比有显著的统计学差异，[**]P<0.01。

75 例见效病例见效时间集中在 2～4 周，约占 69.33%；治疗后 Scr、BUN、UA 水平均有显著降低，均有显著统计学意义（P<0.01）；治疗后 eGFR 明显升高，P<0.01，有显著的统计学意义。

三、讨　论

1. 对中医疗效的分析

本研究 84 例病例中，有效者 75 例（包含痊愈、显效、有效），有效率为 89.28%；治疗后中医证候积分及主要症状积分均有显著下降，有显著统计学差异（P<0.01），表明甘露饮化裁方能明显缓解湿热伤阴证的临床症状。湿热伤阴证中的"湿"与"热"相互影响，互为因果，交织在一起影响津液的代谢与气机的调畅，导致阴液运行受阻或生成减少而造成"伤阴"之症。在临床中，患者出现较多的症状多为脘腹满闷，不思饮食甚至出现呕恶，口干欲饮但是缓解不甚，自觉身热易汗出，手脚心热，舌红、苔腻或苔燥，疲乏无力，易困易倦等。甘露饮化裁方组方思路清晰，配伍合宜，标本兼顾，能改善慢性肾脏病湿热伤阴证患者的临床症状，有确切的疗效。

2. 对肾功能影响的分析

本研究中共计 84 例患者，治疗后较治疗前 Scr、BUN、UA 均有明显降低，eGFR 明显升高，均有显著统计学差异（P<0.01）。此结果证明甘露饮化裁方在保护慢性肾脏病湿热伤阴证患者肾功能方面有着较好的疗效。甘露饮化裁方的组成中药经多项实验研究证实具有保护肾功能，改善其病理状态，延缓病情进程的作用；其作用机制可能为改善肾脏微循环、抗肾纤维化等。慢性肾脏病的发生和进展是一个综合的过程，与机体多方面功能的抑制、下降、失调等相关，方中中药药效的产生是多种药理作用共同的结果；而甘露饮化裁方剂疗效的产生同样也是方中所有中药协同的结果。

得出结论：甘露饮化裁方对慢性肾脏病湿热伤阴证具有显著的疗效；能够显著缓解慢性肾脏病湿热伤阴证患者恶心、呕吐、口干、咽干等临床症状；能够使慢性肾脏病湿热伤阴证患者肾功能 Scr、BUN、UA 水平显著下降，并提高肾小球滤过率。

第四节　参芪地黄加减方治疗慢性肾脏病5期非透析患者疗效的回顾性分析

基于数据挖掘技术分析国医大师张琪治疗慢性肾衰竭的用药特点和组方规律，筛选符合标准的病例，构建慢性肾衰竭病例数据库，共纳入1695首方药，其中使用参芪地黄汤为基础加减方的比例占49.09%，故通过回顾性调查，统计分析参芪地黄加减方治疗慢性肾脏病5期的肾脏累积生存率及对肾功能和临床症状的改善。

采用回顾性调查研究方法，收集2015年1月至2021年7月在黑龙江省中医医院肾八科门诊及住院治疗，同时符合纳入标准的慢性肾脏病5期（非透析）的病例62例，统计分析临床症状、舌脉的分布规律。观察血肌酐（Scr）、血尿素氮（BUN）、血尿酸（UA）、估算肾小球滤过率（eGFR）、血红蛋白（Hb）、尿蛋白定量的变化，用生存函数计算肾脏累积生存率，采用自身前后对照的研究方法观察患者治疗前后中医症状积分等评价疗效。

一、资料与方法

（一）研究资料和方法

1. 资料来源

采用回顾性调查研究方法，筛选2015年1月到2021年7月于黑龙江省中医药科学院肾八科门诊及住院治疗同时符合纳入标准的慢性肾脏病5期（非透析）病例共162例。

2. 诊断标准

（1）慢性肾脏病西医诊断标准：参照《慢性肾脏病评估及管理临床实践指南（2012KDIGO）》制定。

（2）中医证候诊断标准：按照2013年国家中医药管理局出版的《24个专业105个病种中医临床路径》制定。

3. 纳入标准

符合慢性肾脏病5期诊断的非透析患者年龄在18～75岁；临床资料完整可靠；使用参芪地黄加减方疗程3个月及以上者。

4. 进入终点的标准

研究期内进行透析或移植者；研究观察期内死亡者；肾小球滤过率下降30%或者达到终末期 [eGFR<5ml/（min·1.73m^2）或者Scr>707.2μmol/L]。

5. 排除标准

孕妇或哺乳期患者；有活动期肿瘤、肝硬化等严重原发性疾病者；感染、代谢性酸中毒、水电解质紊乱等无法得到有效控制者；临床资料缺失或者无法电话回访者；严重心脑血管疾病者；使用激素或者免疫抑制剂者。

（二）研究方法

1. 基础治疗

根据患者临床症状，分别对症予基础治疗，包括控制饮食，调控血压、血糖、血脂，纠正酸中毒，调节水电解质紊乱，改善肾性贫血等。

2. 中药辨证治疗

以参芪地黄汤为主方，根据患者的临床症状及导师的临床经验用药进行加减治疗。

（1）基础药物组成：党参 15g，生黄芪 30g，生地黄 20g，茯苓 15g，山药 20g，山茱萸 15g，牡丹皮 15g，怀牛膝 20g，土茯苓 30g，枸杞子 20g，巴戟天 20g，丹参 20g。

（2）临床加减用药：根据辨证本虚和邪实的轻重，予以适当加减。

3. 观察指标

（1）一般观察指标：年龄、性别、原发病、病程（以诊断慢性肾脏病时为起点）、慢性肾脏病分期。

（2）主要观察指标

1）个体生存时间=终点时间（首次进入终点事件的时间）-起点时间（纳入的时间）。

2）终点事件：①研究期内进行透析或移植者；②研究观察期内死亡者；③肾小球滤过率下降 30%或者达到终末期 [eGFR＜5ml/（min•1.73m^2）或者 Scr＞707.2μmol/L]。

3）总疗效、中医证候疗效、主次临床症状积分治疗前后变化。

4）Scr、BUN、UA、Scr eGFR 和 Hb 治疗前后变化。

4. 信息采集

用 EXCEL 表格进行病例信息及观察指标的收集和记录，并进行数据储存。

5. 疗效判定标准

（1）肾脏累积生存率：根据个体患者的生存时间，算出总体肾脏累积生存率。

（2）临床疗效评价标准：参照《中药新药临床研究指导原则》，分为显效、有效、稳定、无效。

（三）统计方法及数据处理

1. 数据库的建立

（1）根据我院 HIS 系统数据库，导出 2015 年 1 月至 2021 年 7 月肾八科住院及门诊初次就诊肌酐大于 133μmol/L 的患者名单及对应就诊时间、中西医诊断、中药、化验（包含尿常规、24h 尿蛋白定量、血常规、生化）等信息，生成 EXCEL 表格数据库。并建立数据库备份。

（2）在（1）中得到的数据库中导入 EPI 公式，根据性别、年龄、肌酐值，计算所有患者初次就诊时肾小球滤过率，并根据《慢性肾脏病评估及管理临床实践指（2012KDIGO）》标注分期。

1）根据慢性肾脏病分期标注，提取初次就诊为慢性肾脏病 5 期患者名单，根据患者名单从数据库备份中抓取名单对应的所有就诊信息。

2）根据（1）中所得到的数据，依据纳入标准及剔除标准，筛选出最终患者名单及信息得到最终数据库。

2.统计分析

所有数据均采用 IBM SPSS Statistics 22 软件进行统计分析。计量资料以频数和率表示，采用卡方检验。$P<0.05$ 为有统计学差异。计数资料以均值±标准差（$\bar{x}\pm s$）表示。通过生存统计方法来分析处理临床数据，将部分临床资料转化为等级分类资料，使用 Kaplan-Meier 法分析各种因素对肾脏累积生存率的影响；对肾功能等指标进行治疗前后比较，若数据符合正态分布，则用配对 t 检验。

二、结　果

（一）一般资料

采用回顾性调查研究方法，筛选 2015 年 1 月至 2021 年 7 月在肾八科门诊及住院治疗且符合纳入标准的慢性肾脏病 5 期（非透析）病例共 162 例，所有病例中，男性患者为 66 例，女性患者 96 例；年龄最小 19 岁，最大 74 岁，病程最短 1 年，最长 5 年。其中 93 例达到终点事件，其中截至 2021 年 7 月，69 名未进入终点事件患者中，治疗时间最长为 59.43 个月，最短为 3.63 个月。其中中药治疗时长超过半年的有 51 人，超过 1 年的有 29 人。目前随访病例 29 例，中途患者因个人原因未能坚持复诊，删失 40 例。

1.性别

收集病例共 162 例，其中女性 96 例，男性 66 例，男性占 40.7%、女性占 59.3%。

2.病程

162 例患者中进入慢性肾脏病 5 期病程最短者 1 年，最长者 5 年，平均病程为（5.11±6.27）年。

3.原发病

162 例患者中，原发病例数占前三的依次为慢性肾小球肾炎（94 例），慢性间质性肾炎（19 例），糖尿病肾脏病（19 例）。其他疾病多囊肾 6 例，肾盂肾炎 5 例，高血压肾损害和肾病综合征各 4 例，IgA 肾病 3 例，抗中性粒细胞胞质抗体相关性血管炎肾损害、梗阻性肾病和肾切除术后各 2 例，急性间质性肾炎和狼疮性肾炎各 1 例。

（二）69 例未进入终点事件患者总疗效

不同疗程总疗效比较具有显著性差异（$P=0.017$），治疗 3 个月、6 个月、12 个月总有效率依次为 47.83%、70.59%、86.21%。结果发现随着疗程的延长，总有效率也逐渐升高（表4-14）。

（三）93 例进入终点事件患者的肾脏累积生存率

本研究符合纳入标准的共 162 列，进入终点事件的有 93 例，因心力衰竭死亡 1 例，肾小球滤过率下降 30% 或者达到终末期的有 30 例，进入透析（包括血透和腹透）的有 62 例，93 例从入组到终点事件时间最久的为 1873 天，最短的为 79 天。起点是入组的时间点，第一次到达透析、死亡或肾小球滤过率下降 30% 或者达到终末期 [eGFR 5ml/（min·1.73m^2）或者 Scr 707.2μmol/L] 的时间为（10.35±9.15）个月。半年肾脏累积生存率为 85.5%，1 年肾脏累积生存率为 61.4%，2 年肾脏累积生存率为 35.0%，3 年肾脏累积生存率为 19.5%（图 4-3）。

表 4-14 总疗效

疗程（月）	例数（例）	显效（例）	有效（例）	稳定（例）	无效（例）	总有效率
3	69	10	8	15	36	47.83%
6	51	12	13	11	15	70.59%
12	29	9	6	10	4	86.21%

注：χ^2=23.632，P=0.017。

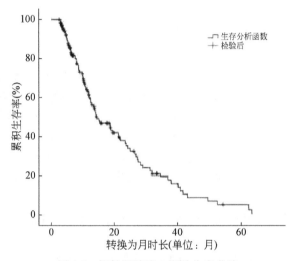

图 4-3 慢性肾脏病 5 期总生存曲线

（四）69 例未进入终点事件患者肾功能变化情况

统计分析 69 例未进入终点事件的慢性肾脏病 5 期患者治疗 3 个月、6 个月、12 个月 Scr、eGFR、BUN、UA 的变化，结果见表 4-15。结果显示，治疗后 3 个月、6 个月、12 个月，肌酐呈先下降后上升的趋势，治疗 12 个月后较治疗前下降，无统计学意义。治疗后 3 个月与治疗后 6 个月、12 个月经过配对 t 检验，有统计学意义（$P<0.05$）。治疗后 GFR 呈上升趋势，治疗 3 个月后 GFR 上升，有统计学意义（$P<0.05$）。治疗 6 个月、12 个月后无统计学意义。BUN 治疗后未见明显下降，无统计学意义。UA 呈下降趋势，治疗 12 个月后较之前下降，有统计学意义（$P<0.05$）。

表 4-15 未进入终点事件患者肾功能变化

项目	例数	Scr	eGFR	BUN	UA
入组	69	461.8±104.5	10.4±2.7	21.5±6.7	472.8±131.0
3 个月	68	450.2±176.0	13.3±11.1	21.8±8.3	461.6±116.7
6 个月	51	459.9±209.4	14.2±13.6	21.9±9.2	452.7±151.2
12 个月	29	460.3±254.1	15.2±14.7	21.7±8.5	427.1±121.8

三、讨　论

1. 对总疗效分析

分析 69 例未进入终点事件的患者发现，治疗 3 个月、6 个月、12 个月总有效率依次为 47.83%、70.59%、86.21%。发现使用参芪地黄加减方时间越久，总有效率越高。

2. 肾脏累积生存率

李学旺教授等以肾活检为时间起始点，推算出 IgA 肾病患者活检后，10 年内累积肾脏生存率为 85.0%，15 年内为 70.9%。邢钥等回顾性分析 97 例使用中医药治疗慢性肾脏病 5 期（非透析）患者，研究统计纳入对象的肾脏累积生存率，观察影响肾脏累积生存率风险因素。结果发现 97 例患者的肾脏累积生存率半年为 81%，1 年为 67%，2 年为 48%，3 年为 43%，3 年以上为 29%；同时发现高血压、糖尿病、大量蛋白尿是影响肾脏累积生存率的独立的风险因子。

本研究观察参芪地黄汤为主方辨证治疗的 162 例病例中，共有 93 例进入终点事件，用时最长为 1873 天，最短为 79 天。平均进入终点事件的时间为（10.35±9.15）个月。半年肾脏累积生存率为 85.5%，1 年肾脏累积生存率为 61.4%，2 年肾脏累积生存率为 35.0%，3 年肾脏累积生存率为 19.5%。

3. 慢性肾脏病 5 期治疗后肾功能的变化

慢性肾脏病 5 期为慢性肾脏病逐渐进展所致，不可逆而且呈进行性发展，需要肾脏替代治疗或肾移植。本课题临床观察中医辨证治疗 162 例患者，达到终点事件 93 例，69 例未进入终点事件。统计分析未进入终点事件的 69 例慢性肾脏病 5 期患者治疗 3 个月、6 个月、12 个月 Scr、GFR、BUN、UA 的变化。结果显示，治疗 3 个月、6 个月、12 个月 Scr 呈先下降后上升的趋势，治疗 1 年后 Scr 较之前下降，GFR 呈上升趋势。治疗后 Scr、UA 较治疗前显著下降，GFR 显著上升，说明病情缓解。总之经中医辨证治疗之后各指标均改善，病情缓解。

结论：使用参芪地黄加减方后，肾脏累积生存率半年为 85.5%，1 年为 61.4%，2 年为 35.0%，3 年为 19.5%；治疗后 Scr 下降，GFR 上升，能改善肾功能，使得病情缓解，延缓病情进展；治疗慢性肾脏病 5 期（未透析）有较好的疗效，总有效率 12 个月达 86.21%。

参 考 文 献

李淑菊，张佩青，王今朝，2007. 张琪临证抓主证的经验分析 ［J］. 辽宁中医杂志，34（9）：1199-1200.

李淑菊，张琪，2015. 国医大师张琪教授治疗肾病注重调脾胃的学术思想 ［J］. 中国中西医结合肾病杂志，16（9）：756-757.

王今朝，张佩青，李淑菊，2007. 张琪教授运用大方复治法治疗慢性肾脏病的经验浅析 ［J］. 中医药信息，24（5）：38-39.

张佩青，李淑菊，2014. 张琪肾病论治精选 ［M］. 北京：科学出版社：25-29.

张佩青，李淑菊，王今朝，2011. 张琪教授病证结合治疗慢性肾衰竭经验撷菁［J］. 新中医，43（8）：171-173.

张琪，1992. 张琪临证经验荟要 ［M］. 北京：中国中医药出版社：19-20.